李淑珍 武跃 段云 编著

中草药
故事精选

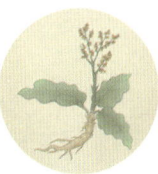
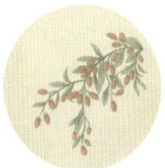

内蒙古人民出版社

图书在版编目（CIP）数据

中草药故事精选 / 李淑珍，武跃，段云编著 . —呼和浩特：内蒙古人民出版社，2023.6
ISBN 978-7-204-17056-2

Ⅰ．①中… Ⅱ．①李… ②武… ③段… Ⅲ．①中草药—普及读物 Ⅳ．① R28-49

中国国家版本馆CIP数据核字（2023）第 096376 号

中草药故事精选

作　　者	李淑珍　武　跃　段　云
策划编辑	王　静
责任编辑	孙红梅
封面设计	安立新
视频制作	宝音图
出版发行	内蒙古人民出版社
地　　址	呼和浩特市新城区中山东路8号波士名人国际B座五层
网　　址	http://www.impph.cn
印　　刷	内蒙古恩科赛美好印刷有限公司
开　　本	787mm×1092mm　1/16
印　　张	23
字　　数	500 千
版　　次	2023 年 6 月第 1 版
印　　次	2023 年 6 月第 1 次印刷
书　　号	ISBN 978-7-204-17056-2
定　　价	68.00 元

如发现印装质量问题，请与我社联系。
联系电话：（0471）3946120

编 委 会

主　审

　　赵·额尔德尼（乌兰察布医学高等专科学校党委书记）

　　王素华（乌兰察布医学高等专科学校校长）

　　贺蕊霞（乌兰察布医学高等专科学校副校长）

主　编

　　李淑珍（乌兰察布医学高等专科学校教科研中心主任）

　　武　跃（呼和浩特职业学院健康养老学院办公室主任）

　　段　云（乌兰察布医学高等专科学校药学检验系副主任）

副主编

　　杨彦茹（乌兰察布医学高等专科学校药学检验系教师）

　　武　飞（乌兰察布市中心医院泌尿外科副主任）

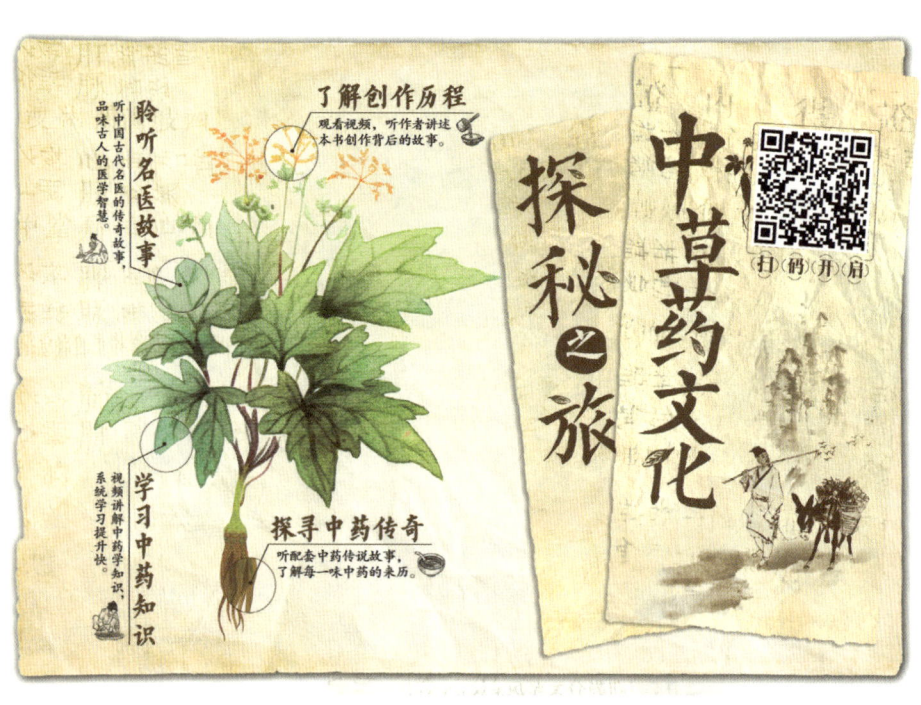

再版说明

  2020年,《中草药故事精选》自出版以来,受到广大读者的欢迎,被内蒙古自治区科学技术厅评为"优秀科普作品"。按照专家提出的修订建议,编者对本书进行了全面细致的修订。本书的再版得益于内蒙古自治区科学技术协会的大力资助。关于本书的修订工作,特做以下两点说明:

  1. 本书删减了部分内容,中草药故事由439个删减为231个,鉴别用药由64组删减为46组。再版图书更便于携带,有利于中草药文化的传播和普及。

  2. 本书将药材图片更换为高清彩色图片,将故事情景图片更换为药材来源图片,内容更加科学,更有助于读者对中草药的识别。

前 言

原始社会，人们在寻找食物时，常常会因误食一些东西而引发疾病或引起中毒；有时也会因偶然吃了一些东西，使原来的某种病症减轻甚至消除，于是人们逐渐发现了药物。几千年来，人们在与疾病做斗争的过程中，通过实践不断认识药物。从古至今，我国共积累了3880种中草药，有些中草药的发现甚至是我们的先祖用生命换来的。相传，"神农尝百草，一日而遇七十毒"，每一味中草药背后都有一个有趣的故事。

在文字未兴的远古时期，这些故事只能依靠人们口口相传，在师承口授中传播。后来虽然有了文字记载，但长期以来，我们对中草药文化的重视程度和宣传力度不够，有些故事失传了。编写本书的目的就是为了使中草药相关知识能在广大药学爱好者中得到普及，对我国药学事业的传承、发展和推广起到积极的推动作用。本书收录了中草药故事231个、鉴别用药46组，收录了民间流传的奇闻逸事和神话传说，记录了植物、动物、矿物等作为中草药的最初的故事，让读者知道每味中草药的来历。关于中草药故事方面的图书有很多，但本书可谓独树一帜，不再停留在故事汇编这个层面，而是对每一味中草药的众多故事进行了精选，筛选出其作为药用的最初故事，并且力求将故事与药性功效紧密结合，广征博引，寻根问祖，集知识性、科学性、实用性、趣味性于一体，让广大药学爱好者在读故事的过程中了解中草药的功效，学习中草药文化知识。

目 录

第一章　解表药……………（001）	6.黄柏……………………（036）
1.麻黄……………………（001）	7.龙胆……………………（037）
2.桂枝……………………（003）	8.苦参……………………（039）
3.紫苏叶…………………（004）	9.秦皮……………………（040）
4.防风……………………（007）	10.金银花…………………（041）
5.白芷……………………（008）	11.连翘……………………（043）
6.生姜……………………（010）	12.大青叶…………………（044）
7.细辛……………………（010）	13.贯众……………………（045）
8.藁本……………………（012）	14.穿心莲…………………（047）
9.辛夷……………………（013）	15.熊胆……………………（048）
10.薄荷……………………（014）	16.四季青…………………（049）
11.牛蒡子…………………（015）	17.山豆根…………………（050）
12.桑叶……………………（016）	18.马勃……………………（051）
13.柴胡……………………（019）	19.白头翁…………………（052）
14.葛根……………………（021）	20.马齿苋…………………（054）
15.木贼……………………（023）	21.鸦胆子…………………（056）
16.淡豆豉…………………（025）	22.蒲公英…………………（057）
第二章　清热药……………（027）	23.鱼腥草…………………（058）
1.知母……………………（027）	24.紫花地丁………………（059）
2.夏枯草…………………（030）	25.大血藤…………………（060）
3.决明子…………………（031）	26.漏芦……………………（061）
4.黄芩……………………（033）	27.半边莲…………………（062）
5.黄连……………………（034）	28.白蔹……………………（063）

29. 雪药 …………………………（064）
30. 生地黄 ………………………（065）
31. 赤芍 …………………………（066）
32. 青蒿 …………………………（067）
33. 地骨皮 ………………………（068）
34. 白薇 …………………………（070）
35. 银柴胡 ………………………（072）
36. 胡黄连 ………………………（074）

第三章 泻下药 …………………（076）
1. 大黄 …………………………（076）
2. 芒硝 …………………………（078）
3. 番泻叶 ………………………（080）
4. 甘遂 …………………………（081）
5. 牵牛子 ………………………（082）
6. 巴豆 …………………………（084）
7. 京大戟 ………………………（085）

第四章 祛风湿药 ………………（088）
1. 威灵仙 ………………………（089）
2. 木瓜 …………………………（090）
3. 乌梢蛇 ………………………（091）
4. 蕲蛇 …………………………（093）
5. 青风藤 ………………………（094）
6. 徐长卿 ………………………（096）
7. 海风藤 ………………………（097）
8. 伸筋草 ………………………（099）
9. 路路通 ………………………（101）
10. 寻骨风 ………………………（103）
11. 秦艽 …………………………（104）
12. 防己 …………………………（106）
13. 络石藤 ………………………（107）
14. 雷公藤 ………………………（109）

15. 丝瓜络 ………………………（110）
16. 老鹳草 ………………………（111）
17. 桑寄生 ………………………（112）
18. 鹿衔草 ………………………（114）

第五章 芳香化湿药 ……………（116）
1. 广藿香 ………………………（116）
2. 苍术 …………………………（118）
3. 厚朴 …………………………（119）
4. 砂仁 …………………………（121）
5. 豆蔻 …………………………（122）
6. 草豆蔻 ………………………（123）
7. 草果 …………………………（124）

第六章 利水渗湿药 ……………（126）
1. 薏苡仁 ………………………（126）
2. 茯苓 …………………………（128）
3. 泽泻 …………………………（129）
4. 猪苓 …………………………（130）
5. 冬瓜皮 ………………………（132）
6. 香加皮 ………………………（134）
7. 车前子 ………………………（135）
8. 石韦 …………………………（137）
9. 通草 …………………………（138）
10. 海金沙 ………………………（139）
11. 木通 …………………………（140）
12. 地肤子 ………………………（142）
13. 灯心草 ………………………（143）
14. 冬葵果 ………………………（144）
15. 茵陈 …………………………（145）
16. 金钱草 ………………………（147）

第七章 温里药 …………………（149）
1. 附子 …………………………（149）

2. 干姜……………………（150）

3. 肉桂……………………（151）

4. 吴茱萸…………………（153）

5. 丁香……………………（154）

6. 高良姜…………………（156）

第八章　理气药………（158）

1. 陈皮……………………（158）

2. 枳实……………………（160）

3. 香附……………………（162）

4. 薤白……………………（164）

5. 檀香……………………（166）

6. 甘松……………………（167）

7. 香橼……………………（169）

8. 刀豆……………………（170）

9. 九香虫…………………（171）

第九章　消导药………（174）

1. 山楂……………………（174）

2. 神曲……………………（175）

3. 麦芽……………………（176）

4. 稻芽……………………（178）

5. 莱菔子…………………（180）

第十章　驱虫药………（182）

1. 使君子…………………（182）

2. 苦楝皮…………………（183）

3. 槟榔……………………（185）

4. 南瓜子…………………（186）

5. 鹤草芽…………………（188）

第十一章　止血药……（190）

1. 小蓟……………………（190）

2. 大蓟……………………（192）

3. 地榆……………………（193）

4. 三七……………………（195）

5. 茜草……………………（196）

6. 白及……………………（197）

7. 仙鹤草…………………（198）

8. 棕榈炭…………………（200）

9. 艾叶……………………（201）

第十二章　活血化瘀药………（202）

1. 川芎……………………（202）

2. 延胡索…………………（203）

3. 乳香……………………（205）

4. 马鞭草…………………（206）

5. 没药……………………（208）

6. 五灵脂…………………（209）

7. 丹参……………………（210）

8. 红花……………………（212）

9. 桃仁……………………（213）

10. 益母草…………………（216）

11. 牛膝……………………（217）

12. 鸡血藤…………………（219）

13. 王不留行………………（220）

14. 泽兰……………………（221）

15. 干漆……………………（223）

16. 土鳖虫…………………（224）

17. 自然铜…………………（225）

18. 苏木……………………（226）

19. 骨碎补…………………（227）

20. 血竭……………………（228）

21. 刘寄奴…………………（229）

第十三章　化痰止咳平喘药……（231）

1. 半夏……………………（231）

2. 川贝母…………………（233）

3. 浙贝母……………（235）
4. 瓜蒌……………（238）
5. 前胡……………（240）
6. 瓦楞子…………（241）
7. 竹沥……………（243）
8. 天竺黄…………（244）
9. 海蛤壳…………（245）
10. 礞石……………（247）
11. 桑白皮…………（248）
12. 葶苈子…………（249）
13. 紫菀……………（251）
14. 白果……………（252）
15. 罗汉果…………（253）

第十四章 安神药……………（256）
1. 朱砂……………（256）
2. 酸枣仁…………（258）
3. 柏子仁…………（259）
4. 远志……………（260）
5. 灵芝……………（261）

第十五章 平肝息风药………（264）
1. 牡蛎……………（264）
2. 代赭石…………（266）
3. 刺蒺藜…………（268）
4. 牛黄……………（269）
5. 天麻……………（270）
6. 僵蚕……………（272）

第十六章 开窍药……………（274）
1. 麝香……………（274）
2. 冰片……………（276）
3. 苏合香…………（278）
4. 石菖蒲…………（280）

第十七章 补虚药……………（283）
1. 人参……………（283）
2. 西洋参…………（284）
3. 党参……………（286）
4. 太子参…………（287）
5. 黄芪……………（289）
6. 白术……………（290）
7. 山药……………（291）
8. 甘草……………（293）
9. 鹿茸……………（294）
10. 淫羊藿…………（295）
11. 仙茅……………（297）
12. 补骨脂…………（298）
13. 益智仁…………（299）
14. 海马……………（300）
15. 肉苁蓉…………（302）
16. 锁阳……………（303）
17. 菟丝子…………（304）
18. 沙苑子…………（305）
19. 杜仲……………（307）
20. 续断……………（308）
21. 韭菜子…………（309）
22. 蛤蚧……………（311）
23. 当归……………（312）
24. 熟地黄…………（314）
25. 白芍……………（316）
26. 阿胶……………（318）
27. 龙眼肉…………（320）
28. 北沙参…………（321）
29. 南沙参…………（322）
30. 百合……………（323）

31. 麦冬 …………………………（325）

32. 天冬 …………………………（326）

33. 玉竹 …………………………（328）

34. 黄精 …………………………（329）

35. 枸杞子 ………………………（330）

第十八章　收涩药……………（332）

1. 麻黄根 ………………………（332）

2. 浮小麦 ………………………（333）

3. 五味子 ………………………（335）

4. 罂粟壳 ………………………（336）

5. 诃子 …………………………（338）

6. 肉豆蔻 ………………………（339）

7. 禹余粮 ………………………（340）

8. 山茱萸 ………………………（341）

9. 莲子 …………………………（343）

10. 芡实 …………………………（344）

11. 覆盆子 ………………………（345）

中草药药名笔画索引……………（347）

后记……………………………（350）

第一章 解表药

凡以发散表邪、解除表证为主要作用的一类中药，称解表药。此类药物多辛辣，辛能发散，能促进人体发汗或微发汗，使表邪透散于外，达到治疗表证，防止表邪内传，控制疾病传变的目的。部分解表药还有宣毒透疹、宣肺化痰、止咳平喘、利尿消肿、祛风除湿、通痹止痛、透散毒邪、解表消疮、清利头目、利咽消肿等作用。

1. 麻黄

【药材来源】 麻黄为麻黄科植物草麻黄 *Ephedra sinica* Stapf、中麻黄 *Ephedra Intermedia* Schrenk et C. A.Mey. 或木贼麻黄 *Ephedra eguisetina* Bge. 的干燥草质茎，又名策敦木。始载于《神农本草经》，列为中品。

【性味归经】 辛、微苦，温。归肺、膀胱经。

【传说故事】 有个挖药的老人，无儿无女，收了一个徒弟。谁曾想，

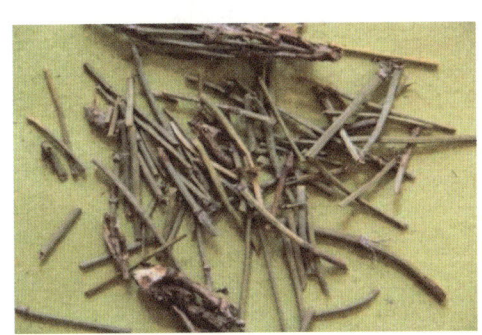
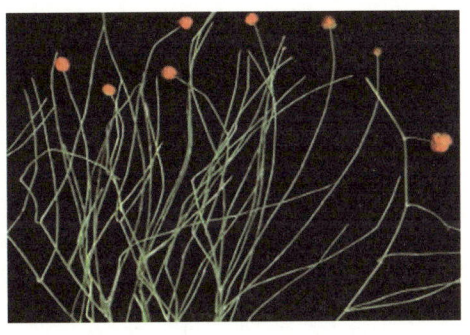

这个徒弟很是狂妄，才学会一点皮毛，就看不起师傅了。有时候卖药的钱也不交给师傅，自己偷偷花掉了。

师傅被徒弟伤透了心，就对徒弟说："你翅膀硬了，另立门户吧！"

徒弟满不在乎地说："行啊！"

师傅不放心地说："不过，有一种药，你不能随便卖给人吃。"

徒弟不屑地问："什么药？为什么不能卖给别人？"

师傅语重心长地回答："无叶草。这种草的根和茎用处不同，发汗用茎，止汗用根，一旦弄错，就会死人！记住了吗？"

徒弟说："记住了。"

师傅不放心，说："你背一遍。"

徒弟张口就背了一遍，不过，他背时有口无心，压根儿也没用脑子想。

此后，徒弟离开了师傅，师傅不在跟前，他的胆子更大了，虽然认识的药不多，却什么病都敢治。

没过几天，他为一位患者开了无叶草，患者因此毙命。死者家属不肯善罢甘休，当时就抓他去见县官。

县官问道："你跟谁学的医？"

徒弟说出了师傅的名字。

县官命人把师傅找来，问道："你是怎么带徒弟的？他把人都给治死了！"

师傅说："小人无罪。关于无叶草，我清清楚楚地记得教过他几句口诀。"

县官听了，就问徒弟："你还记得吗？背出来我听听。"

徒弟背道："发汗用茎，止汗用根，一旦弄错，就会死人。"

县官又问："病人有汗无汗？"

徒弟答道："浑身出虚汗。"

县官问："你用的什么药？"

徒弟答："无叶草的茎。"

县官大怒："简直是乱治！病人已出虚汗还用发汗的药，能不死人吗？"说罢，命人打了徒弟四十大板，判其坐三年大狱。

师傅没有受到牵连，当堂释放。

徒弟在狱中过了三年，这才变得老实了。他找到师傅并认了错，表示会痛改前非。师傅见他有了转变，把他留了下来，向他传授医道。

从此，徒弟再用无叶草时就非常小心了。因为这种药草给他带来过麻烦，他就为其起名为"麻烦草"。后来又因为这种草的根是黄色的，人们又将其改名为"麻黄"。

【功效应用】 发汗解表，宣肺平喘，利水消肿。用于风寒感冒，胸闷喘咳，风水浮肿。蜜麻黄润肺止咳，多用于表证已解、气喘咳嗽。

2. 桂枝

【药材来源】 桂枝为樟科植物肉桂 Cinnamomum cassia Presl 的干燥嫩枝，又名川桂枝、玉桂枝、牡桂枝、广眉尖等。始载于《神农本草经》，列为上品。

【性味归经】 辛、甘，温。归心、肺、膀胱经。

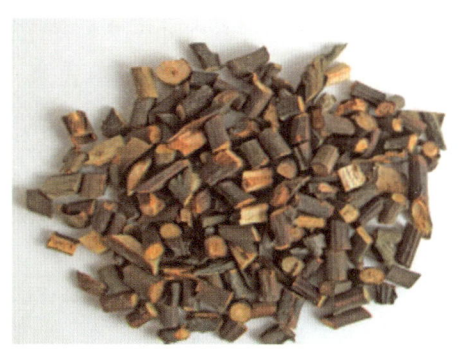
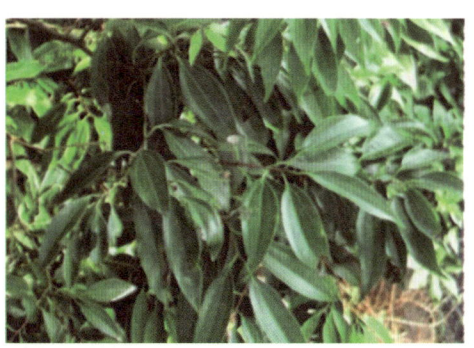

【传说故事】 憨娃娶了个媳妇叫桂枝。桂枝孝敬公婆，勤劳能干，人也长得漂亮。可惜憨娃没福气，娶妻不到一年，就得急病死了，留下了怀着孕的桂枝和年迈的父母。

桂枝早上顶着星辰去山上耕种几亩荒地，晚上背着月亮回家照顾幼小的孩子和年迈的公婆。邻居们都说："憨娃的爹娘丢了个儿子，捡了个姑娘。"为了照顾公婆和孩子，桂枝一直没有改嫁。桂枝人缘好，平时家里遇到什么困难，街坊邻居都热情地过来帮忙，日子还算过得去。

天有不测风云，人有旦夕祸福。桂枝的孩子生病了，浑身发烫，但家中没钱给孩子看病。一天早晨，桂枝把公婆和孩子安顿好，早早地来到亡夫的坟前，想与丈夫诉说衷肠。她摆好供品跪在坟前，烧了一叠纸钱，想到几年来的不易和对憨娃的思念之苦，忍不住悲痛大哭。桂枝伤心欲绝，又因劳累过度，晕了过去，便再也没有醒过来，随亡夫一起走了。公婆就把桂枝和憨娃合葬在了一起。

桂枝下葬的第三天，公公和婆婆做了同样一个梦，梦到桂枝对他们说：她和丈夫坟头的树枝可以治好孩子的病，让公婆去采上，捣成末喂孩子。

第二天早晨，公婆到坟上一看，坟头的树依然枝繁叶茂。于是他们采了树枝，捣成末喂了孩子。还真灵验，孩子竟然退烧了。又喂了几天，孩子的病好了。

公婆认为这树是桂枝幻化而成的，就把它叫作"桂枝"。从此，桂枝能治病的消息就传开了。

【功效应用】 发汗解肌，温经通脉，助阳化气，平冲降气。用于风寒感冒，脘腹冷痛，血寒经闭，关节痹痛，痰饮，水肿，心悸，奔豚。

【鉴别用药】 桂枝与肉桂：性味均辛、甘、温，能散寒止痛、温经通脉，用治寒凝血滞之胸痹、闭经、痛经、风寒湿痹证。桂枝长于散表寒，用治风寒表证；又能助阳化气，用治痰饮、蓄水证；肉桂长于温里寒，用治里寒证；又能补火助阳，引火归元，用治肾阳不足、命门火衰之阳痿宫冷、下元虚衰、虚阳上浮之虚喘、心悸等。

3. 紫苏叶

【药材来源】 紫苏叶为唇形科植物紫苏 Perilla frutescens（L.）Britt. 的干燥叶，又名苏叶、红苏、赤苏、桂荏等。始载于《名医别录》。

【性味归经】 辛，温。归肺、脾经。

【传说故事】 九月九日重阳节，一群富家子弟在酒店比赛吃螃蟹。一只只大螃蟹肉多黄满，他们越吃越香，吃空的蟹壳在桌上堆成了一座小塔。

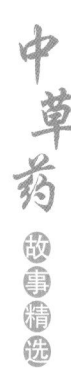

华佗带着徒弟也到这儿来吃饭。他看到那伙少年像疯了似的比赛吃蟹，便好心地劝说道："螃蟹性寒，不可多吃。年轻人，你们比赛吃螃蟹可没有好处。"

少年们很不高兴，说道："我们吃的是自己花钱买的东西，谁听你的管教！"

华佗说："吃多了会闹肚子，到那时可有生命危险啊！"

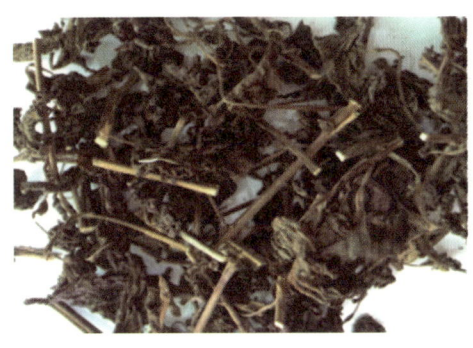 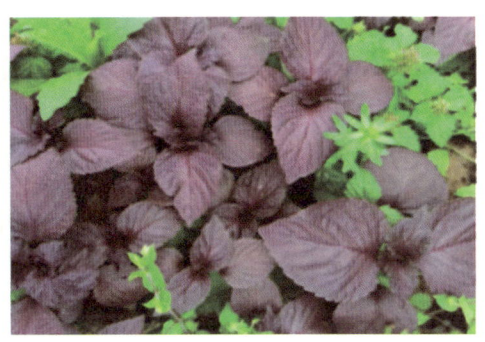

"去去去，别在这儿吓唬人！我们就是吃死了，也不关你的事！"这些醉醺醺的少年根本不听劝告，继续大吃大喝。有的还嚷道："螃蟹是美味，谁听说过能吃死人？咱们放开肚子吃，馋死那个老头！"

华佗看他们闹得实在不像话，就对酒店老板说："不能再卖给他们了，会出人命的！"

酒店老板正打算从那伙少年身上多赚些钱哩，哪里听得进去华佗的话，他把脸一板，说："就是出了事也不关你的事儿呀。先生少管闲事，别搅了我的生意！"华佗叹息一声，只好坐下吃自己的饭。

等到半夜，那伙少年突然大喊肚子疼，有的疼得直冒汗，有的趴在桌下打滚儿。

酒店老板吓坏了，急忙问："你们是怎么了？"

"疼死了，快帮我们请个大夫来吧！"

"这三更半夜的，让我上哪儿请大夫去？"

"求求老板行个好，大夫再不来，我们的命就难保啦！"

这时，华佗走过来说："我就是大夫。"

少年们大惊失色，这不是那位不让多吃螃蟹的老头吗？他们也顾不得什么面子了，一个个捧着肚子，哀求道："先生，请您给治治吧！"

"你们刚才不是说不让我管吗？"华佗说。

"您大人不计小人过。求先生发发善心，救救我们，您要多少钱都好说。"

"我不要钱。"

"那您想要别的也行。"

"我要你们答应我一件事！"

"别说一件，一千件、一万件也行。您快说什么事吧。"

"今后，你们得听从老人的劝告，再不准胡闹！"

"一定，一定。您快救命！"

华佗让他们等着，自己带着徒弟到了荒郊野外，采了些紫草的叶子回来，煎汤给少年们喝下。过了一会儿，他们的肚子都不疼了。

华佗问："喝了这药，感觉怎么样？"

少年们说："舒服多了。"

少年们千恩万谢，向华佗告别，回家了。

华佗又对酒店老板说："好险啊！你以后千万不能光顾赚钱，不管人家性命啊！"

酒店老板连连点头。华佗和徒弟离开了酒店。

徒弟问道："这紫草叶子解蟹毒，出自于哪本书呢？"

华佗告诉徒弟："书上没有记载，这是我从动物那儿学来的。"

原来，有一年夏天，华佗在江南的一条河边采药。他看见一只水獭抓住了一条大鱼，吃了很长时间，把肚皮撑得像鼓一样。水獭一会儿钻进水里，一会儿游到岸上，一会儿躺着不动，来回折腾，看上去难受极了。可是后来，它爬到岸边一片紫草旁边吃了些草叶子，吃完又躺下了，一会儿竟然没事了。华佗心想，鱼类属凉性，紫草属温性，紫草准可以解鱼毒。从此，他便记在了心上。

后来，华佗还把紫草的叶子制成丸和散。因为这种药草是紫色的，吃到腹中很舒服，所以华佗给它取名为"紫舒"。后来人们把它叫作"紫苏"了。

【功效应用】 发表散寒，行气和胃。用于风寒感冒，咳嗽呕恶，妊娠呕吐，鱼蟹中毒。

4. 防风

【药材来源】 防风为伞形科植物防风 Saposhnikovia divaricata (Turcz.) Schischk. 的干燥根，又名防风草、排风草、土藿香、山芹菜、落马衣、秽草等。始载于《神农本草经》，列为上品。

【性味归经】 辛、甘，微温。归膀胱、肝、脾经。

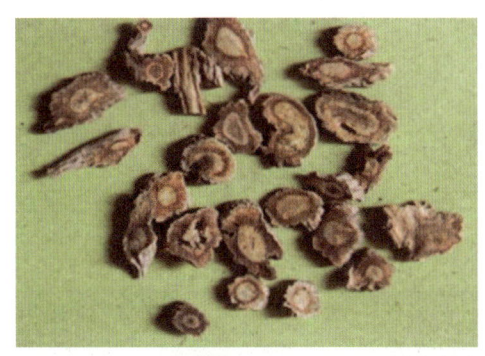
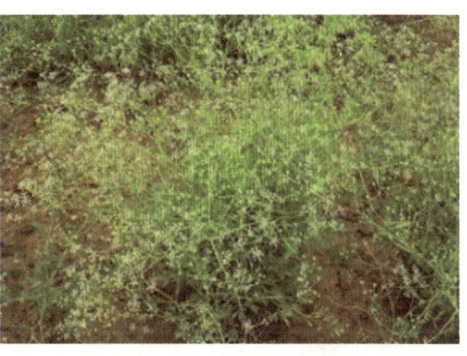

【传说故事】 《本草纲目》中载："防者，御也。其功疗风最要"，故名。防风为防风要药。

传说古时大禹治水，当"地平天成"之时，在会稽大会诸侯，论功行赏，并筹划日后的治国大计。各州省诸侯纷纷赶到，会稽山下一片欢腾。可是同大禹的父亲一起治过水、如今又帮助大禹在浙江山地治水的防风氏没有赶到。大禹以为防风氏居功自傲，瞧不起自己。过了一天，防风氏赶到了，大禹一怒之下便下令杀了防风氏。

其实，是大禹冤枉了防风氏。因为他从浙江赶到会稽，要经过苕溪和钱塘江，不料苕溪又发大水，影响了行程，虽然日夜兼程，但还是迟到了。

防风氏无辜被杀，当时从他头中喷出一股股白血。大禹感到奇怪，便命人剖开防风氏的肚皮，满肚子都是野草，这才知错怪了防风氏，他后悔莫及。

防风氏死时喷出的白血流在山野里，长出一种伞形小花、羽状叶的小草。后来，当地乡民为治水受了风寒，头昏脑涨，浑身酸痛难忍。乡民们有人梦见防风氏让他们吃这种草，说是能治他们的风寒病。乡民们试着吃了，果然全都好了。乡民们说："这是防风神留给我们的冤魂神草，就叫它'防风'吧！"

【功效应用】　祛风解表，胜湿止痛，解痉。用于感冒头痛，风湿痹痛，风疹瘙痒，破伤风。

5. 白芷

【药材来源】　白芷为伞形科植物白芷 Angelica dahurica（Fisch.ex Hoffm.）Benth.et Hook.f. 或杭白芷 Angelica dahurica（Fisch.ex Hoffm.）Benth.et Hook.f.var.*formosana*（Boiss.）Shan et Yuan 的干燥根，又名香白芷、薛、芷、芳香、苻蓠、泽芬、白茝等。始载于《神农本草经》，列为中品。

【性味归经】　辛，温。归胃、大肠、肺经。

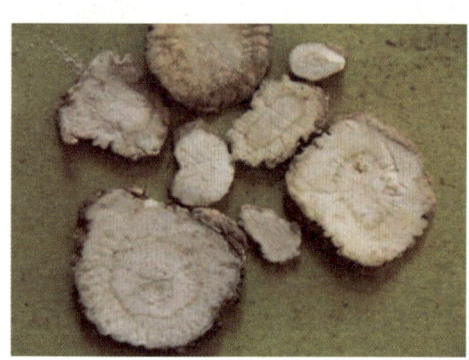 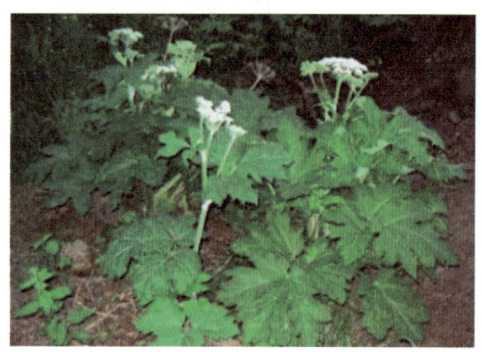

【传说故事】　有一位30多岁的秀才，经常感到头沉重并伴有头痛。刚有这种症状的时候，他还以为是因为读书时间太长造成的，并没有在意。但随着时间的推移，头痛加剧，同时面部发麻，头后部及两胁冒冷汗，疼得他难以忍受，仆人忙请来医生为他诊治。可相继请了数位医生，诊脉，开药，但都不见丝毫效果。

友人见状，给他介绍了湖北省巫山专治头痛的名医。秀才在家人的劝导下终于上路了，随家人前往巫山求医。可是秀才见到医生后，医生拒绝为他诊治。秀才乞求许久，医生才将秀才留下，但有个条件，治病时不许提任何问题，秀才答应后，医生才开始为他诊治。

被安排在病室住下的秀才接过医生从药箱中取出的像小拇指头大小的药丸，放在口中慢慢地咀嚼，用荆芥汤服下。秀才感觉这种药丸有一种特殊的香气，直通鼻窍，好不惬意。

翌日下午，秀才的脸上终于露出了往日不曾有的笑容。他暗自揣度，原先经数位医生诊治都无法治好的头痛，在这里只靠几粒药丸就治好了，这位医生真是名不虚传呀！其药神效、立竿见影啊！可又让人琢磨不透。

白天无事的秀才就在园子里溜达，被一股熟悉的香气吸引，原来是园子里的一种高大草本植物散发出来的，它长着绿色的大叶子，开着伞形白色小花。

他发现医生在药棚里用石臼捣的白色药材，正是他白天所看见的那种植物的根。医生将它碾成细粉，再与加热的蜂蜜一起搅拌，转眼间，就制成了药丸，然后放在木制盘里晾干。他吃的正是这种药丸。

第二天清晨，秀才被人从梦中叫醒，他看到医生站在床前，急忙起身。

"关于这药，我想你已经知道了。那么我也就不再对你隐瞒了。"医生接着说，"这种药是我家的祖传秘方，它具有很强的止痛效果。可是很遗憾，这种药材的名字没能传下来。在你刚来的时候，我曾提出不许提任何问题，就是怕你问及药名。你大概没听说过还有不知道药名的医生吧！我这么早就跑到你这里，请你一定不要介意。你是秀才，我想求你一件事，给这种药材起个恰当的名字。"

一直在默默地听医生说话的秀才紧紧地握住了医生的手说："正如先生所说，昨天我确实在药棚里见到了治疗我头痛的药草。现在您让我给这个药草起个名字，我从心底里感到高兴。就叫它'香白芷'吧，您看如何？'香'是这种草药本身具有的独特香气，'白'是这种药材的颜色，'芷'是药材最初长出的根的意思。"

医生听了秀才的话，拍手叫好。

就这样，巫山特有的镇痛药从此就叫"香白芷"了。

【功效应用】 解表散寒，祛风止痛，宣通鼻窍，燥湿止带，消肿排脓。用于感冒头痛，眉棱骨痛，鼻塞流涕，鼻衄，鼻渊，牙痛，带下，疮疡肿痛。

6. 生姜

【药材来源】 生姜为姜科植物姜 Zingiber officinale Rosc. 的新鲜根茎，又名老姜、姜、疆等。始载于《名医别录》。

【性味归经】 辛，微温。归肺、脾、胃经。

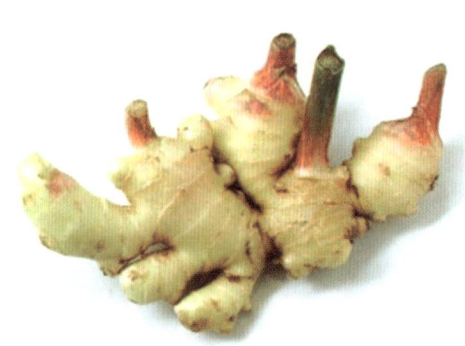 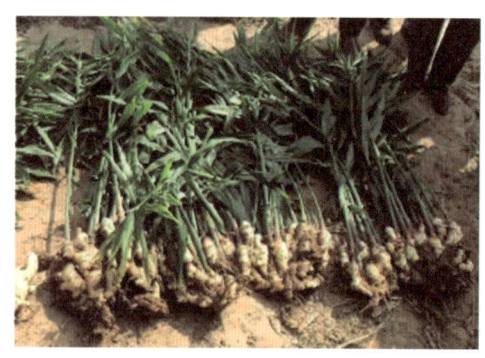

【传说故事】 相传，生姜是神农氏发现并命名的。

一次，神农氏在山上采药，误食了一种毒蘑菇，肚子疼得像刀割一样，吃什么药也止不住疼，就晕倒在了一棵树下。等他慢慢苏醒过来时，发现自己躺着的地方有一丛尖叶子青草，有着浓浓的香气。他闻了闻，突然感觉头不晕了，胸也不闷了。原来是它的气味使神农氏苏醒过来的。

于是，神农氏顺手拔了一兜子，边走边拿出它的根茎放在嘴里嚼，又香又辣又清凉。过了一会儿，肚子咕噜咕噜地响，泄泻过后，身体全好了。他想，这种草能够起死回生，要给它取个好名字。因为神农氏姓姜，就把这尖叶草取名叫"生姜"，意思是它能使人起死回生，作用神奇。

【功效应用】 解表散寒，温中止呕，化痰止咳，解鱼蟹毒。用于风寒感冒，胃寒呕吐，寒痰咳嗽，鱼蟹中毒。

7. 细辛

【药材来源】 细辛为马兜铃科植物北细辛 Asarum heterotropoides Fr. Schmidt var. mandshuricum（Maxim.）Kitag.、汉城细辛 Asarum sieboldii

Miq.var. *seoulense* Nakai 或华细辛 *Asarum sieboldii* Miq. 的干燥根及根茎，前两种习称"辽细辛"。细辛又名小辛、细草、少辛、独叶草等。始载于《神农本草经》，列为上品。

【性味归经】 辛，温；有小毒。归心、肺、肾经。

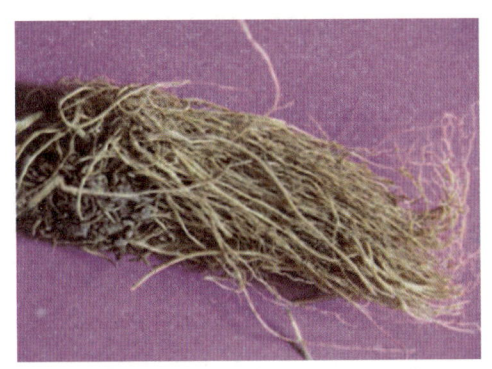 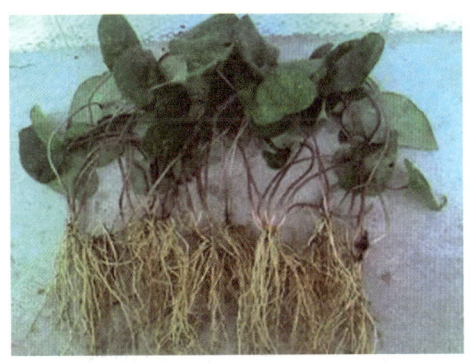

【传说故事】 细辛因其根极细，味极辛，故名。细辛原来不叫这个名字，叫"散寒草"。为什么改叫"细辛"呢？有这么一段传说。

有一位卖药郎中，卖了大半辈子药，年老了体力不佳，朋友劝他带个徒弟，老郎中同意了。

老郎中收了一个年轻人做徒弟。这个年轻人有"四快"：吃饭快，走路快，说话快，办事快。不过他做事粗心大意。

有一次，师傅带他去卖药瞧病，有个病人得了热病，他让徒弟发清凉药，徒弟又犯了粗心大意的毛病，错发成了散寒草。病人服后心如火烧，烧得喉破舌烂，眼红口干。幸亏被师傅及时发觉，否则后果不堪设想。

又有一次，师傅给潮热病人治盗汗咳血，徒弟又发错了药，结果病人大出血，后来血尽而亡。死者家属告官，师徒俩吓坏了，跑到外地躲藏，继续靠卖药为生。

此后，为了使徒弟看到药名细心慎重，不再粗心大意，师傅将散寒草改名为"细心"。

后来医生认为"细心"不像中药名字，散寒草味辛，便改名为"细辛"。

【功效应用】 祛风散寒，祛风止痛，通窍，温肺化饮。用于风寒感冒，头痛，牙痛，鼻塞流涕，鼻衄，鼻渊，风湿痹痛，痰饮喘咳。

8. 藁本

【药材来源】 藁本为伞形科植物藁本 *Ligusticum sinense* Oliv. 和辽藁本 *Ligusticum jeholense* Nakai et Kitag. 的干燥根和茎，又名川藁本、香藁本、西藁本、西芎、茶芎等。始载于《神农本草经》，列为中品。

【性味归经】 辛，温。归膀胱经。

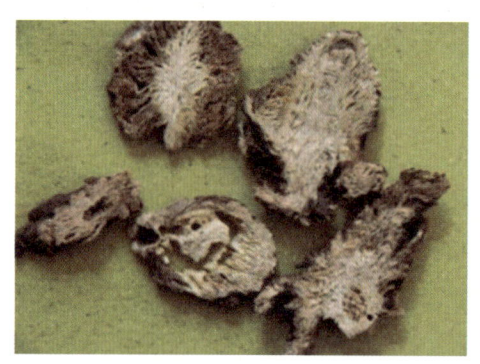
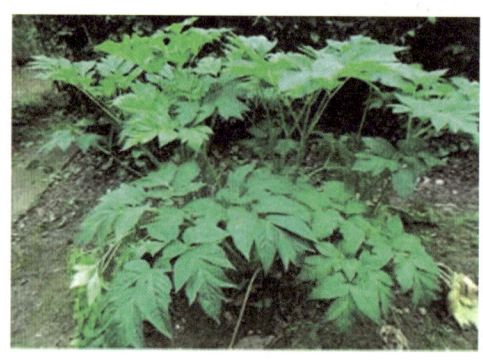

【传说故事】 藁，香草也；本，根也。藁本是香草的根，常称西芎、抚芎。因产地不同，分为西藁本和辽藁本。

相传，很久以前，秋冬之际，有个富翁的孩子吃了几天冰冻西瓜，一直拉肚子，头顶痛，屡治无效，一直缠绵不愈，拖了半个多月。

小孩子没精打采，神疲乏力，像蔫了的禾苗一样。因为拉肚子泻的是津液，津液大量流失，人也就蔫了。

富翁请了最好的医生，又是止痛药，又是止泻药，但都没有效果。是病重不治，还是药轻无效呢？没办法，他们只好去找一位老中医。

老中医一看，富翁大腹便便，一定搜刮了不少民脂民膏。再看孩子脸色白皙，舌苔白腻，定是吃多了食物，拉痢疾所致。于是老中医生就给开了一味药，向富翁要了 10 两银子。

富翁心想，一味药就要 10 两银子，太坑人了。但当时为了治病，就忍气吞声地走了。

等服用几剂药后，孩子的病好了。但他把老中医告到了县衙，说他坑害百姓。老中医的药店被迫关门了，为富翁退还了看病花的 10 两银子。

当地人很是痛恨这个富翁，为了让后人引以为戒，就把老中医开的那味药叫作"告本"。因为那味药有香味，后来就被传成了"藁本"。

【功效应用】　祛风，散寒，除湿，止痛。用于风寒头痛，巅顶疼痛，风湿痹痛。

9. 辛夷

【药材来源】　辛夷为木兰科植物望春花 *Magnolia biondii* Pamp.、玉兰 *Magnolia denudata* Desr. 或武当玉兰 *Magnolia sprengeri* Pamp. 的干燥花蕾，又名木笔花、玉兰花、春花、树花、木笔、木兰等。始载于《神农本草经》，列为上品。

【性味归经】　辛，温。归肺、胃经。

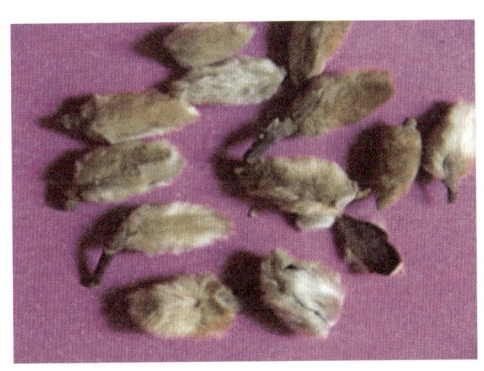
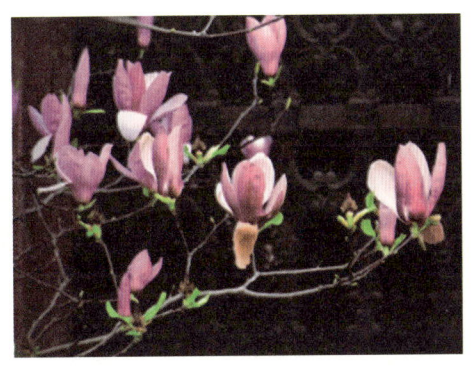

【传说故事】　《本草纲目》中载："初发如笔头，北人呼为木笔。其花最早，南人呼为迎春。""其树大连合抱，高数仞。"

相传，古时有一位姓秦的秀才得了鼻病，经常鼻塞不通，浊涕常流，腥臭难闻，连妻女都回避他。他求过不少名医，用过不少药物，但病情总是不见好转，为此他非常苦恼，甚至产生了轻生的念头。

这天，秦秀才来到一棵古树下，准备自缢，被一个过路的樵夫救下了。

问明缘由后，樵夫告诉他："此病不难治，北山中就有一种药可以治你的病。"

秦秀才忙问药名，并拿出银两酬谢。

樵夫摆了摆手，笑着说："老夫认柴不认钱，救人一命值几何？心诚意至香扑面,活命自不惧坎坷。"说着用手指了指深山里,然后就离开了。

秦秀才按照樵夫的指点,走到深山中去寻找药材。

终于他找到了一片树林,枝繁叶茂,开着繁盛的大花,香气四溢。

他采了一些花蕾,煎水连服数天,鼻病果真痊愈了。

他异常高兴,又采了一些种子带回家,精心种在自家院子里,用此花为患鼻病的人医治,皆得奇效。

有人问秦秀才此药何名,他想了想,觉得这药是樵夫暗言指点、自己意会所得,就把它叫作"心意花"。此后,人们传来传去,就把它叫作"辛夷花"了。

【功效应用】 祛风寒,通鼻窍。用于风寒头痛,鼻塞流涕,鼻衄,鼻渊。现代药理研究证明,辛夷有收敛作用且保护鼻黏膜,并能促进黏膜分泌物的吸收,减轻炎症,使鼻腔通畅。辛夷对多种致病菌有抑制作用,也有利于消除鼻炎。值得一提的是,本品有毛,刺激咽喉,医生和药师不要忘记提醒患者入药时宜用纱布包裹。

10. 薄荷

【药材来源】 薄荷为唇形科植物薄荷 *Mentha haplocalyx* Briq. 的干燥地上部分,又名蕃荷菜、菝蕑、吴菝蕑、南薄荷、野薄荷、蕟荷、夜息药、仁丹草、见肿消、水益母等。始载于《新修本草》。

【性味归经】 辛,凉。归肺、肝经。

【传说故事】 冥王哈迪斯(Hades)爱上了美丽的精灵曼茜(Menthe),

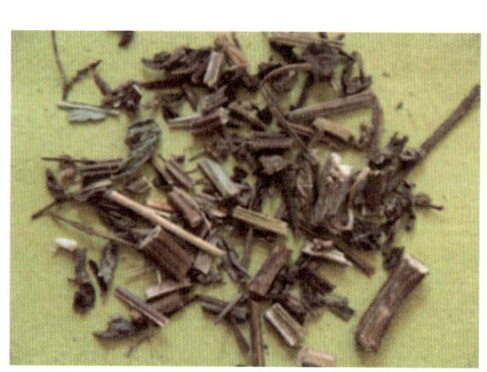
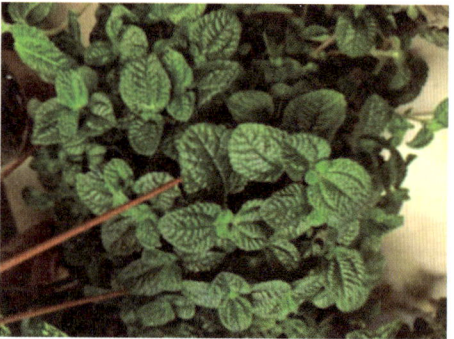

引起了冥王的妻子佩瑟芬妮（Persephone）的嫉妒。为了使冥王忘记曼茜，佩瑟芬妮将她变成了一株不起眼的小草，长在路边任人踩踏。内心坚强善良的曼茜变成小草后，她身上拥有了一股令人舒服的清凉迷人的芬芳，这种香味越是被摧折踩踏就越浓烈。虽然变成了小草，她却被越来越多的人喜爱。人们把这种草叫作"薄荷"（Mentha）。人们闻到薄荷清新无比的香气，便想到薄荷的爱永远不会消失，所以西方人认为薄荷除了有舒缓神经、补充体力的作用之外，还有催情的作用。

如今，薄荷代表永不消逝的爱。在希腊的婚礼上，年轻的新娘会用薄荷和马鞭草来编织她们的头饰，希望有一个终生难忘的美好回忆。

【功效应用】　疏散风热，清利头目，利咽，透疹，疏肝解郁。用于风热感冒，风温初起，头痛，目赤，喉痹，口疮，风疹，麻疹，胸胁胀闷。

11. 牛蒡子

【药材来源】　牛蒡子为菊科植物牛蒡 Arctium lappa L. 的干燥成熟的种子，又名恶实、大力子、东洋参，东洋牛鞭菜等。始载于《名医别录》。

【性味归经】　辛、苦，寒。归肺、胃经。

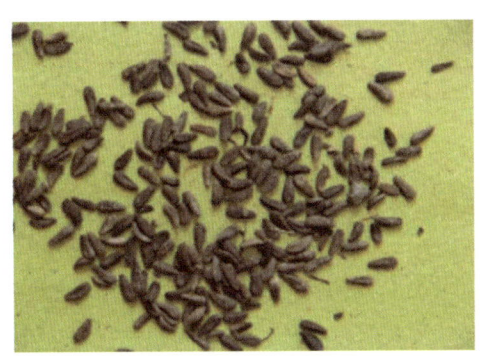 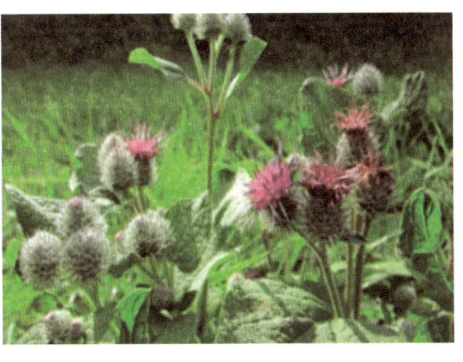

【传说故事】　传说，古代有一个旁姓老农，家里有五口人，有二亩薄田和一头老黄牛，过着男耕女织的生活。但是家中老母有病，症状为"三多"及视力模糊（糖尿病的并发症）。

一天，老农耕地累了，在一棵树下睡着了，醒来后看到老黄牛在路旁吃草，就把牛赶回来继续耕地。他发现老黄牛拉起犁来比刚开始时还轻松，自己都有点儿跟不上趟。

第二天,老农又去耕地。休息时老黄牛又到路旁吃草去了。老农对昨天的事情感到有些奇怪,想看看老黄牛吃的是什么草。过去一看,只见那草的叶子大而厚,像大象耳朵。看老黄牛吃得起劲,他就随手拔出一棵,哪知这草的根长得吓人,足有三尺多长,形状有点像山药。掰开一看,里面呈白色,咬一口尝尝,微黏,带点土腥味。不知不觉老农把这草根吃完了,也没有感觉到不舒服,反而觉得比刚才还精神了。于是,他拔了些草带回家,让家人洗干净,切成段,再放几块萝卜一起煮,全家当汤喝。

一连喝了七八天,老母亲的眼睛突然明亮了,原来的"三多"症状也消失了,还能干点体力活。家中其他人的精神状态也好多了,小儿子原来脸色土黄、嘴唇发白,如今脸色红润,活泼可爱。

全家人坐在一起议论这种草叫什么,要给它起个名字。老农说:"老黄牛吃过这种草后拉犁有劲。我姓旁,在旁字上面加个草字头,就叫'牛蒡'吧!"

小儿子说:"老黄牛吃了这种草就有劲了,应该叫'大力根'。"

从此,人们就把这种草叫作"牛蒡"或"大力根"。

【功效应用】 疏散风热,宣肺祛痰,利咽透疹,解毒散肿。用于风热感冒,咳嗽痰多,麻疹,风疹,咽喉肿痛,痄腮,丹毒,痈肿疮毒等。生用可润肠通便,可治热毒咽喉红肿疼痛,兼有热结便秘尤宜。

12. 桑叶

【药材来源】 桑叶为桑科植物桑 Morus alba L. 的干燥叶,又名霜桑叶、冬桑叶等。始载于《神农本草经》,列为中品。

【性味归经】 苦、甘,寒。归肺、肝经。

【传说故事】 很多年以前,在药山东北方的一个深山老林里住着娘儿俩,儿子叫达木,是个老实厚道的小伙子,对母亲非常孝顺。娘儿俩常年靠种地打柴为生,日子过得还不错。

有一年,几场秋雨过后,母亲突然病倒了,躺在炕上,头晕目眩,干

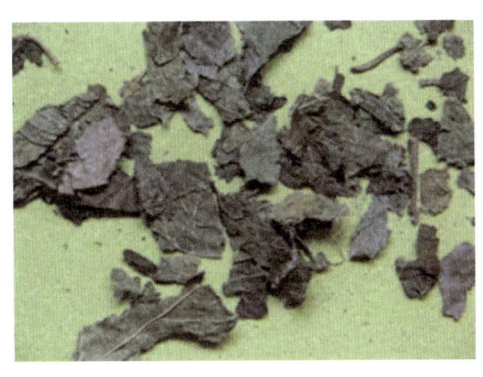 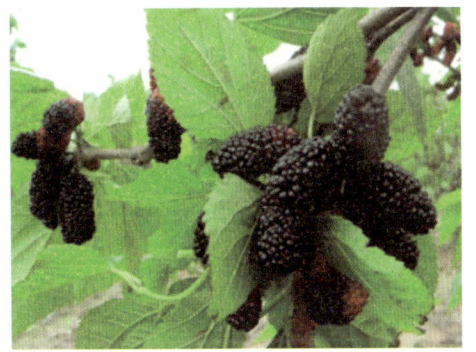

咳不止。达木翻山越岭到处找药，给母亲治病。

一天，达木听说药山上的老道士能治病，打算把母亲背去医治。可是因为路途遥远，母亲怕累坏儿子，说什么也不让他去。

"儿呀！你为妈治病东奔西跑，受了多少苦和累，妈心里都明白。药山太远了，如果我能走还行，全靠你一个人背着，哪能行？妈领你这个情了。"

达木说："妈，我听说药山上青华观里有个老道士能治病，还有偏方。咱就去呗！我能背动你，累了就歇会儿再走。"

"哎！儿呀！我不是不相信，你说咱这隔山跨岭的，有那么容易吗？把你累出个好歹，那可怎么办？这样吧，你先去给妈弄几个偏方让妈吃一吃，看看再说。"

"妈……"

"儿呀！偏方治大病啊！听妈的话，去打听一下啊。"

"这……"

"行了，妈知道你不放心我一个人在家，快去快回吧！"

达木去药山之前，烧好一盆开水给母亲喝。他把水烧开之后，舀到盆里，竟忘了盖上盖儿，就急急忙忙地走出了家门。

过了几个时辰，老太太感到口渴，想去喝点水。她慢慢地走到盆前一看，水里泡着几片树叶，她把树叶拣了出去，喝完水，就在炕上躺下了，不一会儿就睡着了。一觉醒来，她感觉头痛减轻了，身上也舒服了。活动活动之后，又下地喝了一碗水。

太阳快要落山了，达木累得满头大汗，急匆匆地跑回家。一进门就问：

"妈，怎么样了？"

"哎呀！这阵子很好，头脑清醒多了。儿呀！偏方弄来了吗？"

"哎！今天运气不好，偏赶上药山青华观里的老道士出去化缘去了。您一个人在家我不放心，就赶紧跑回来了。明天我再去。"达木为没见到药山老道士感到很惋惜。

第二天早晨，母亲很早就起来了。达木问她怎么回事。母亲说："病好多了，想下地走一走。"

达木一听，感到非常纳闷，问道："妈，你昨天吃什么药了吗？"

"没有，我就喝了点开水。"

"你看见水里有什么东西没有？"

"噢，那开水盆你没盖上盖儿，被风刮进几片咱家的桑树叶子。"

达木听了，猛然想起，昨天忘把开水盆盖上了。他暗暗琢磨：是不是这桑树叶子有药的作用呢？能够治母亲这种病？思来想去，他觉得有点奇怪。不管怎样，母亲的病见好就行了。

吃过早饭后，达木又给母亲烧好开水，从桑树上摘下几片叶子放进盆中，然后又去药山青华观拜见老道士了。

达木到了青华观，向老道士说明来意。老道士详细询问母亲的病症，给出了用霜打桑叶的治病偏方。

达木听了十分高兴，心想：霜打桑叶是良药，怪不得母亲喝了泡过桑叶的开水病情就有了明显好转。

达木回到家里，按照老道士的偏方在自家桑树上摘下霜打的叶子，熬起药汤来。

就这样，几天后，母亲的病就治好了，霜打桑叶能疏风明目的消息就传开了。

【功效应用】 疏散风热，清肺润燥，清肝明目。用于风热感冒，肺热燥咳，头晕头痛，目赤昏花。

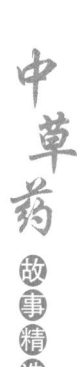

13. 柴胡

【药材来源】　柴胡为伞形科植物柴胡 *Bupleurum chinense* DC. 或狭叶柴胡 *Bupleurum scorzonerifolium* willd. 的干燥根。前者称"北柴胡"，主产于辽宁、河北、甘肃等地；后者称"南柴胡"，主产于湖北、四川等地。柴胡又名地熏、茈胡、山菜、茹草、柴草、津柴胡等。始载于《神农本草经》，列为上品。

【性味归经】　辛、苦，微寒。归肝、胆、肺经。

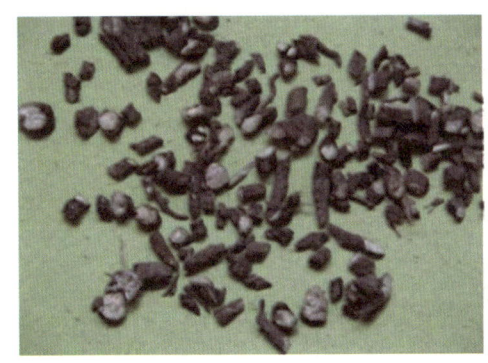
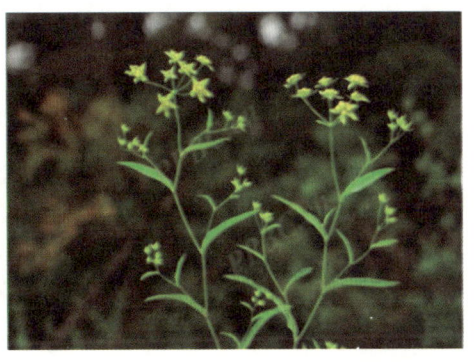

【传说故事】　很久以前，蜀国的凤凰山上流传着这样一个故事。

相传，胡进士家有个长工叫二慢。一年秋天，二慢得了"寒热往来"的瘟病，身上感觉一阵儿冷一阵儿热。

胡进士见二慢病得不能干活了，又怕传染给家人，就说："二慢，我不用你了，你走吧。"

二慢哀求道："老爷，我无家可归，也没有亲友可投靠，现在又病成了这样，您让我上哪儿去呀？"

胡进士说："这我管不着。你干一天活，我管一天饭，你现在什么也不干，我没钱养闲人！"

二慢气呼呼地说："我给您干了这么多年，没少流汗，您就这么狠心？咱们也让大伙评评理嘛！"

胡进士一听这话，怕别的长工听见后不安心干活，忙改口说："二慢呀，你先在外边找个地方待些日子，等病好了再回来。这是工钱，你拿走吧！"

二慢没有办法，只好离开了进士大院。

一出门，他又觉着浑身一阵儿冷一阵儿热，两腿酸痛，每走一步都费很大劲。

他迷迷糊糊地来到水塘边，塘里的水快干了，四周杂草丛生，还长着茂密的芦苇、小柳树。他走不动了，就躺在了杂草丛里。

躺了一天，二慢觉得又渴又饿，可他一点力气也没有，站不起来，便用手挖了些草根吃。

就这样，一连吃了七天，周围的草根也吃完了。

二慢试着站起身，他忽然觉得身上有劲了，就朝胡进士家走去。

胡进士一见二慢，就皱着眉头说："你怎么又回来了？"

"老爷不是答应我等我病好了就回来吗？"

"你的病全好啦？"

"嗯。我这就干活去。"二慢说完，就扛起锄头下田了。

胡进士也不好再说什么。

从此以后，二慢的病再也没有犯过。

过了些日子，胡进士的儿子也得了瘟病，感觉身上一阵儿冷一阵儿热，跟二慢的症状一模一样。胡进士就这么一个儿子，心疼极了。他请了许多医生，但谁也治不好。

胡进士忽然想起二慢，就把他找来，问道："前些日子你生病时，吃了什么药？"

"老爷，我没有吃药。"

"没吃药怎么好的？"

"它自己好的。"

胡进士不信，"你准吃什么来着，快告诉我。"

二慢说："我离开您家，走到村外水塘边，就倒在那里了。我又渴又饿，就挖草根吃。"

"你吃的什么草根？"

"就是当柴烧的那种草。"

"快领我去看看！"

"好吧。"

二慢带着胡进士来到水塘边,他拔了几棵草根,递给胡进士。胡进士急忙回家,命人洗净煎汤,给儿子喝。

儿子连着喝了几天,病就好了。胡进士十分高兴,想给这种"药"起个名字。他想来想去,这东西原来是当柴烧的,自己又姓胡,就叫它"柴胡"吧。

【功效应用】 疏散退热,疏肝解郁,升举阳气。用于感冒发热,寒热往来,胸胁胀痛,月经不调,子宫脱垂,脱肛。

14. 葛根

【药材来源】 葛根为豆科植物野葛 Pueraria lobate (Willd.) Ohwi 的干燥根,又名野葛、甜葛、粉葛、干葛、葛藤等。始载于《神农本草经》,列为中品。

【性味归经】 甘、辛,凉。归脾、胃、肺经。

【传说故事】 在一个深山密林中,住着一位挖药老人。

一天,他听见山下人喊马叫,不知出了什么事,就伸长脖子往山沟外看。

过了一会儿,跑来一个十四五岁的男孩。男孩攀石绕树,直跑到老人面前,扑腾一声跪了下来。

老人吓了一跳:"哎呀,有话好说,你这是怎么啦?"

孩子像鸡啄米一样,连连磕头,说:"老爷爷,快救救我吧,他们要杀我!"

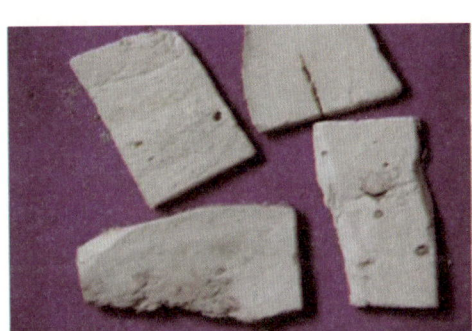
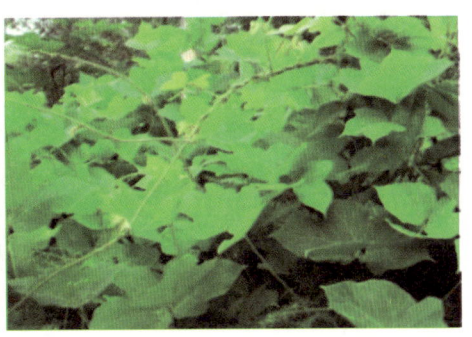

"你是谁呀？"

"我是山外葛员外的儿子。"

"谁要杀你？"

"朝里出了奸臣，诬陷我爹私自屯兵、密谋造反。昏君信以为真，传下圣旨，命官兵把我家围住，要满门抄斩。我爹对我说：'葛家就你一根独苗，如果你也被杀，咱家就断了后，快跑吧！日后长大，能报仇就报仇，不能报仇也算留下来一条命根。'我只好从家里逃了出来。谁知又被官军发现，他们正在后边追呢！求老爷爷开恩啊，救我一人就是救了葛家一门啊！"

老人心想，这葛员外世代忠良，理该救他的儿子。可是，追赶的人马喊声震天，越来越近了，怎么办呢？他往后山看看，说："快起来，跟我走。"

男孩跟着老人到了深山的一个秘密石洞，藏在里边。

官兵追上山，上上下下整整搜了三天，也没见男孩的踪影，只好收兵回去了。

这时，老人带着男孩出了山洞。老人问："你有地方去吗？"

男孩哭道："我全家被抓，恐怕还要被灭门九族，还能去投奔谁呢？老爷爷救了我，我愿意终身侍奉爷爷。您百年之后，我为您披麻戴孝。不知您老人家愿不愿收留我？"

老人说："行啊，跟着我吧！不过，我是个采药人，每天得翻山越岭，可不像你在家当大少爷那么舒服。"

男孩说："您放心，只要能活命，什么苦我也能吃。"

从此以后，男孩就跟着老人每天在山上采药。这位老人常常采寻一种草，那种草的块根主治发热口渴、泄泻等病。

几年后，采药老人去世了。男孩学会了老人的本事，也专门挖那种有块根的药草，治好了许多病人。但那种药草一直还没有名字。

后来，有人问这种草叫什么，葛员外的儿子想到自己的身世，就说："这叫葛根。"所谓"葛根"，就是葛家被满门抄斩，只留下了一条命根的意思。

【功效应用】 解肌退热，生津止渴，透疹，升阳止泻，通经活络，解酒毒。用于外感发热头痛，项背强痛，口渴，消渴，麻疹不透，热痢，泄泻，眩晕头痛，中风偏瘫，胸痹心痛，酒毒伤中。

15. 木贼

【药材来源】 木贼为木贼科植物木贼 Equisetum hiemale L. 的干燥地上部分，又名千峰草、笔筒草、节骨草、笔头草等。始载于《嘉祐本草》。

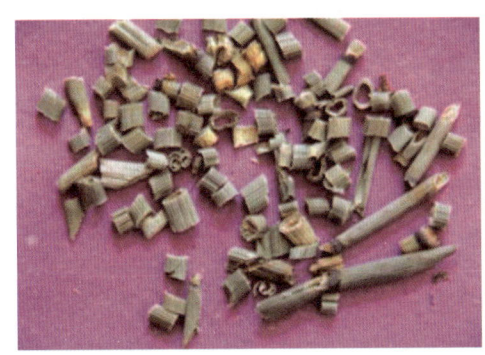
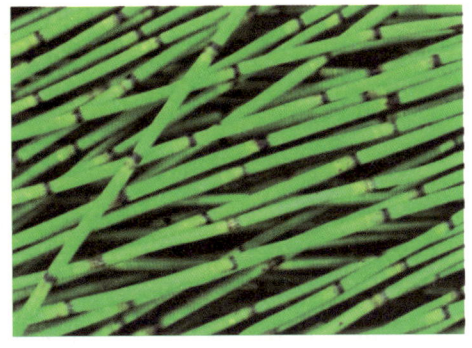

【性味归经】 甘、苦，平。归肺、肝经。

【传说故事】 相传，古时候的夜盗将一种草药汁涂抹在眼睛周围，可以使眼睛夜间视物如白日。那时没有砂纸，这种草还能用来砂木头，使其光滑，故叫木贼。

《本草纲目》中载："此草有节，面糙涩。治木骨者，用之磋擦则光净，犹云木之贼也。""丛丛直上，长者二、三尺，状似凫茈苗及棕心草，而中空有节，又似麻黄茎而稍粗，无枝叶。"

相传，长白山脚下住着一户朱姓人家，书香门第，在当地很有威望，其祖上世代以教书为生。朱家有一子名朱正，自幼天资聪慧，博览群书，上知天文，下知地理，被人们称为"神童"。家人对他宠爱有加，从不让他做半点脏活累活，只希望他能好好读书，考取功名，光宗耀祖。

那年，朱父因病去世，留下母子俩，全家陷入了深深的悲伤之中。失去了父亲的爱护和教导，朱正心里非常痛苦。在这样的情况下，他学会了赌博，并沉溺于其中。最后变卖了全部家产，输得血本无归。朱母在这双重打击之下，一夜之间双目失明。朱正内心羞愧难当，发誓要把母亲的眼睛治好。但他遍访名医，也没能治好母亲的眼睛。于是他带着母亲走上了寻药之路。

他寻遍了长白山，也未能找到治疗母亲眼疾的药。朱母看到儿子为治自己的病吃尽了苦头，感到难过极了，她决定不再拖累儿子。

这天，她把朱正叫到身边，对他说："儿啊，我已经老了，你就不要再为我奔波了。你好好读书，记得你爹的教诲，考取功名，为我们朱家争光。"

朱正听到母亲的话泪流满面，说道："娘，您放心，我一定会好好读书考取功名的，但是我也不会放弃为您寻药。"

从此，朱正天天上山寻药，同时也不忘带上书，累了就坐下看会儿书。就这样，又过了几年。

一天，在山上寻药时，他不小心摔了下来，昏了过去，但手中仍然握着那支毛笔，毛笔深深地插入土里。说来也奇怪，那支毛笔竟然变成了一棵青青的、有节的草。当朱正醒来时，他看着手中的那棵草，疑惑极了。他想：可能是他的孝心感动了上天，老天才送给他这样一株植物。于是，他把这棵草带回家，煮水给母亲喝。朱母喝完后，眼睛竟然能看见了，看到又黑又瘦的儿子，朱母既心疼又高兴。

因为这棵草是由毛笔变成的，而且形似毛笔，朱正就给它起名为"笔头草"。

后来，朱正觉得考取功名固然可以光宗耀祖，但是民间百姓因为缺医少药，生活在痛苦之中，于是他放弃了科举考试，潜心研究医学，为附近的乡亲们看病。由于他天资聪慧，又勤奋好学，很快便成了远近闻名的医生，每天来找他看病的人络绎不绝。他为病人看病非常仔细，从来不敢马虎。虽然他没有考取功名，但他以另一种方式为百姓解忧，造福百姓。（注："笔头草"也就是我们今天所说的木贼。）

【功效应用】 疏散风热，明目退翳。用于风热目赤，迎风流泪，目生云翳。

16. 淡豆豉

【药材来源】 淡豆豉为豆科植物大豆 *Glycine max*（L.）Merr. 的成熟种子的发酵加工品，又名豉、香豉、豆豉、淡豉、香豆豉、清豆豉、杜豆豉等。始载于《名医别录》。

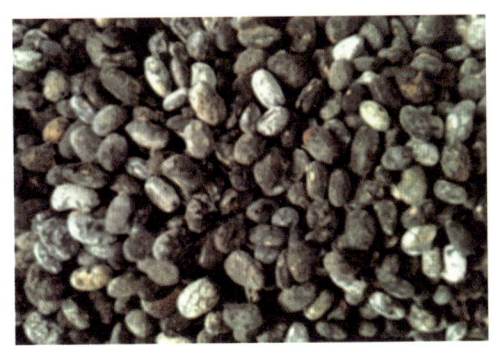 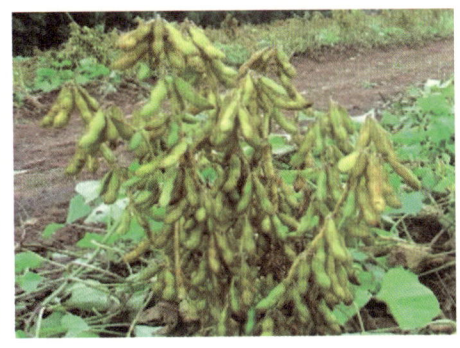

【性味归经】 苦、辛，凉。归肺、胃经。

【传说故事】 传说，很久以前，罗定有一位财主特别喜欢吃煮黄豆，每天都要煮上一锅。

有一次，黄豆煮好后，一家人突然都因急事外出了，几天后才回来。回家后，财主第一件事就想起了那锅煮好的黄豆，揭开锅盖一看，锅里的黄豆已长了一层白毛。

财主连连叹息道："可惜了，可惜了。"

妻子毫不介意，不耐烦地说："有什么好可惜的，不就是一锅臭豆子吗？值不了两文钱，扔了算了。"

财主还是觉得扔了有点可惜。碰巧有一个乞丐来行乞，财主一看大喜，不如把长了毛的黄豆施舍给乞丐，还能得个乐善好施的名声，便把黄豆全部给了乞丐。乞丐看到虽然黄豆的颜色有点怪怪的，但可以几天不用饿肚子了，便收下了。

回家后，他将黄豆洗干净，晾干后加盐，用一个瓦罐装好盖严。正好赶上附近办庙会，一连几天乞丐乞讨了不少饭菜，就没吃这些黄豆。

庙会结束后,他打开瓦罐盖,一阵芳香扑鼻,黄豆底下还有一层乌黑的油,味道还挺鲜美。

他把这些黄豆拿到财主的厨师那里,故意问他:"大师傅,你知道这些东西是什么吗?"

厨师抓了一把放在口中嚼了嚼,觉得味道不错,便用这些黄豆配了几道菜。

财主品尝后,连称好吃,于是留乞丐在他家做长工,专门制作豆制品。

厨师问乞丐:"这些是什么东西呢?"

乞丐想起财主故意把发霉的黄豆施舍给自己的事,有点生气,故意说:"这是豆屎。"

乞丐本来缺牙,说话不清楚,因为"屎"与"豉"的发音很相似,厨师一听,连连点头:"豆豉,好!好!"

后来,这位乞丐在财主家干了几年,攒了点钱,自己办了个豆豉作坊,专门制作豆豉售卖。

《名医别录》将豆豉入药,豆豉享有盛名是明、清两代的事,豆豉的制作却可以追溯到更遥远的年代。豆豉的制作要经过发酵、洗涤和蒸晒的过程,普通家庭亦可以制作。豆豉的制作发明权属于谁,历来未有记载,大概是因为它是一位乞丐的发明,所以不被文人所重视。

【功效应用】 解表,除烦,宣发郁热。用于感冒,寒热头痛,烦躁胸闷,虚烦不眠。

(李淑珍)

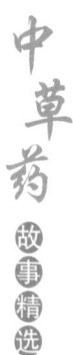

第二章 清热药

凡以清泄里热为主要作用的药物，称清热药。清热药药性大多寒凉，味多苦，部分兼有甘或咸味，主沉降，五脏六腑皆入；具有清热泻火、燥湿、解毒、凉血、清虚热等功效。主要用于里热证，如外感热病、高热烦渴、湿热泻痢、温毒发斑、痈肿疮毒及阴虚发热等。由于发病原因不一，病情发展变化的阶段不同以及患者体质的差异，里热证既有血分和气分之分，又有湿热和虚热之异。根据热证的类型不同，清热药也可以细分为多种类型。

1. 知母

【药材来源】 知母为百合科植物知母 Anemarrhena asphodeloides Bge. 的干燥根茎，又名毛知母、蒜瓣子草、羊胡子根、地参等。始载于《神农本草经》，列为中品。

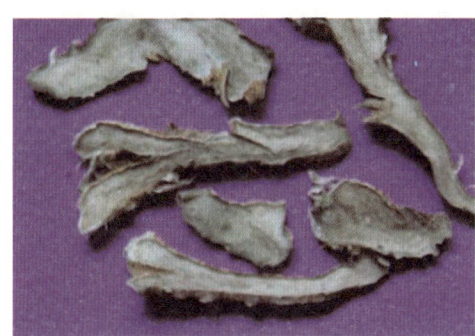
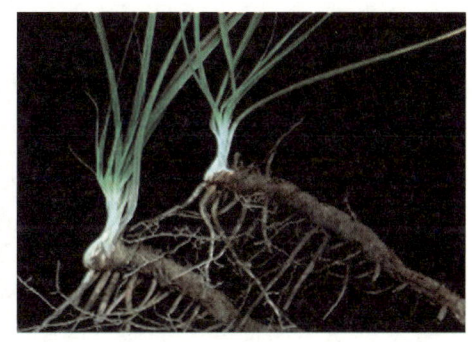

【性味归经】　苦、甘，寒。归肺、胃、肾经。

【传说故事】　从前，有一个孤寡老太太，无儿无女，年轻时靠挖药为生。她不图钱财，常把药草白送给生病的穷人，没有任何积蓄。到年老体衰不能爬山采药时，她只好靠行乞为生。老太太终日愁眉苦脸，不是因为苦日子难熬，她担忧的是自己认药的本事无人可传，一旦自己去世，就没有人给乡亲们治病了。老太太决定找一个可靠的人传授医术，于是，她逢人便说："谁认我做妈，我教谁认药草。"

过了些日子，有个贵公子知道了，心想：要是学会了治病，不就多了一条巴结官宦的路子吗？他把老太太请进府中，说："老太太，我愿意给你当儿子，快告诉我什么药草能治病吧！"

老太太瞥了贵公子一眼，说："急什么？先看看你怎么对待我这个妈再说。"

贵公子立刻命人把正房腾给老太太，又给她换上新衣服，端来可口的饭菜。可是，一连过了十几天，不见老太太提起药草之事。

贵公子忍不住了，假惺惺地喊了一声"妈"，说："该传药给我了吧？"

"时候还早。"

"那得等到什么时候呀？"

"等个十年八载的吧。"

"什么？"贵公子气得跳起来，"还得养活你十年？哼！滚你的吧！别想骗吃骗喝了！"

老太太冷笑一声，换上原来的破衣裳，不慌不忙地走出公子家门。她边沿街乞讨边嘴里念叨着："谁给我当儿子，我教谁认治病救人的药草！"

这事被一个商人听见了。他琢磨，卖药材可是一本万利的生意呀！商人急忙招呼老太太说："我愿意认你当妈！"

老太太便住到了商人家中。商人是个唯利是图的人，没几天老太太又被赶出门，还是边乞讨边嘟囔："谁认我当妈，我教谁认药草……"

日久天长，人们都把老太太当成了疯子，谁也不再理她。

一年冬天，老太太来到一个不大的村子，摔倒在一家门外。这家的主人是个樵夫，他把老太太搀进屋中，问道："老太太，摔坏了没有？是不是病了？"

"病倒是没有，我是饿的。"

樵夫让妻子煮了锅稀饭，端给老太太，说："家里没什么好东西，先趁热喝点吧。"

老太太吃了稀饭，浑身也暖和了，就要走。樵夫两口子留下了老太太，像照顾母亲一样照顾她。

日子长了，老太太也把樵夫家当成了自己家，吃饱了饭也不闲着，常帮着看孩子、做家务。就这样，老太太过了三年舒心日子。

此时，老太太已经80岁了。夏天的一天，她突然对樵夫说："孩子，我想上山看看。"

"妈，你年纪大了，可别累着。"

"我闷得慌，想看看山景。"

"那我背你去吧。"

樵夫背着老太太上了山。老太太一会儿要往东一会儿要往西，一会儿要上坡一会儿要下沟，指指点点，累得樵夫汗流浃背，但樵夫一点也不抱怨，嘴里还不住地说些逗趣的话，想让老太太开心。

当他们来到一片野草丛生的山坡时，老太太让樵夫站住。她从樵夫背上下来，坐在一块石头上，指着一丛长着线形叶子、开雪白带紫色条纹花朵的野草说："去，把它挖来！"

樵夫走过去扒开土，挖出一截黄褐色的根。他问："妈，这是什么？"

老太太说："这是一种药草，它的根可以治肺热咳嗽、虚劳发热之类的病，用途可大了。孩子，你知道为什么直到今天我才教你认识它吗？"

樵夫想了想说："妈准是要找一个老实厚道的人才传药给他，怕心怀不良的人拿它去坑害百姓。"

老太太笑道："我找寻了多少年，也没碰见一个可信的人。孩子，你真懂得我的心思，这药就叫'知母'吧！"

接着，老太太又教樵夫认识了许多其他的药草。

从此，樵夫就改行采药了。他一直记着老太太的话，像老太太那样为穷人治病。

【功效应用】 清热泻火,滋阴润燥。用于外感热病,高热烦渴,肺热燥咳,骨蒸潮热,内热消渴,肠燥便秘。

2. 夏枯草

【药材来源】 夏枯草为唇形科植物夏枯草 Prunella vulgaris L. 的干燥果穗,又名麦穗夏枯草、铁线夏枯草、铁线夏枯、滁州夏枯草、麦夏枯、夕句、乃东、燕面、铁色草、牦牛岭等。始载于《神农本草经》,列为下品。

【性味归经】 辛、苦,寒。归肝、胆经。

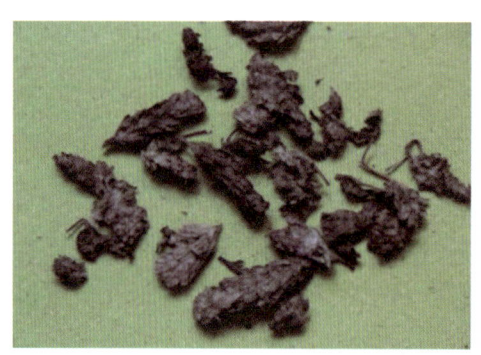 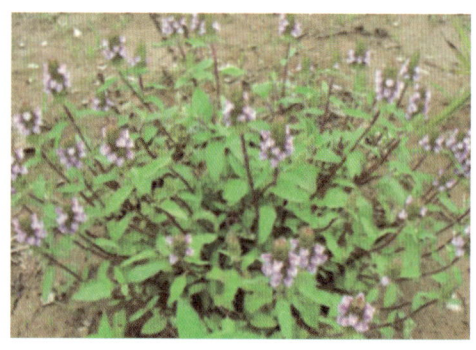

【传说故事】 传说,有个秀才的母亲得了瘰病,脖子肿得老粗,还直流脓水。人们都说这种病很难治,秀才十分着急。

一天,来了个卖药的郎中,他对秀才说:"山上有种药草,可以治好这个病。"秀才立即求郎中帮忙。郎中上山采了一些有紫色花穗的野草回来,剪下花穗,煎药给秀才母亲喝。

几天后,秀才母亲流脓的地方愈合了。又过了些日子,病痊愈了。老太太十分高兴,嘱咐儿子留郎中住在家里,重重酬谢并款待郎中。郎中也不客气,白天出去采药、卖药,夜晚就住在秀才家中。秀才经常和郎中在一起聊天,慢慢地对医道也有了兴趣。

过了一年,郎中要回家,临走时对秀才说:"我在你这儿住了一年,该给你多少饭钱?"

秀才说:"你给我母亲治好了病,吃几顿饭算什么?"

郎中说:"也好,那就传你一种药吧!"

郎中说罢，便带着秀才上了山。他指着一个有长圆形叶子、开紫色花的野草对秀才说："这就是治痹病的药草，你要认清。"

秀才仔细地看了看，说："我认清了。"

"你还得记着，这草一过夏天就没了。"

"嗯，我记住了。"

就在这年的夏末秋初，县官的母亲得了痹病，张榜求医。秀才听说以后立刻揭了榜去见县官，说："我会治痹病。"

县官派人跟着秀才上了山，可是，怎么也找不着长圆叶、开紫花的药草。秀才十分奇怪：这是怎么回事呢？他走遍了附近的大山，一棵也没找到。差人把秀才押回县衙，县官觉得他是骗子，当堂打了他五十大板。

第二年夏天，郎中又回来了。

秀才一把抓住郎中说："你害得我好苦啊！"

郎中一愣，"怎么了？"

"你教我认的药草怎么没有了？"

"有啊。"

"在哪儿？"

"山上。"

两人又到山上一看，到处都是紫穗野草。

秀才奇怪地说："怎么你一来，这草又有了？"郎中说："我不是和你说过吗？这草一过夏天就枯死了，要用就得早采。"

秀才这才记起郎中当初和他说的话，只怪自己粗心大意，白挨了一顿板子。

为了记住这件事，秀才就把这种草叫作"夏枯草"。

【功效应用】 清肝泻火，明目，散结消肿。用于目赤肿痛，目珠夜痛，头痛眩晕，瘰疬，瘿瘤，乳痈，乳癖，乳房肿痛。

3. 决明子

【药材来源】 决明子为豆科植物决明 *Cassia obtusifolia* L. 或小决明

Cassia tora L. 的干燥成熟种子，又名草决明、羊明、羊角、马蹄决明、还瞳子、狗屎豆、假绿豆、马蹄子、羊角豆、野青豆、大号山土豆、猪骨明、猪屎蓝豆、夜拉子、羊尾豆等。始载于《神农本草经》，列为上品。

【性味归经】 甘、苦、咸，微寒。归肝、大肠经。

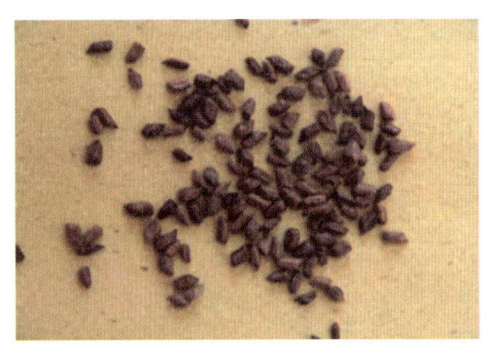 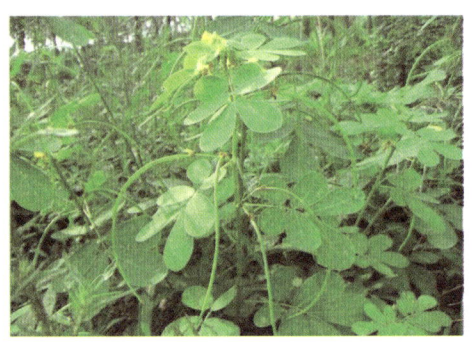

【传说故事】 "愚翁八十目不瞑，日数蝇头夜点星。并非生得好眼力，只缘常年饮决明。"这首诗是一位老秀才所作。相传，这位秀才在还不到60岁的时候就患了眼病，两眼不明亮，走路还要拄手杖。

一天，一个南方药商从他门前经过，见门前有几株野草，就问这个草苗卖不卖。

秀才问："你给多少钱？"

药商说："你要多少钱我就给多少钱。"

秀才心想：这几棵草还挺值钱。他说："不卖。"

药商见他不卖就走了。

过了两日，这个药商又来了，仍是要买那几棵草。这时，秀才门前的草长到了三尺多高，茎上开满了金黄色的花。秀才认为这草一定很有价值，否则他为什么老要买？秀才仍舍不得卖。

秋天，这几棵野草结了菱形、灰绿色、有光泽的草籽。秀才一闻，草籽很香，认为准是好东西，就抓了一小把，天天用它泡水喝。喝了些日子，眼病竟然好了，走路也不用拄手杖了。

又过了一个月，药商第三次来买野草，见野草没了，便问秀才："野草你卖了？"

"没有。"秀才就把野草籽能治眼病的事说了一遍。

药商听后说:"这草籽是良药,它叫决明子,又叫草决明,能治各种眼病,常服能明目。"

之后,秀才由于常饮决明子泡的茶,直到80多岁还眼明体健。

【功效应用】 清泻肝火,润肠通便。用于目赤涩痛,羞明多泪,头痛眩晕,目暗不明,大便秘结。

4. 黄芩

【药材来源】 黄芩为唇形科植物黄芩 Scutellaria baicalensis Georgi 的干燥根,又名山茶根、土金茶根等。始载于《神农本草经》,列为中品。

【性味归经】 苦,寒。归肺、胆、脾、大肠、小肠经。

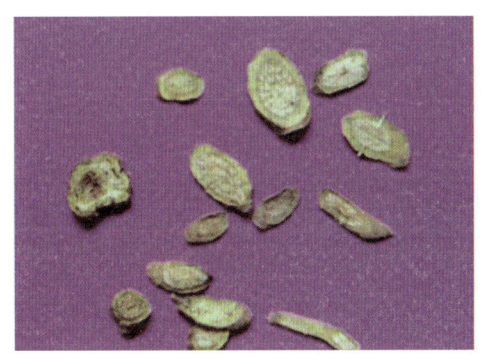
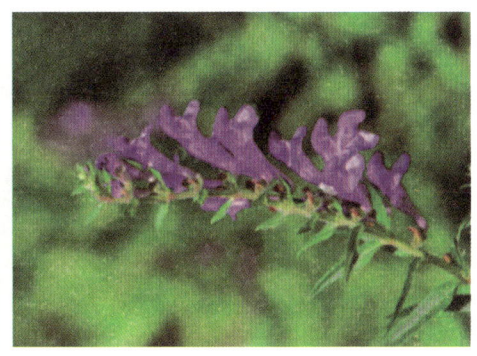

【传说故事】 黄芩本名芩,"芩"的本义为"止血草",因色黄而有俗名"黄芩"。黄芩为什么心黑而中空呢?下面这个故事会告诉你答案。

相传,在四川的大山里有一对苦命的小姐妹,姐姐叫黄芩,妹妹叫黄连。她们的父亲早逝,母亲为了养活姐妹俩,为人做活,也累得疾病缠身。母亲快要离世时,把黄芩和黄连叫到跟前嘱咐说:"我不行了,你们姐妹两个以后要互相照料,相依为命,不管谁找到好地方,都要有福同享。"姐妹俩哭着点了点头。

母亲死后,黄芩带着黄连四处流浪,以乞讨为生,受尽了磨难。开始时姐妹俩相处得还比较融洽,时间久了,黄芩总觉得妹妹是个累赘,便产生了遗弃妹妹的念头,于是,就把弱小的黄连撇在了四川的大山里。可怜年幼瘦弱的小黄连因无人照料,连冻带饿,不久便死在了山里。

黄芩抛弃妹妹黄连后，独自去寻找幸福。后来她虽然找到了一个较好的地方，但每每想到黄连，总觉得心中有愧。夜里睡觉总做噩梦，不久便因心中空虚而死。就在黄芩死去的地方，长出了一种小草，这种草的根也是黄色的，小时坚实，稍大点儿，它的根就变得心黑而中空。人们就说这是黄芩的化身，就把这种草取名为"黄芩"。

【功效应用】 清热燥湿，泻火解毒，止血，安胎。用于湿温，暑湿，胸闷呕恶，湿热痞满，泻痢，黄疸，肺热咳嗽，高热烦渴，血热吐衄，痈肿疮毒，胎动不安。

【鉴别用药】 枯芩与子芩：枯芩为生长年久的宿根，中空而枯，体轻主浮，善清上焦肺火，主治肺热咳嗽痰黄；子芩为生长年少的子根，体实而坚，质重主降，善泻火肠湿热，主治湿热泻痢腹痛。

5. 黄连

【药材来源】 黄连为毛茛科植物黄连 *Coptis chinensis* Franch.、三角叶黄连 *Coptis deltoidea* C.Y. Cheng et Hsiao 或云连 *Coptis teeta* Wall. 的干燥根茎，以上三种分别习称"味连""雅连""云连"。始载于《神农本草经》，列为上品。

【性味归经】 苦，寒。归心、肺、胃、肝、胆、大肠经。

【传说故事】 《本草纲目》中载："其根连珠而色黄，故名。"

传说在四川大巴山深处，有一个陶医生，他的女儿叫妹娃，长得漂亮，天资聪颖，性格活泼。老两口把女儿视如掌上明珠。妹娃也喜欢栽花种药

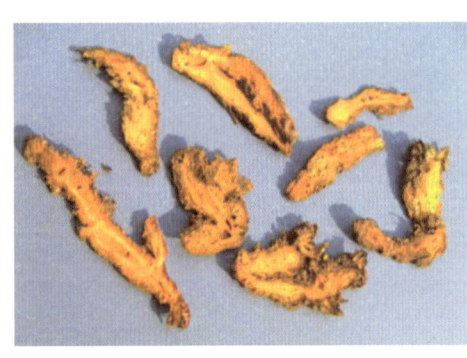
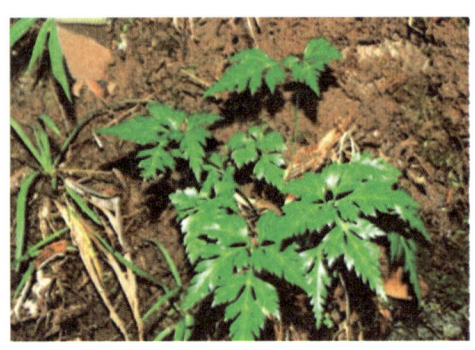

草,每天早上起来,第一件事就是到园子里看花看药草。

正月的一天早上,寒霜未化,冷气袭人。妹娃来到园子里,见花未开,草未萌芽,就打开了后门,沿着小路往山上走。忽然,她看到路边有一朵绿色的小花。妹娃越看越喜欢,就用手指把花四周的泥土掏松,把它连根挖起,带回种在了园子里。

帮工看到这株在天寒地冻的正月就开花的野草,也很喜欢,天天浇水,月月上肥。那草越长越茂盛,后来结了籽。帮工把花的籽撒在园子里。第二年,园子里绿色的小花开得更多了。

不料,妹娃得了一种怪病,浑身燥热,又吐又拉,只三天,就瘦得皮包骨头了。碰巧陶医生到外地给人治病尚未回来,妹娃的母亲只好请当地另一位名医来给女儿治病。这位名医是陶医生的朋友,诊治十分细心。可妹娃连服三剂药都未见效,拉肚子越来越厉害,还便起血来。母亲整天守护在床前,急得吃不下饭,睡不着觉,想起女儿的病就掉眼泪。

帮工看在眼里,急在心里,怎么办呢?忽然,他想起园子里那些绿色的小花,上个月自己喉咙痛,摘下一片叶子,嚼了一下,虽然苦得要命,但过了一个时辰,喉咙痛居然减轻了。接着,他又嚼了两片叶子,当天喉咙就不痛了。这种花草能不能治妹娃的病呢?不妨试一试。想到这里,他就连根带叶拔了一株,在水里煎,趁妹娃的母亲去煮饭时,端给妹娃喝。谁知早上喝下,下午病就好多了。又喝了两次,病居然全好了。

这时,陶医生回来了,一问经过,非常感动,连声感谢帮工,并说:"妹娃害的是肠胃湿热,一定要清热燥湿的药才医得好。这开绿花的小草看来有清热燥湿的功效呀!"

因为这位帮工姓黄名连,为了感谢他,人们给这味药材取名为"黄连"。

【功效应用】 清热燥湿,泻火解毒。用于湿热痞满,呕吐吞酸,泻痢,黄疸,高热神昏,心火亢盛,心烦不寐,目赤肿痛,心悸不宁,血热吐衄,目赤,牙痛,消渴,痈肿疔疮。

6. 黄柏

【药材来源】 黄柏为芸香科植物黄皮树 Phellodendron chinense Schneid. 的干燥树皮,又名黄檗、元柏、檗木、檗皮等。始载于《神农本草经》,列为上品。

【性味归经】 苦,寒。归肾、膀胱经。

【传说故事】 《药品化义》中载:"黄柏,味苦入骨,是以降火能自顶至踵,沦肤彻髓,无不周到,专泻肾与膀胱之火。盖肾属寒水,水多则渐消,涸竭则变热。若气从脐下起者,阴火也。"

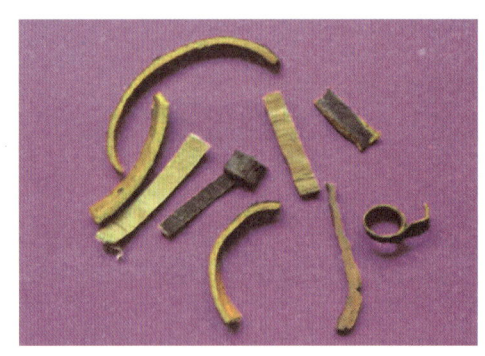 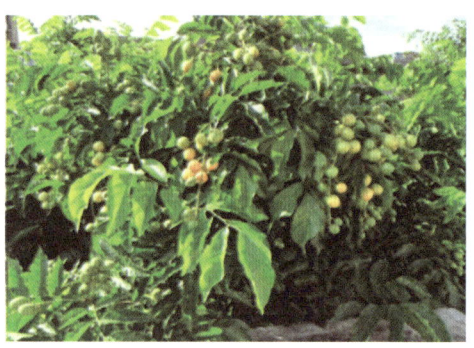

传说,从前,长安有个富商,叫王善夫,小便不通,脘腹胀满,大腹便便,坚硬如石,壅塞之极,腿脚肿胀,破裂出黄水,双眼凸出,吃不下,睡不着,苦不堪言。求李东垣治。李东垣询问了病因和其他医生所用之方,想起医籍中关于小便癃闭的记载,于是对病人说:"你这是吃得太好了,山珍海味积热损伤了你的肾水,导致膀胱久而干涸,小便不化,火又逆上,而为呕哕。"他给病人开了以北方寒水所化大苦寒的药,黄柏、知母各一两,酒洗焙碾,肉桂一钱做引子,热水丸如芡子大,每服二百丸,沸汤下。过了一会儿,前阴如刀刺火烧一般,尿就像山洪暴发一般出来了,一转眼,肿胀消散。

【功效应用】 清热燥湿,泻火除蒸,解毒疗疮。用于清热泻痢,黄疸尿赤,带下阴痒,热淋涩痛,脚气痿躄,骨蒸劳热,盗汗,遗精,疮疡肿毒,湿疹湿疮。

7. 龙胆

【药材来源】 龙胆为龙胆草科植物条叶龙胆 *Gentiana manshurica* Kitag.、龙胆 *Gentiana scabra* Bge.、三叶龙胆 *Gentiana triflora* Pall. 或滇龙胆 *Gentiana rigescens* Franch. 的干燥根及根茎,前三种习称"龙胆",后一种习称"坚龙胆"。始载于《神农本草经》,列为上品。

【性味归经】 苦,寒。归肝、胆经。

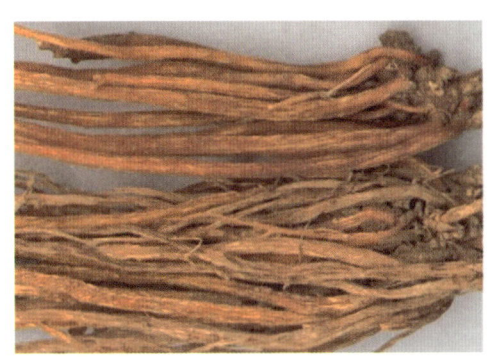 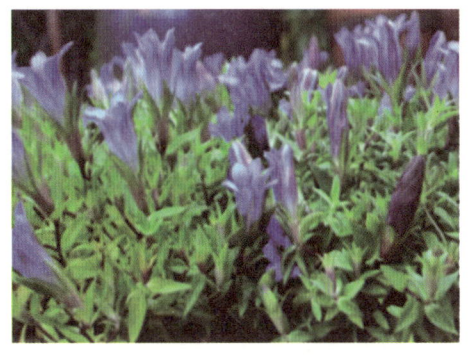

【传说故事】 相传,大洋山曾村有个孩子叫曾童,长年为财主放牛。

一天,曾童牵牛上山,见山坪的水塘边有个美女在玩耍,一会儿,美女忽然变成了一条大蛇,盘在塘边呼呼睡去,口里还吐出一颗宝珠,闪闪发光。曾童壮了壮胆,走上前去,将宝珠悄悄捡来,放在身边玩。原来那美女这是一条修炼已久、能变化成人形的蛇神,这颗宝珠就是蛇丹。

蛇神睡醒后,见蛇丹丢失,非常着急,急忙变成一个老人,四下寻找起来。

老人见了曾童,就问:"放牛阿哥,你是否看见有颗珠落在地上?"

曾童从袋里摸出蛇丹,双手送还给她。

老人见曾童诚实,问道:"孩子,你叫什么名字?你有家吗?"

"我叫曾童,爹娘早死,家里只剩下我一个人了。"

"孩子,你若愿意,就拜我做干娘。到我家里,我供你吃,供你穿,还教你识字练功夫,好吗?"

曾童见老人没有恶意,就点了点头,跟着老人走了。

从此，曾童做了蛇娘的干儿子，在洞府里一住就是三年。

这天，正是曾童16岁生日，蛇娘对曾童说："你已经长大了，可以去做事了。现在有个出仕的机会，当今皇帝的太子生了重病，没人能治好。你去治好他，日后就衣食无忧了。"

"可是我不会看病啊！"

"没关系，为娘肚里有胆汁，你钻进去取一点来，保证能治好。"蛇娘说着给曾童一枚针和一只放眼药粉的小空瓶，马上现出大蛇原形，伏在地上，张开大口。

曾童顺着蛇口钻入蛇肚，摸到蛇胆，拿针一刺，接了几滴胆汁，又钻了出来。

蛇娘为曾童收拾行装，又把曾童送到门外。

临别时，蛇娘对曾童说："以后有难事就来找娘，只要爬上33级崖梯敲三下，娘就会来开门。"

曾童记下，走出了家门。

曾童来到京城，揭了皇榜，用蛇胆汁治好了太子的病。皇帝怜他年少父母双亡，就留他伴太子读书习武，还赐名"曾相"。

过了一年，皇帝的公主也生了与太子一样的病。

皇帝招来曾相，说："卿若能治好公主，朕就招你为驸马。"

曾童想到临别时蛇娘的吩咐，就连夜赶回大洋山，爬上崖梯，数到33级时停下，敲了三声，石门立即打开。母子相见，格外欢喜。

蛇娘已知曾相的用意，又给他一枚针和一只空瓶，还交代说："这次你入肚取胆汁，只能用针戳一下，勿贪多！"

曾相钻入蛇肚，刺了一下，接了胆汁。他心想：这胆汁这么灵验，索性多取一点。娘啊娘，你也不要小气，让儿多取点吧！这么一想，又举起手来，一连猛刺几针。

大蛇腹痛，嘴巴一闭，肚子一缩，打了几个滚，就昏了过去。

曾相也被活活闷死了。

蛇娘痛醒后，觉得恶心，就大口大口地吐了起来。那些胆汁吐到草上，就成了蛇胆草。

蛇娘怨曾相贪心，又怜公主病重，就化成老人，采了蛇胆草，来到金銮殿，说曾相暴死，由娘代子送药，得到了皇帝的信任。蛇娘让公主服了蛇胆草，公主的病好了。

皇帝一时高兴，问起这药草的名字。

老人说："是蛇胆草。"

皇帝没听清，就说："龙胆草好，龙胆草好！"

说话间，老人已不见了。

皇帝是"金口"，从此，"蛇胆草"也就成了"龙胆草"了。

后人根据这个传说在大洋山顶盖了一座蛇神庙，庙里贴着一副对联：心平还珠蛇神为娘，心贪刺胆蛇娘吞相。

【功效应用】 清热燥湿，泻肝胆火。用于湿热黄疸，阴肿阴痒，带下，湿疹瘙痒，肝火目赤，耳鸣耳聋，胁痛口苦，强中，惊风抽搐。

8. 苦参

【药材来源】 苦参为豆科植物苦参 *Sophora flavescens* Ait. 的干燥根，又名野槐、好汉枝、苦骨、地槐、山槐子、川参、凤凰爪、牛参等。始载于《神农本草经》，列为中品。

【性味归经】 苦，寒。归心、肝、胃、大肠、膀胱经。

【传说故事】 苦参因其味极苦、形似参而得名。有关苦参的来历，还有一段动人的传说。

很久以前，有个放牛娃爹妈去世早，以给地主家放牛为生。由于经常

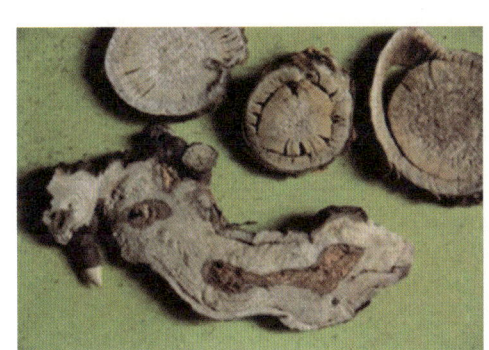
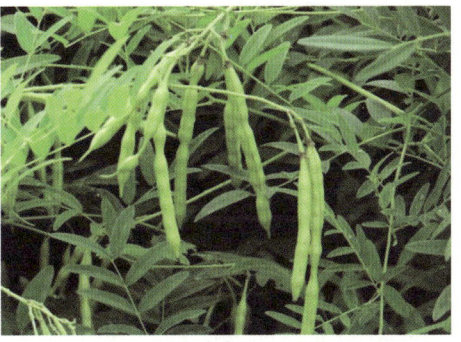

在湿地行走，放牛娃身上长满了疮。不久，地主家人的身上也长满了疮。大家都说是放牛娃传染的，于是，地主就下令追杀放牛娃。

放牛娃为了活命逃走了，躲到大山里的一个石缝里，再也没出来。后来，村民们发现了放牛娃，枯瘦的身体蜷缩在石缝里死去了。好心的村民就用泥沙和石头把石缝封住，算是给放牛娃一个死后的安身之地。

不久，村民们身上也长了疮，奇痒无比，试了很多药都治不好。

一天晚上，大家做梦梦到了放牛娃。放牛娃告诉村民们：在当初埋葬他的地方有许多根状物，把这些根状物拿回家熬水喝或用来洗澡，身上的疮就会消退。

村民们按照梦中放牛娃的话去做，不出几日，身上的疮果然痊愈了。地主听说村民们吃了草药后很快病就好了，于是他也去那个地方采药。看到岩石上灌木丛中结满了如老鼠屎粒大小的果子，地主就赶紧摘回家熬水喝，谁知当晚就断肠而死。

原来村民们吃的是苦参的根，地主吃的却是苦参子。现代药理研究证实：苦参根能清热燥湿、杀虫，可治疗皮肤瘙痒、癣等症；苦参子外用却有腐蚀肌肉的作用。

【功效应用】 清热燥湿，杀虫，利尿。用于热痢，便血，黄疸尿闭，赤白带下，阴肿阴痒，湿疹，湿疮，皮肤瘙痒，疥癣麻风；外治滴虫性阴道炎。

9. 秦皮

【药材来源】 秦皮为木犀科植物苦枥白蜡树 *Fraxinus rhynchophylla* Hance、白蜡树 *Fraxinus chinensis* Roxb.、尖叶白蜡树 *Fraxinus szaboana* Lingelsh. 或宿柱白蜡树 *Fraxinus stylosa* Lingelsh. 的干燥枝皮或干皮，又名梣皮、鸡糠树、青榔木、白荆树等。始载于《神农本草经》，列为中品。

【性味归经】 苦、涩，寒。归肝、胆、大肠经。

【传说故事】 三国时期，战乱连连，尸横遍野，人们流离失所，苦不堪言。随之而来的还有种种瘟疫疾病。

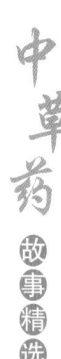

当时张机名声未起，只在邻乡四里看病救人。那时候人们认为治病救人是医者的天职，医生除了要有高明的医术、认真负责的工作态度，还要有研发医理的创新精神。荆州疫病流行，民众乡亲不但得病者众多，而且治愈率甚低，大量医生病死，百姓无医生可问诊。不到10年时间，由于瘟疫流行，张机家族200多人死了三分之二，其中患伤寒病而死的占十分之七。张机潜心医术，把重点放在传染病防治上。

他发现当时粮食、药材匮乏，方子里的很多药根本没办法拿到。他把目光放在了身边的动植物上，附近生长最多的植物有枫树、杉树、枞树、白蜡树等。经过一番研究，他发现白蜡树的树皮苦、涩、寒，归肝、胆、大肠经，能清热燥湿，收涩止泻。"这不就是治疗痢疾的良药吗？"张机感慨道。他让村民剥取白蜡树的树皮煎水喝，大部分村民的痢疾治好了。他还让未染上痢疾的村民也喝一些，防患于未然。

白蜡树的树皮便是秦皮，因其多产于秦地，故得名。

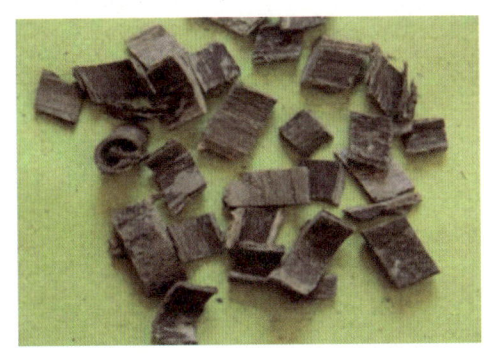 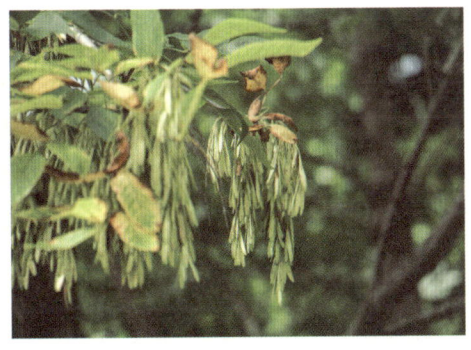

【功效应用】 清热燥湿，收涩止痢，止带，明目。用于湿热泻痢，赤白带下，目赤肿痛，目生翳膜。

10. 金银花

【药材来源】 金银花为忍冬科植物忍冬 *Lonicera japonica* Thunb. 的干燥花蕾或带初开的花，又名双花、忍冬花、二宝花、老翁须、二色花藤等。始载于《新修本草》。

【性味归经】 甘，寒。归肺、心、胃经。

【传说故事】 很久以前，一个村子里住着一对善良的夫妻。妻子怀了双胞胎，生下一对可爱的女儿，一个叫金花，一个叫银花。两姐妹长得如花似玉，聪明伶俐，父母非常疼爱她们，乡亲们也非常喜欢这对姐妹。

两姐妹到了18岁，求亲的人络绎不绝。可姐妹俩谁也不愿出嫁，生怕分开。父母拿她们也没有办法。

可是忽然有一天，金花得了病。这病非常凶险，浑身发热，起红斑，金花一病便卧床不起。父母急忙请来医生为她看病。

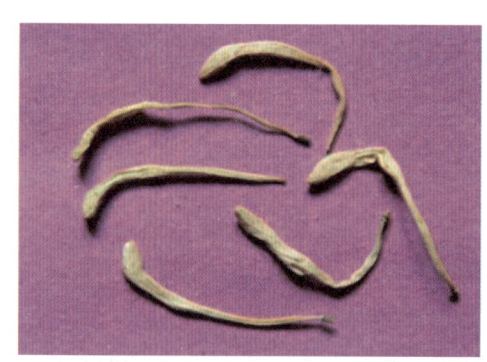 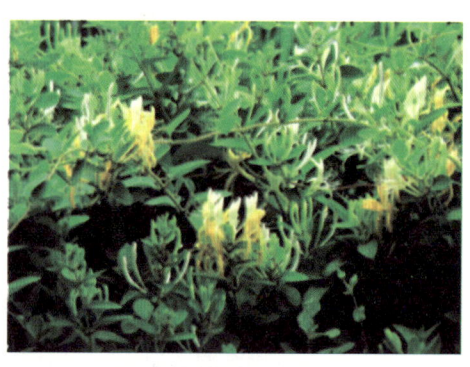

医生说："哎呀！这是热毒症，无药可医，只好等死了！"

银花听说姐姐的病没法治疗，整天守着姐姐掉眼泪。

金花对银花说："离我远一点吧，这病传染人。"

银花说："我恨不得替姐姐得病受苦，还怕什么传染不传染？"

金花说："反正我活不成了，妹妹还得活呀！"

银花说："姐姐，你要死了，我可怎么活呀！"

没过几天，金花的病更重了，银花也卧床不起了。

她俩对父母说："我们死后，要变成专门治热毒病的药草。不能让得这种病的人再像我们一样，无药可救，只能等死。"

姐妹俩死后，乡亲们帮其父母把她们葬在了一个坟里。

来年春天，百草发芽。可这座坟上什么草也不长，只生出一棵长着绿叶的小藤。

三年后，这小藤长得十分茂盛。到了夏天，小藤开花了，先白后黄，黄白相间。人们觉得黄花就是金花，白花就是银花。大家想起两姐妹临终前的话，就采花入药，用来治热毒症，果然见效。

从此，人们就把这种花叫作"金银花"了。

【功效应用】　清热解毒，疏散风热。用于痈肿疮毒，喉痹，丹毒，热毒血痢，风热感冒，温病发热。

11. 连翘

【药材来源】　连翘为木犀科植物连翘 *Forsythia suspensa*（Thunb.）Vahl. 的干燥果实，有"青翘"和"老翘"之分，又名大翘子、空翘、空壳、落翘等。始载于《神农本草经》，列为下品。

【性味归经】　苦，微寒。归肺、心、肝经。

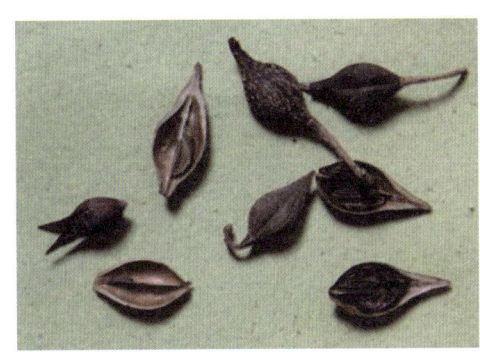 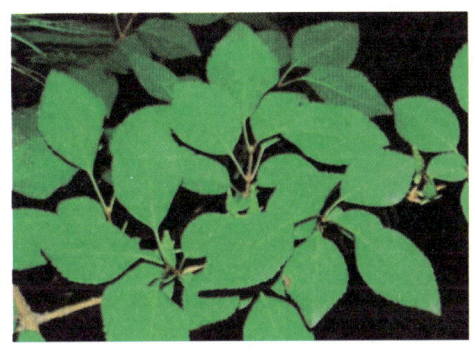

【传说故事】　在岐伯山上，岐伯墓东有一个地方叫大臣沟，沟上沟下长满了连翘。连翘是一种名贵的中药，说起连翘来，还有这样一个鲜为人知的故事。

相传，5000年前，岐伯在这里采药、种药。岐伯有个孙女叫连翘。

一日，岐伯和孙女在山上采药时，岐伯在试吃一种药时不幸中毒，口吐白沫，头昏脑涨，目光呆滞，不省人事。

连翘看爷爷中毒严重，有生命危险，抱着爷爷哭喊着："救命！救命！……"

连翘喊了好久，都无人应答。情急之下，她顺手捋了一把身边的树的果实，在手里揉碎后塞进爷爷的嘴里。

稍过片刻，岐伯慢慢苏醒过来，把树的果实咽了下去。半个小时之后，岐伯面色如常。

连翘搀扶着爷爷回到家里,经过精心照料,岐伯逐渐恢复了健康。

从此,岐伯开始研究这种树的果实。经过多次试验,他发现这果实有较好的清热解毒作用,便把它记入自己的中药名录,以孙女的名字命名,叫"连翘"。岐伯又在他居住的大臣沟里栽种了许多连翘。

【功效应用】 清热解毒,消肿散结,疏散风热。用于痈疽,瘰疬,乳痈,丹毒,风热感冒,温病初起,温热入营,高热烦渴,神昏发斑,热淋涩痛。

12. 大青叶

【药材来源】 大青叶为十字花科植物菘蓝 Isatis indigotica Fort. 的干燥叶,又名大清、蓝叶、蓝菜等。始载于《名医别录》。

【性味归经】 苦,寒。归心、胃经。

【传说故事】 相传,唐太宗贞观元年(627年),太宗李世民刚刚平定天下,但是残兵流匪仍流窜乡里,祸害百姓,百姓仍生活在水深火热之中。

此时,中原地区发生了瘟疫,许多百姓因感染瘟疫而死。官府派官员前往疫区监督疫情的控制情况,但是由于没有有效的治疗方法,疫情无法得到控制,每天都有成千上万的人死去。恰巧"药王"孙思邈在中原地区采药,得知疫情后便主动前往疫区。孙思邈发现所有感染瘟疫的患者都有头面肿大、全身高热、出现红斑等症状,便从随身携带的药箱中拿出一种叶子,让患者煮水喝下。患者喝了药后,症状很快就减轻了许多。但是,

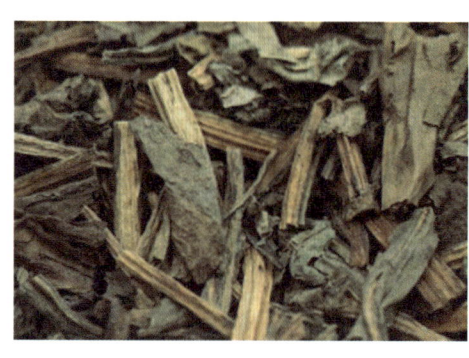
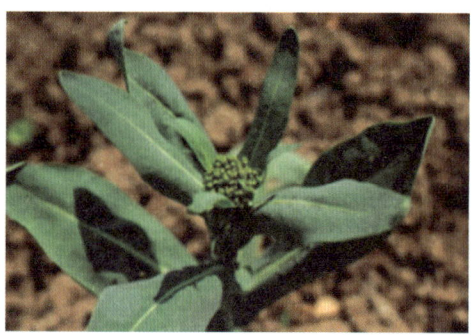

由于患者太多，药材很快就用完了。于是，孙思邈就发动百姓上山采药，可是百姓大多不认识这种药，因此常常会弄错。孙思邈看到这种情况，就给百姓编了句口诀："叶大，色青，高三尺。夏月吃来，无肿赤。"百姓按照口诀去采药，便很少出错。这句口诀也就世代相传。最后人们就把这种药材称为"大青叶"，也都知道是用来治疗瘟疫的。

【功效应用】 清热解毒，凉血消斑。用于温病高热，神昏，发斑发疹，痄腮，喉痹，丹毒，痈肿。

13. 贯众

【药材来源】 贯众为鳞毛蕨科植物粗茎鳞毛蕨 *Dryopteris crassirhizoma* Nakai. 的根茎及叶柄基部，习称"贯众"，又名小贯众、昏鸡头、小金鸡尾等。始载于《神农本草经》，列为下品。

【性味归经】 苦，微寒；有小毒。归肝、脾经。

【传说故事】 关于"贯众"这一药名的由来，民间流传着一个感人的传说。

从前，有个没有文化的帮工，一辈子帮财主干活。一年夏天给地主除草时，帮工挖到一把草根，便顺手放在路中心的蚂蚁群中。一会儿过来看，那群蚂蚁全都死掉了。他觉得奇怪，蚂蚁为什么会死了呢？他认为这种草是毒蚂蚁的毒草。他又想：这种草能不能毒死其他的虫子呢？他又捉了许多青虫、黑壳虫、毛虫、大黄虫等毒虫放在一起，把这种"毒草根"砸烂撒到它们身上。不一会儿工夫，这些虫全死了。帮工明白"毒草根"是杀

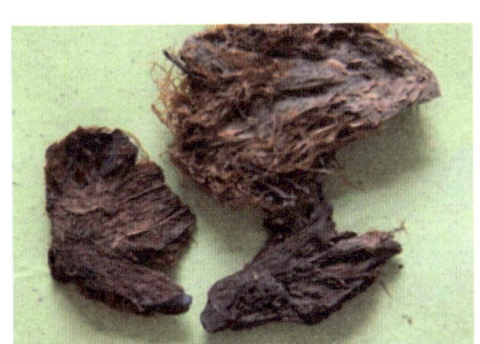
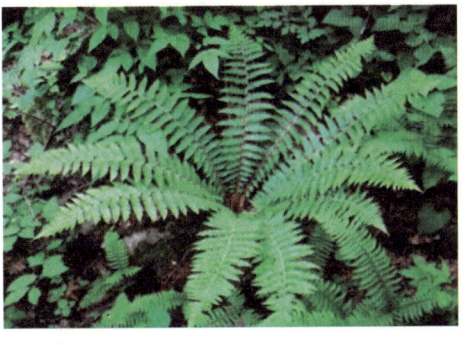

虫的药。他又想：野外的虫能杀死，人肚子里的虫子能不能毒死呢？他想试试看，却没有机会，又不敢盲目尝试。

财主家有个儿子患疳积，不思饮食，日渐消瘦。请医生诊脉，医生说孩子体内有几种寄生虫：胃里有蛔虫，胸腹有蛲虫，血里有丝虫，肝里有吸血虫。于是医生给开了一张杀虫的中药处方。老财主从中药铺里把药买回来，拿给帮工让他煎。

帮工用两个药罐子来煎药，一个煎医生开的药，一个煎他自己发现的能毒死虫子的这种草根。煎好后，他先把自己发现的能杀毒虫的草根汁端给财主的儿子喝。财主儿子喝完，大喊肚子疼痛，叫得地动山摇。这可把帮工吓坏了，他偷偷地把药渣倒到河里去了。

第二天早饭后，孩子的大便里拉出了几十条虫。虫子没了，财主的儿子肚子也不痛了。帮工心中有了底：此药不但能杀野外虫，腹中的虫也能杀。

后来老帮工挖了许多这种草根，替左邻右舍的孩子驱虫。他治好了许多患虫病的孩子，可是从不向病人收取一分一厘的药钱，病人都非常感激他。

帮工一辈子没有结婚，没儿没女。到了晚年，身体欠佳，他知道自己没有多少时日了。一天，正逢乡里赶场，他趁这个机会采挖了一棵药材标本，站在人群中间，向赶场的群众高呼："乡亲们，我向大家献出杀虫药。"他把药材标本举过头顶，说，"这就是我平时给孩子们治病的草药。我现在身患不治之症活不了多久了，今后不能为大家挖药杀虫了。我一生没有娶妻生子，就把这种杀虫药奉献给大家。今后孩子患有虫病，就不必去求医买药了，去山上挖这种药草给孩子吃下就行了。"

在场的人很受感动，称赞他是一位好帮工。人群中有位老秀才对大家说："老帮工非常高尚，无私地向众人献药，打破了历代秘方不外传的惯例。'贯'者，通也；'众'者，大家也。我就为此药草起名为'贯众'吧。"

【功效应用】　清热解毒，止血，杀虫。用于时疫感冒，发热头痛，温毒发斑，疮疡肿毒，崩漏下血，虫积腹痛。

14. 穿心莲

【药材来源】 穿心莲为爵床科植物穿心莲 Andrographis paniculata（Burm. f.）Nees 的干燥地上部分，又名春莲夏柳、春莲秋柳、一见喜、榄核莲、四方莲、苦草、苦胆草、斩蛇剑、圆锥须药草、日行千里、金香草、金耳钩、印度草等。始载于《岭南采药录》。

【性味归经】 苦，寒。归心、肺、大肠、小肠经。

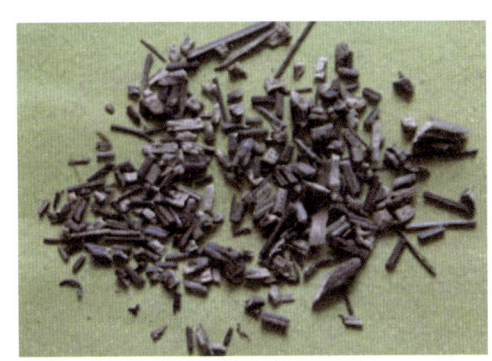 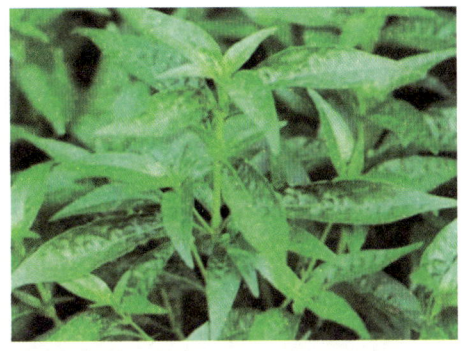

【传说故事】 相传，达摩祖师跋山涉水从印度来到中国弘扬佛法，遍历我国的大江南北。

一日，达摩及其弟子游历到我国的广东岭南地区时，遇到一老农倒在路边痛苦呻吟，奄奄一息，便上前询问道："老乡，你这是怎么了？"

老农低声答道："我被蛇咬伤了，请大师救救我。"

达摩看到老农痛苦的表情，查看了伤口后，便从随身携带的背囊中拿出小刀，划开伤口，用嘴帮老农吸出毒血。又从背囊中拿出些药草，嚼碎后敷在伤口上，并为其包扎好伤口。

达摩及其弟子众人将老农送回家后，向他嘱咐一些注意事项，并留下些药草。老农询问药草名称，达摩只知印度语中的名称，于是老农便称这种药草为"印度草"。随后达摩带领众弟子继续游历，老农将达摩留下的药草种子种植在后山上，并用这种药草为附近的村民治病。

由于这种药草味极苦，中医五行学说认为苦入心，只要你含一小片它的叶子，马上可以感受到那种刻骨铭心的苦，像是直抵你的心中，故后人又称其为"穿心莲"。

【功效应用】 清热解毒,凉血,消肿。用于感冒发热,咽喉肿痛,口舌生疮,顿咳劳嗽,泄泻痢疾,热淋涩痛,痈肿疮疡,毒蛇咬伤。

15. 熊胆

【药材来源】 熊胆为熊科动物黑熊 Selenarctos thibetanus Cuvier 或棕熊 Ursus arctos L. 胆囊内的干燥胆汁,又名狗熊胆、黑瞎子胆等。始载于《新修本草》。

【性味归经】 苦,寒。归肝、胆、心经。

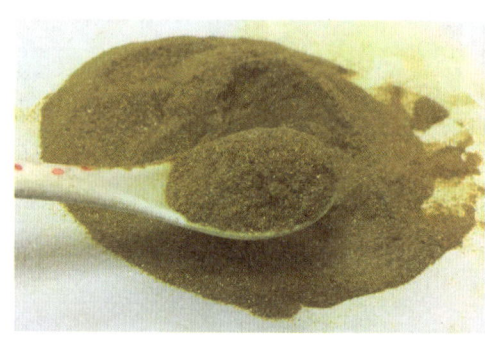
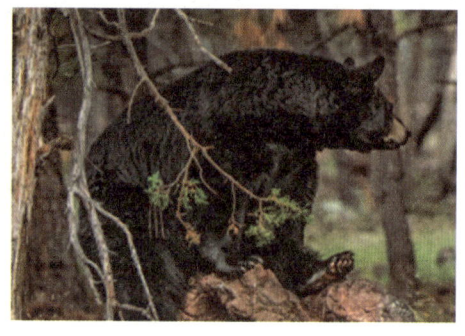

【传说故事】 关于熊胆,在民间一直流传着这样一个传说。

很久以前,山上住着一只黑熊,修炼成了熊精。这个熊精非常好色,那圆溜溜的眼睛,一看到美女就色眯眯地发光。熊精经常在傍晚时来到小镇上偷看女人洗澡,人们对它恨之入骨。但是熊精毕竟有法力,普通人哪是它的对手,所以也不敢动它一根汗毛。熊精便更加肆无忌惮了,竟然在光天化日之下强抢民女。如来佛祖知道后非常生气,便将熊精的法力封印在它的胆囊里。法力被封印了的熊精视力变得极差,再也不能偷看别人洗澡了。同时,一些人为了得到法力,想方设法得到熊胆,甚至杀害黑熊。黑熊为了躲避人们的捕猎,多在晚上出来活动,并且还常常用后腿站立,模仿人类,以此蒙蔽众人。得到了熊胆的人并没有如愿得到法力,却发现熊胆具有很好的清热解毒、息风止痉、清肝明目的功效,可用于治疗热极生风、热毒疮疡、目赤翳障等疾病,所以熊胆就作为一味清热解毒药被人们使用了。

【功效应用】 清热解毒，息风止痉，清肝明目。用于小儿热盛惊风，癫痫，抽搐，黄疸；外用治痈肿，痔疮，目赤云翳。

16. 四季青

【药材来源】 四季青为冬青科植物冬青 *Ilex chinensis* Sims. 的干燥叶，又名红冬青、大叶冬青、油叶树、树顶子等。始载于《本草拾遗》。

【性味归经】 苦、涩，凉。归肺、大肠、膀胱经。

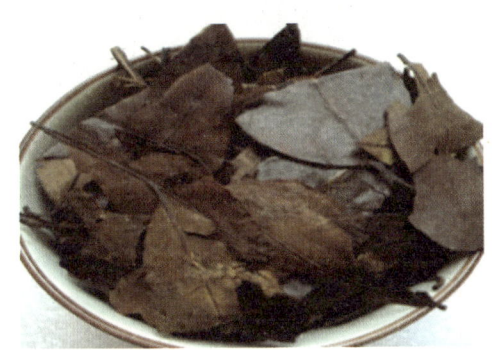 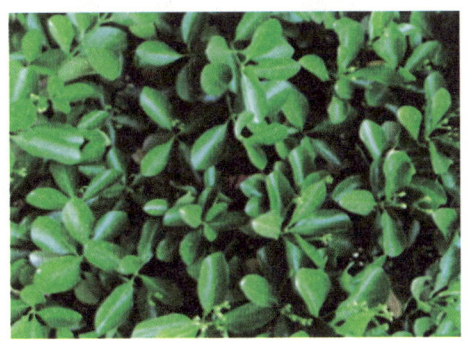

【传说故事】 四季青的别名为"冬青"。民间有一个与冬青有关的故事。

有个秀才，精于文章，兼通医理。他为人善良，常常为贫苦民众免费看病。

一年夏天，村里有一户穷苦人家的小孩生病了，不停地咳嗽，喉咙肿痛。秀才知道后，就来到这家为孩子看病。问过病情，看过舌脉后，他认为孩子是肺热导致的咳嗽。看到这家不远处有一棵冬青，于是就摘了一些冬青的叶子，告诉孩子的父母，用这些叶子煎水给孩子喝。不到五天的时间，孩子的病就好了。人们很好奇，秀才是怎么知道冬青有这样的功效的？以前没有人这样用过呀。秀才微笑着说道："严寒的冬天，其他树的叶子早已凋落，唯独冬青的树叶依然青翠。经历了整整一个冬季，定是吸收了不少寒气。这孩子是肺热导致的咳嗽，阴阳互制，所以用冬青来治疗会有效。"秀才用药不拘泥于古方，效果神奇，常常不花一分一文钱就治好了病。

【功效应用】 清热解毒，消肿祛瘀。用于肺热咳嗽，咽喉肿痛，痢疾，胁痛，热淋；外治烧烫伤，皮肤溃疡。

17. 山豆根

【药材来源】 山豆根为豆科植物越南槐 *Sophora tonkinensis* Gagnep. 的干燥根及茎，又名广豆根。始载于《开宝本草》。

【性味归经】 苦，寒；有毒。归肺、胃经。

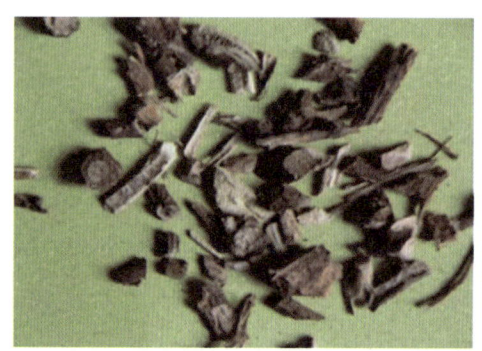 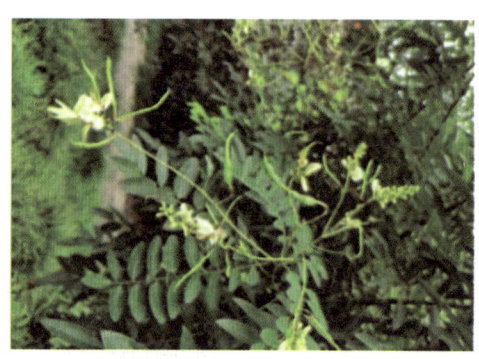

【传说故事】 相传，一天，李时珍采药来到广西。当地持续的高热天气使他感到不适，咽喉疼痛，不能言语。他心急如焚，不能说话，也就意味着他不能向百姓和药农询问药材的作用和功效了。

这天，他继续上山寻找和记录所见到的药材。当看到一株似槐非槐的植物时，他便心生疑惑：这株植物与他平时见到的槐树很像，仔细分辨却有所不同。他在记录时举棋不定。此时，他遇到一位在山中采药的药农，便上前询问。由于咽喉疼痛，不能言语，他几乎无法与药农交流，只能干着急。药农看到他着急的表情，又看了看他的咽喉，便将这株植物连根拔起，将根洗净，用刀切下一片让他含着。不大一会儿，他便觉得嗓子好多了，也能言语了，这让他高兴万分。他立即向药农询问这植物叫什么名字。药农告诉他，这药苗蔓如豆，八月采根用，当地人都叫它"山豆根"，用来治疗喉痈、喉风、喉痹、牙龈肿痛等。于是，李时珍便将这药的详细产地和功用记录了下来。

【功效应用】 清热解毒，消肿利咽。用于火毒蕴结，乳蛾喉痹，咽喉肿痛，齿龈肿痛，口舌生疮。

18. 马勃

【药材来源】 马勃为灰包科真菌脱皮马勃 *Lasiosphaera fenzlii* Reich.、大马勃 *Calvatia gigantea*（Batsch.ex Pers.）Lloyd 或紫色马勃 *Calvatia*（Mont.et Berk.）*lilacina* Lloyd. 的干燥子实体，又名灰包、马粪包等。始载于《名医别录》。

【性味归经】 辛，平。归肺经。

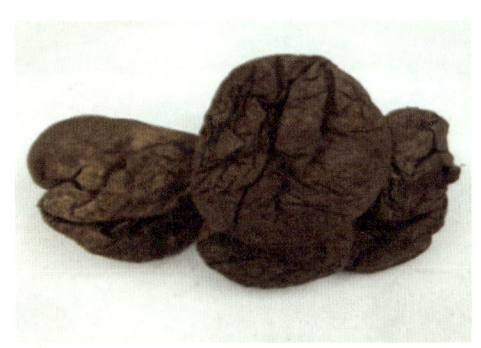 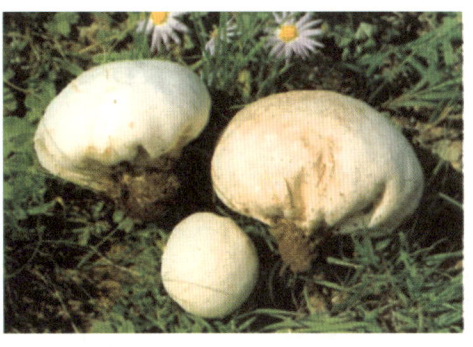

【传说故事】 相传，马勃是个放猪娃。一年夏天，马勃和几个孩子到荒山上割草。有个孩子不小心，腿肚子被树枝划破了，鲜血直流。那孩子疼得直哭，别的孩子也吓慌了。

马勃说："别哭，你把伤口按住，等我给你止血。"

他在山坡上东转西转，找到一个灰褐色的包一样的东西。马勃把灰包往那孩子的伤口上一按，然后用布条扎紧，把他背回了家。

过了三天，那孩子揭开一看，伤口没化脓，而且还长出了嫩肉。又过了两天，伤口全好了。

人们问马勃："你小小年纪，怎么知道那东西止血的？"

"你们看！"马勃卷起裤腿，露出一道伤疤，这就是大灰包治好的。

"谁教你的？"

"我自己。"马勃说，"有一回在山上砍柴，一不留神，腿被刀砍了，血流不止，疼得我直冒汗。正在这时，我看见身边有个大灰包，急忙用它按住伤口，当时就止住了血。过了几天，伤口就长好了。后来，不管手划破了，还是脸碰破了皮，我都去找大灰包来止血。"

此后，人们凡是受了外伤都去找马勃，找不到马勃，就到山上找大灰包。日子一长，"马勃"便成了大灰包的名字。

原来大灰包就是灰包科马勃菌的子实体，幼嫩的时候是球形的，成熟干燥后成为灰褐色的灰包。人们渐渐发现，它不但可以止血，还能清利咽喉、散瘀消肿。由于它的用途越来越多，后来就成了一味有名的中药。

【功效应用】 清肺利咽，止血。用于风热郁肺咽痛，音哑，咳嗽；外治鼻衄，创伤出血。

19. 白头翁

【药材来源】 白头翁为毛茛科植物白头翁 *Pulsatilla chinensis*（Bge.）Regel 的干燥根，又名毛姑朵花、老婆子花、老公花、老翁花、奈何草等。始载于《神农本草经》，列为下品。

【性味归经】 苦，寒。归胃、大肠经。

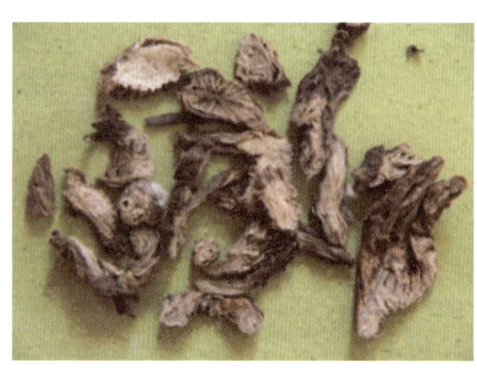
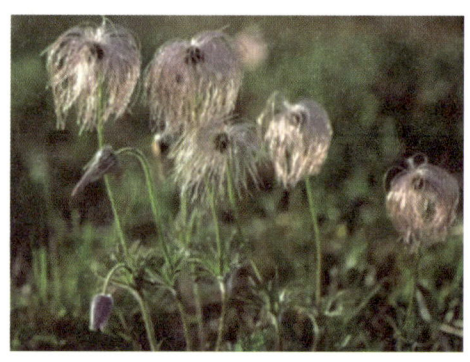

【传说故事】 相传，秦朝有个叫王商的年轻人，因吃了一碗馊饭闹肚子，一阵一阵地疼，疼得直冒汗。他忍着疼，捧着肚子去找医生。恰巧医生被别人请去了，年轻人只好回家。返回的路上，他的肚子更疼了，疼得他肠如刀绞、动弹不得，只好躺在地上。

这时，一位白发老人拄着拐杖走来，问："你怎么睡在这儿呀，小伙子？"

年轻人答道："我正在闹肚子，疼得不行了！"

"怎么不去看医生？"

"医生不在家呀。"

"那就找点药吃啊！"

"去哪里找啊？"

"嘿，你身边不就有治闹肚子的药吗？"

"在哪儿？"年轻人急问。

老人用拐杖指着路边一株果实上长着白毛的草，说："这东西的根就是药。你挖回去煎汤，只要连吃三剂就好。"

"真的吗？"

"你看，我都这么一大把年纪了，还能说瞎话吗？告诉你吧，这是我家独传的秘方，就借你的嘴传给世人吧。"老人说完，转身走了。

年轻人还是半信半疑。过了一会，他觉得肚子好受些了，就挖了几棵果实上长着白毛的野草回家了。

到了家，他并没有煎汤喝。可是到了下半夜，肚子又开始疼了，拉肚子的次数也增多了。年轻人实在受不住了，只好试试老人的办法。他把那些野草的根洗干净，切成片后煎成汤。这天晚上，他喝了一剂。第二天早晨，又喝了一剂。到第三天，肚子竟不疼了，也不拉肚子了，年轻人十分高兴。

后来，邻居中有人得了痢疾，年轻人就扛上铁锹，到村外荒地里去挖这种药草。他挖了一篮子回来，送给病人，病人吃过后就好了。

人们问年轻人："你什么时候学会医道了？"

年轻人便对大家讲述了老人传授药方的故事。

人们又问："哪儿的老人？"

"我忘问了。"

"这叫什么药草呢？"

"老人没说。"

年轻人十分后悔。又过了几天，他来到上次碰见老人的地方，想找到老人当面致谢。可是，怎么也打听不出那位老人的下落。大伙都说："没有见过这么一位老先生啊！"年轻人很失望，他坐在与老人相遇的地方发愣。这时,他看见土埂上有一株长满白毛的药草,正随风轻轻摇动。那长着白毛的药草多像一位白发老人啊!年轻人惊叫道:"哎呀,那位老人怕是南极仙翁显圣,他是来亲传秘方来了吧!对,不能让后辈忘记这位传药的老人,这种药草就叫'白头翁'吧。"

【功效应用】 清热解毒,凉血止痢。用于热毒血痢,阴痒带下。

20. 马齿苋

【药材来源】 马齿苋为马齿苋科植物马齿苋 Portulaca oleracea L. 的干燥地上部分,又名马齿菜、马苋菜、猪母菜、瓜子菜、长寿菜、马蛇子菜、五行草等。始载于《本草经集注》。

【性味归经】 酸,寒。归肝、大肠经。

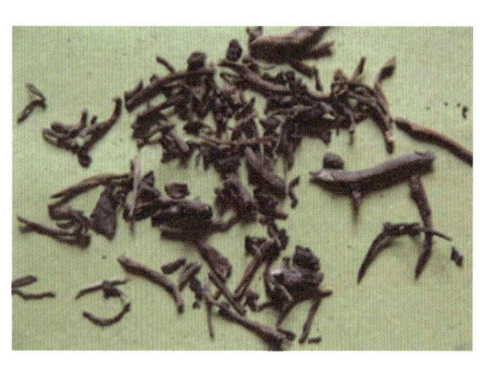
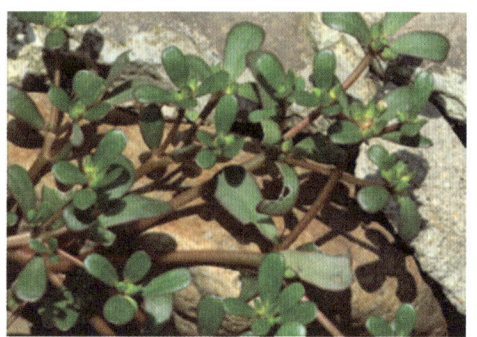

【传说故事】 在数量众多的野菜中,马齿苋是比较平凡的一种,不管是在田野还是路旁、溪畔,都可以见到它的踪迹,所以以前人们称它为"无行草"。那么,此草后来为什么又叫"马齿苋"呢?有这样一个故事。

明朝崇祯年间,河北晋州张家庄有个姓李的老婆婆,她有三个儿子。老大、老二都已成家,大媳妇是个富户人家的女儿,好吃懒做,心肠歹毒;二媳妇是一个穷苦人家的女儿,勤快老实,心地善良。老三才16岁,还没娶媳妇。正好,山西有个要饭的叫花子,带着一个15岁的女儿,逃荒来到张家庄。李婆婆见叫花子的女儿长得俊秀,就花了些银子买了她,做了老三的童养媳。

童养媳到家后,大嫂觉得她是叫花子的女儿,娘家没人,好欺负,就挑唆婆婆，不让童养媳吃饱睡好，还逼她下地干活。有一次，童养媳因肚子饿了，没力气干活，锄谷子时不小心把谷苗锄掉了。大嫂知道后告诉了婆婆。婆婆就拿起皮鞭把童养媳毒打了一顿，直打得她遍体鳞伤才住手。童养媳一瘸一拐地回到自己的房间。二嫂闻讯后，对她的处境十分同情，就偷偷买了些中草药，给童养媳治伤。童养媳伤愈后，将二嫂的恩情牢记在心里。

这年秋天，天气炎热多雨，张家庄痢疾大流行，死了很多人。童养媳因吃不饱，身体虚弱，也得了痢疾。大嫂怕自己被传染，就在婆婆耳边吹风，把童养媳赶到菜园里的茅屋去住，也不让人给她送饭。

童养媳身患痢疾，家里人又不把她当人看，觉得走投无路，便要投井自尽。多亏好心的二嫂及时赶到，耐心劝说，还带来不少稀饭让她吃，才打消了她轻生的念头。大嫂知道二嫂给童养媳送饭的消息后，心里十分恼火，便急忙告诉婆婆。婆婆把二媳妇叫到跟前，训斥了一顿，还声称："你再去送饭，就打断你的腿！"从此二嫂再也不敢去送饭了。童养媳在菜园里，一连三天没有吃一点儿东西，饿极了，菜园里有些能吃的蔬菜，但她害怕婆婆，不敢吃，只好在菜地边挖些野菜吃。说也奇怪，两三天后她的痢疾竟好了。

五天后，童养媳返回家中。一进门，便被眼前的景象吓了一跳，只见未婚夫披麻戴孝，悲痛不已。他说："咱妈、大哥、大嫂全得痢疾死了。二嫂也得了痢疾，卧床不起了……"童养媳听后灵机一动，心想：莫非我的病是那种野菜治好的？她急忙跑回菜园，拔了些野菜给二嫂吃。果然，几天后，二嫂的病也好了。

村里的人知道童养媳治好了二嫂的病，纷纷向她来求教。她拔了几棵野菜让人们看，这野菜正是无行草。因为无行草很难辨认，许多人采错，痢疾还在蔓延。童养媳就想了个办法，她把乡亲们都叫来，说："你们看，它的叶片多像马的牙齿，咱们就叫它'马齿苋'吧！"乡亲们知道了无行草的特征，便非常容易地找到了药草，人们的痢疾也都治好了。乡亲们为了感谢童养媳，就按照她给起的名字，把"无行草"改叫"马齿苋"了。

【功效应用】　清热解毒，凉血止血，止痢。用于热毒血痢，痈肿疔疮，湿疹，丹毒，蛇虫咬伤，便血，痔血，崩漏下血。

21. 鸦胆子

【药材来源】 鸦胆子为苦木科植物鸦胆子 Brucea javanica（L.）Merr. 的干燥成熟果实，又名老鸦胆、鸦胆、苦榛子、苦参子、鸦蛋子、鸭蛋子、鸭胆子、解苦楝、小苦楝等。始载于《本草纲目拾遗》。

【性味归经】 苦，寒；有小毒。归大肠、肝经。

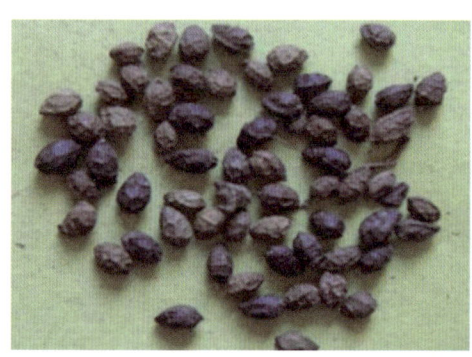
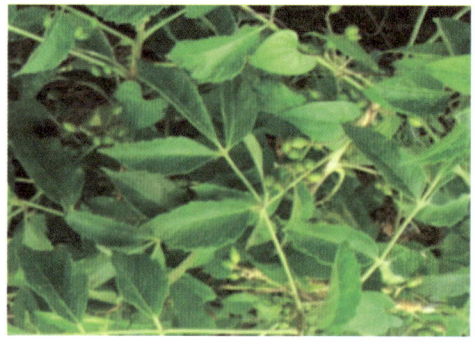

【传说故事】 鸦胆子因大小和形状似鸭子的胆囊，故名。关于鸦胆子，有这样一个故事。

从前，有一个养鸭的农民，每次杀鸭子卖肉时，不舍得丢弃鸭子的胆囊，就将其放在窗台上晒干，等饥荒年食用。

有一年，天大旱，庄稼颗粒无收，当地农民只能靠挖草根、摘野果度日。鸭农的妻子也每天到田地里挖些草根、摘些野果来充饥。一部分采来的东西吃不完，就晒在窗台上，等以后挖不到东西时再吃。

冬天到了，人们食不果腹，但仍然忍着冻，在外面寻找食物。由于天气寒冷，很多人得了痢疾，鸭农和妻子也不例外。由于肚子疼，就没出去挖草根、摘野果。鸭农想到自己还有一些不舍得丢弃的鸭胆，能应几天急，就让妻子取了那些胆囊熬汤喝。由于外面下着雪，妻子没有看清，把野果误以为是胆囊，结果就用野果熬汤喝了。一家人食用后，出现了呕吐。幸好东西不多，吃得少，没有出人命。鸭农觉得妻子做的东西有点可疑，就起床查看了窗台上的鸭胆，发现还在，就问妻子是用什么做的汤。妻子这才发现，前些日子采的野果没有了，听人们说这些野果有毒，不能吃，于是就没有吃，晒在了窗台上。得知此事后，为了防止中毒，一家人大量喝水。

说来也巧，第二天，全家人的痢疾好了。他们想：是不是与昨天误食了有毒的野果有关？他们就摘来有毒的野果让村民们吃，结果村民们的病都好了，于是这种野果就成了治疗痢疾的良药。

人们问这种野果长什么样子，叫什么名字，鸭农妻子说："就像鸭子胆囊，不知道叫什么。"后来大家就叫它"鸦胆子"了。

【功效应用】　清热解毒，截疟，止痢；外用腐蚀赘疣。用于痢疾，疟疾；外治赘疣，鸡眼。

22. 蒲公英

【药材来源】　蒲公英为菊科植物蒲公英 *Taraxacum mongolicum* Hand.-Mazz.、碱地蒲公英 *Taraxacum borealisinense* Kitam. 或同属数种植物的干燥全草，又名黄花地丁、婆婆丁、婆补丁、黄花草等。始载于《新修本草》。

【性味归经】　苦、甘，寒。归肝、胃经。

【传说故事】　相传，从前，村里有户人家，家里有个女儿，名叫公英。一家人过着平静而幸福的生活。可有一天，不幸从天而降，公英得了一种难以启齿的疾病——乳痈。她羞辱难忍，遂投河自杀。河的下游住着一位以打鱼为生的老人，公英被老人救起。得知公英的不幸遭遇后，老人就到田野里找来一种开黄花的药草，让其内服外敷。

没过几天，公英的病就好了。公英非常感激老人的救命之恩，遂认老

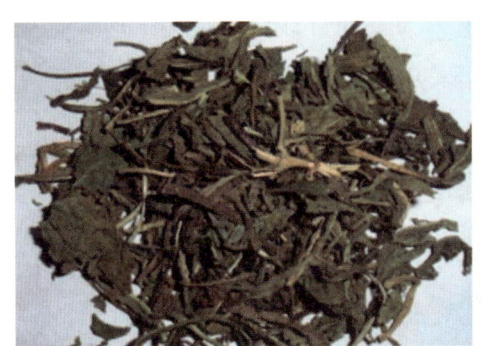
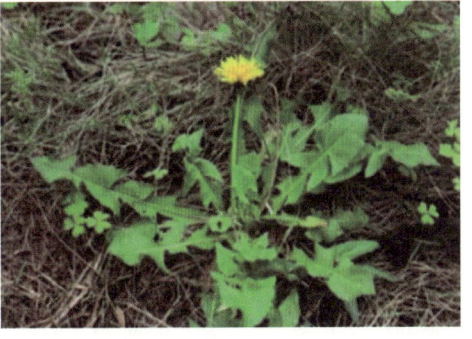

人为义父。因老人姓蒲,故公英自称蒲公英。

后来,乡亲们用这种药草治疗疮痈肿毒,取得了满意的疗效,因此亲切地称之为"蒲公英"或"公英"。

【功效应用】 清热解毒,消肿消结,利尿通淋。用于疔疮肿毒,乳痈,瘰疬,目赤,咽痛,肺痈,肠痈,湿热黄疸,热淋涩痛。

23. 鱼腥草

【药材来源】 鱼腥草为三白草科植物蕺菜 Houttuynia cordata Thunb. 的新鲜全草或干燥地上部分,又名鸡心草、鸡药草、鸡虱草、侧耳根、狗贴耳、蕺菜、臭菜、臭草等。始载于《名医别录》。

【性味归经】 辛,微寒。归肺经。

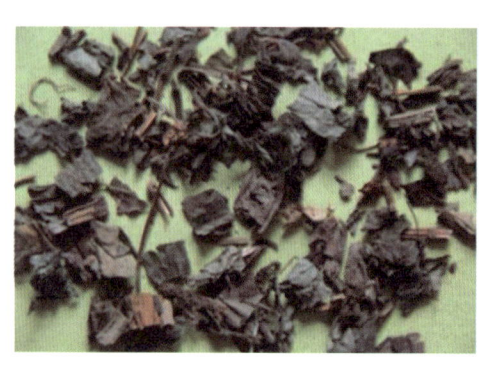
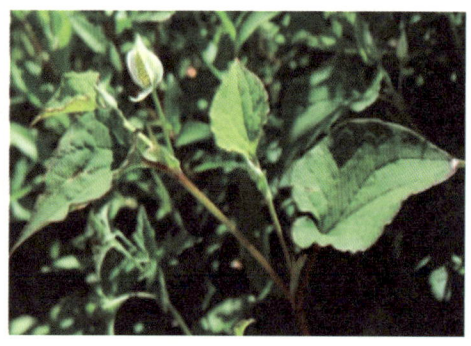

【传说故事】 传说,春秋时期,浙江绍兴地区是越国的地界。当年越王勾践做了吴王夫差的俘虏,他忍辱负重百般讨好夫差,方被放回越国。回国后勾践卧薪尝胆,发誓一定要使越国强大起来。勾践回国的第一年,越国碰上了罕见的荒年,百姓无粮可吃。为了和百姓共渡难关,勾践翻山越岭亲自寻找可以食用的野菜。在尝野菜中毒三次后,勾践终于发现了一种可以食用的野菜,这种野菜生长能力极强,像韭菜一样,割了又长,生生不息。于是,越国上下靠着这种野菜渡过了难关。因为这种野菜有鱼腥味,勾践便将其命名为"鱼腥草"。

【功效应用】 清热解毒,消痈排脓,利尿通淋。用于肺痈吐脓,痰热喘咳,热痢,热淋,痈肿疮毒。

24. 紫花地丁

【药材来源】　紫花地丁为堇菜科植物紫花地丁 *Viola yedoensis* Makino 的干燥全草，又名地丁、苦地丁、野堇菜、光瓣堇菜等。始载于《本草纲目》。

【性味归经】　苦、辛，寒。归心、肝经。

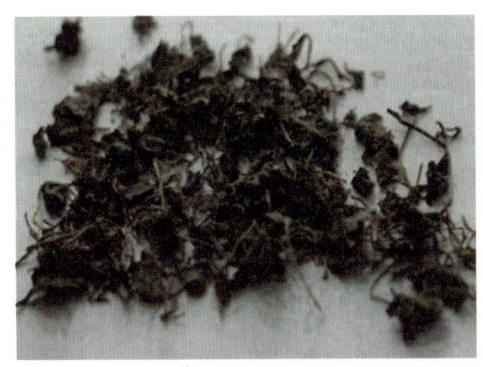 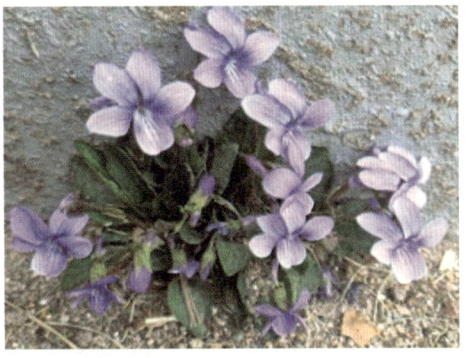

【传说故事】　从前，有两个乞丐，常结伴在村里讨饭，日久天长，两个人结下了深厚的友谊，结拜为兄弟。他们白天讨饭，夜晚同宿于破庙中。

一天，弟弟的手指突然长了疔疮，疼痛难忍。哥哥心急如焚，心想：若不及时医治，手指恐怕要烂掉。于是，他带着弟弟前去寻医问药。

离他们住的地方不远处有一家叫"济生堂"的药铺，既治病又卖药，药铺里有一种自制的治疗疔疮的外用药。老板见是两个乞丐，就以先拿五两银子才卖药为借口，将他们拒之门外。兄弟俩只好离开东阳镇。

他们来到一个山坡上，弟弟疼得实在受不了了。这时，太阳快落山了，霞光照在山坡上，一种紫色花格外耀眼。哥哥顺手掐了几朵放在嘴里嚼了嚼，觉得苦丝丝的，便又吐在手心里。此时弟弟的手指火烧火燎地难受，哥哥将刚吐出来的花瓣按在弟弟的手指上。过了一会儿，弟弟的手指觉得凉凉的，舒坦多了。又过了一个时辰，弟弟的手指竟然不疼了。

他们又采了一些紫花带回庙中捣烂糊在弟弟的手指上，并将紫色花熬水服下，弟弟安稳地睡了一夜。第二天早晨，手指不肿了，也不疼了。两天后，疔疮竟奇迹般地好了。

因为这种草秸秆笔直，像铁钉一样，顶头开几朵紫花，两个乞丐便将其取名为"紫花地丁"。

【功效应用】 清热解毒，凉血消肿。用于疔疮肿毒，痈疽发背，丹毒，毒蛇咬伤。

25. 大血藤

【药材来源】 大血藤为木通科植物大血藤 Sargentodoxa cuneata (Oliv.) Rehd.et Wils.的干燥藤茎，又名血藤、红皮藤、红藤、赤沙藤、活血藤、血通、血木通等。始载于《本草图经》。

【性味归经】 苦，平。归大肠、肝经。

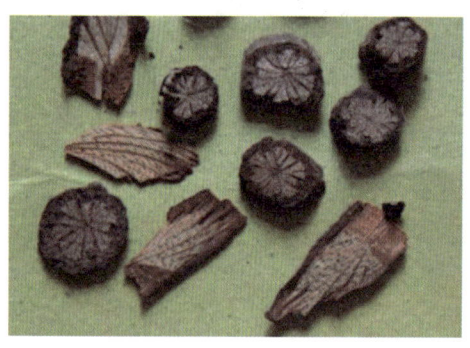
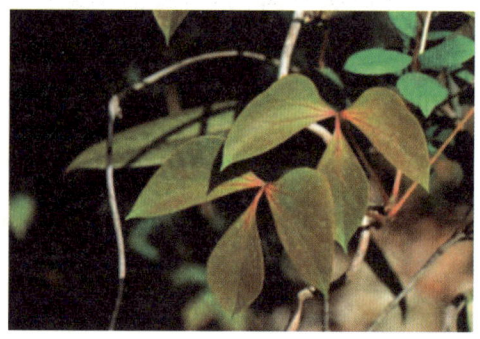

【传说故事】 深山老林中长着一种红褐色的藤茎，古称"赤藤"，今称"红藤"。如果用砍刀一砍，它会流出像血液似的红色汁液，所以民间又称之为"大血藤"。

传说，明朝时有个山村，村里有个村民叫赵子山，爱狩猎，又嗜酒成性，每天吃生肉、饮酒，久而久之患上了绦虫病，经常肚子疼，有时排便时还会解出寸白虫。他求医问诊，医生让其戒酒且少吃肉，但他难下决心，因而病也就迟迟没有治好。

一次，他上山狩猎，还随身带着酒，结果贪杯喝醉了，一直睡到日落西山才醒来。醒来后见天色已晚，就索性住在了一座破庙里。他在庙里又自斟自饮起来，喝尽兴了，便倒在一张破草席上睡着了。

半夜醒来，他口渴得厉害，起床找水喝，但找了好久都没有找到水。在明亮的月光下，他突然发现了一个马棚，走进去，见里面有口大瓮，瓮里的水清澈见底。他便掬起水大口大口地喝起来，只觉水甘如饴，清凉爽口。

第二天早上醒来，他竟解出许多死了的寸白虫，肚子里仿佛也舒畅多了。他觉得奇怪，是什么驱出了自己肚子里的虫子？莫非是因为夜里喝的那些水？于是他去马棚里察看，发现瓮里的水呈暗红色，是寺庙里的僧人编织草鞋所用的用红藤浸过的水。

此后，他腹痛的毛病再也没犯过，大便时也没有解出过虫子。

【功效应用】 清热解毒，活血，祛风止痛。用于肠痈腹痛，热毒疮疡，经闭，痛经，跌扑肿痛，风湿痹痛。

26. 漏芦

【药材来源】 漏芦为菊科植物祁州漏芦 *Rhaponticum uniflorum*（L.）DC. 的干燥根，又名狼头花、野兰、鬼油麻等。始载于《神农本草经》，列为上品。

【性味归经】 苦，寒。归胃经。

【传说故事】 相传，东北松花江畔住着一位女大夫。她不仅医术高明，而且心地善良，经常给松花江两岸的百姓免费送药治病，深得百姓的爱戴。

一日，女大夫在上山采药的途中，遇到一位妇女。女大夫看到患者表情痛苦，便主动上前询问。询问后得知，这位妇女刚刚做了母亲，由于乳汁排出不畅通，得了乳痈。她的孩子由于没有母乳可吃，饿得面黄肌瘦。

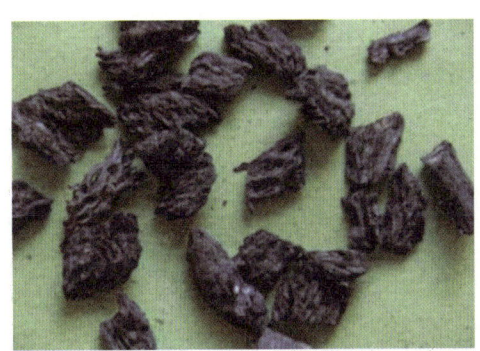
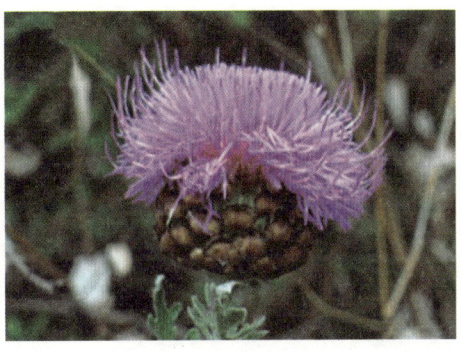

女大夫知道,如果不赶紧将这位妇女的乳痈治好,那么她的小孩就会有生命危险。她看了看刚采的药,没有发现能治乳痈的药。这时,她看到路边有一种开着紫色花的植物,正是治疗乳痈的药,便将这种草连根捣烂敷在妇女的患处,嘱咐其回去按照她的方法将这种草外敷并煮水喝。

没过几日,这位妇女的乳痈就好了,而且乳汁也通畅了,奶水比以前多了。女大夫得知这种草有治疗乳痈和通乳的功效,欣喜若狂。

此后,凡是遇到患乳痈病人,她便用这种药草来治疗,效果很好,便将其称为"漏乳"。后人觉得这个名字不雅,便改叫"漏芦"。

【功效应用】 清热解毒,消痈,下乳,舒经通脉。用于乳痈肿痛,痈疽发背,瘰疬疮毒,乳汁不通,湿痹拘挛。

27. 半边莲

【药材来源】 半边莲为桔梗科植物半边莲 Lobelia chinensis Lour. 的干燥全草,又名瓜仁草、急解索、细米草等。始载于《本草纲目》。

【性味归经】 辛,平。归心、小肠、肺经。

【传说故事】 在江南田野常可见一种小草,它开着浅紫色的小花,花形就像半边莲花似的,所以人们叫它"半边莲"。

相传,观音从普陀紫竹林到寿昌大慈岩,途中经过蓝溪砚山脚下的一个村庄,听见有凄惨的哭泣声。她看见一间茅舍里几个小孩扑在母亲身上大哭。原来是母亲被毒蛇咬伤,已昏迷不醒。观音便从莲座上摘下一朵莲花,将半朵莲花碾碎涂抹在孩子母亲的伤口处。没过多久,伤口便流出了

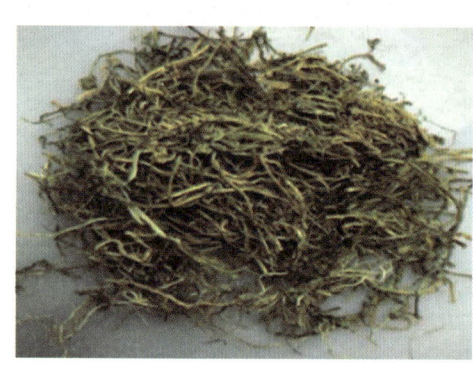
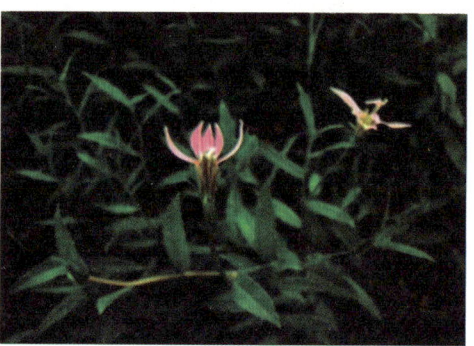

许多毒汁,病人也苏醒了过来。观音临走时,还把剩下的半朵莲花留给病人,不料,一阵暴风骤雨之后,这半朵莲花竟在田野扎下根来。人们就叫它"半边莲"。

【功效应用】 清热解毒,利水消肿。用于痈肿疔疮,蛇虫咬伤,膨胀水肿,湿热黄疸,湿疹湿疮。

28. 白蔹

【药材来源】 白蔹为葡萄科植物白蔹 *Ampelopsis japonica*(Thunb.)Makino 的干燥块根,又名山地瓜、野红薯、山葡萄秧、白根、五爪藤、菟核等。始载于《神农本草经》,列为下品。

【性味归经】 苦,微寒。归心、胃经。

【传说故事】 传说,很久以前,一个县太爷有个漂亮的女儿,他看到女儿长得美若天仙,心想:说不定将来还能被选进宫当妃子,到时候就飞黄腾达了。想到以后要靠女儿过好日子,他更加疼爱女儿了。女儿一天天长大,也一天比一天漂亮,这可把县太爷高兴坏了。

县太爷的女儿从小怕猫。有一天,大家正在沏茶喝的时候,不知哪来的一只野猫跳进屋里来,把她吓坏了。她在慌乱之中打翻了茶壶,里面的开水溅到了脸上,把一边脸烫伤了,又红又肿。这可如何是好?脸都毁容了,女儿伤心欲绝,县太爷也是心急如焚,赶忙叫人去请大夫,派人去抓那只该死的野猫。

大夫看了看小姐的伤势,说道:"贵千金的烫伤并不算严重,只要外

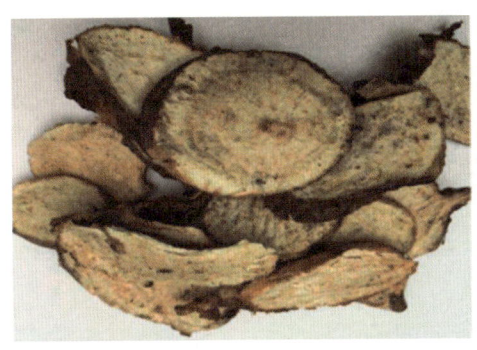
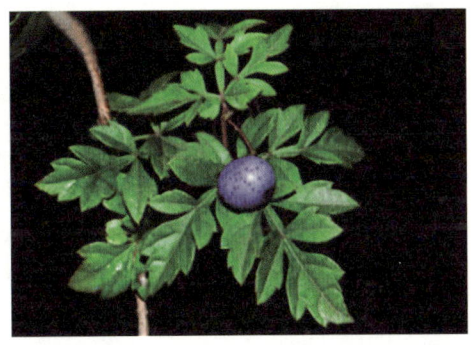

用一种叫猫儿卵的药就可以痊愈。"

一听到有"猫"字，小姐不由自主地颤抖了一下，惊恐地望着窗外野猫逃去的方向，说什么也不肯用这种药。

"我家女儿自幼怕猫，如今又因为一只野猫受惊致伤，恐怕女儿心里的阴霾更加重了，只怕是不会接受这猫儿卵了，还有其他办法吗？"县太爷说。

大夫想了想，说："这样啊，那就用另外一种叫'白脸'的中药吧，这种药治疗烫伤也有很好的效果，并且还有美白的效果。"

县太爷高兴地说："这样最好了，劳烦你了，真是十分感谢。要是我女儿的脸治好了，定要重赏你。"

于是，县太爷按照大夫的交代，为女儿用了叫作"白脸"的草药。不出10天，县太爷女儿的烫伤就治好了，大夫自然也得到了县太爷的重赏。

其实，这味叫"白脸"的草药就是人们所说的"猫儿卵"，只不过大夫为了说服县太爷女儿用药说了它的别名而已。人们也觉得"白脸"比"猫儿卵"好听且吉利，就把这种草药叫作"白脸"了。后来，为了说明这是一种草的名字，就改成了"白蔹"。

【功效应用】　清热解毒，消痈散结，敛疮生肌。用于痈疽发背，疔疮，瘰疬，烧烫伤。

29. 雪药

【药材来源】　雪药为荨麻科植物毛花点草 *Nanocnide lobata* Wedd. 的干燥全草，又名波斯草、小九龙盘、毛叶冷水花、红细草、遍地红、透骨消、连钱草苎麻等。始载于《全国中草药汇编》。

【性味归经】　苦，凉。归肺、肝经。

【传说故事】　传说，从前，有个财主膝下唯有一女，名叫雪儿。财主对女儿娇生惯养，捧在手里怕摔了，含在嘴里怕化了，要星星不敢给月亮。

有一年中秋节，中国有贡月的传统。她就问父母为什么有了好吃的要先给月亮吃。父母就向她讲述了嫦娥奔月的故事。她也嚷着要到月亮上去和嫦娥姐姐做伴。父母好说歹说她都听不进去，认为是父母不满足她的心

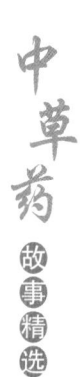

愿，一气之下就离家出走了。

财主派家丁到处寻找。雪儿其实听到了家丁的吆喝声，只是她有意躲避。家丁一连找了几天也没有找到。这时，她也不知道自己来到了什么地方，想回家，却找不到回家的路了。

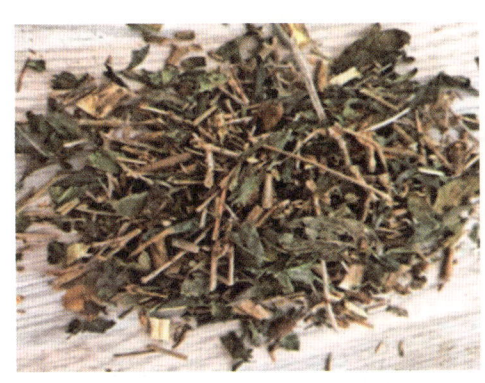 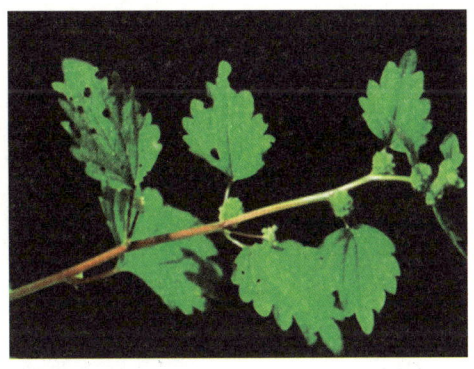

秋天雨露多，雪儿风餐露宿，她的身上长了痱子，奇痒无比。她走得精疲力竭了，就坐在一棵树下歇息。忽然她看到旁边有一片水塘，水边长满了开着白色小花的草，叶子又嫩又绿。此时她饥肠辘辘，于是就把这些小花放在嘴里尝了尝，有点苦，也有一点清凉，她便继续吃了起来。吃饱后，她不忘多采一些，准备在路上吃。

两天后，她找到了回家的路。其实她离家不远，但由于迷了路，就在路上耽误了两天。到家后她泪流满面，一脸委屈地向父母诉苦，说自己身上长了痱子。母亲着急地带着雪儿到房间查看。奇怪的是，痱子竟然好了，雪儿也觉得自己身上不痒了。但是家人还是不放心，又叫来了郎中。郎中问雪儿最近吃了哪些药，雪儿让郎中看了采来的小草。郎中也不认识这种药草，便说："这药是雪儿发现的，就叫'雪药'吧！"

【功效应用】 清热解毒，消肿散结，止血。用于烧烫伤，疮疖，痱子。

30. 生地黄

【药材来源】 生地黄为玄参科植物地黄 Rehmannia glutinosa Libosch. 的新鲜或干燥块根，又名地黄、生地、地髓、原生地、干生地、苄、岜、牛奶子、婆婆奶、野地黄、酒壶花、山烟根等。始载于《神农本草经》，列为上品。

【性味归经】 甘，寒。归心、肝、肾经。

【传说故事】 传说，在古代，有一年黄河中下游瘟疫流行，无数百姓失去生命。一位县太爷来到神农山药王庙祈求神佑，得到了一株根状的草药，送药人将此药称为"地皇"，并告诉他神农山北草洼处有许多这种药。县太爷就命人上山采挖，解救了百姓。瘟疫过后，百姓把它引种到自家农田里。因为它的颜色发黄，百姓便把"地皇"叫成"地黄"了。

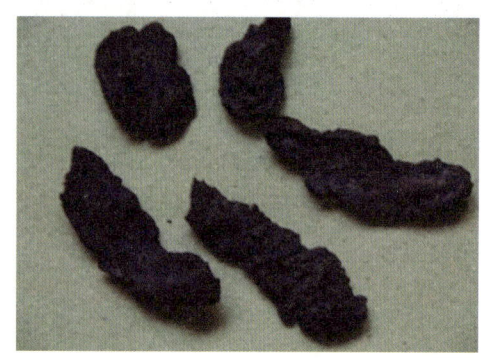 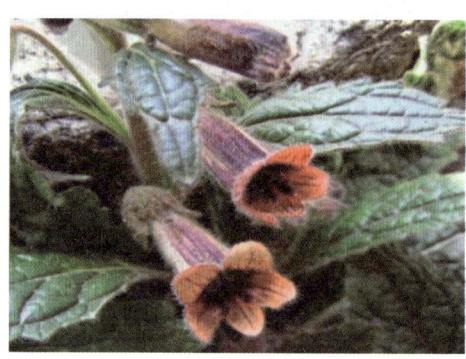

【功效应用】 清热凉血，养阴生津。用于热入营血，温毒发斑，吐血衄血，热病伤阴，舌绛烦渴，津伤便秘，阴虚内热，骨蒸劳热，内热消渴。

31. 赤芍

【药材来源】 赤芍为芍药科植物芍药 Paeonia lactiflora Pall 或川赤芍 Paeonia veitchii Lynch 的干燥根，又名山芍药、草芍药等。始载于《神农本草经》，列为中品。

【性味归经】 苦，微寒。归肝经。

【传说故事】 传说，三国时期，名医华佗发现了芍花具有药性，就将其命名为"芍药"，但不知道如何用。

妻子说："村头郑大嫂会用芍药根医治月经病，不少妇女都偷偷地去找她。"

华佗说："治妇科病是我的弱项。我明天就去向郑大嫂请教。"

华佗向郑大嫂请教后，得知用不同的加工方法可以将芍药根加工成白芍和赤芍。白芍可以医治一般的月经过多和较严重的崩漏；赤芍可以用来医治闭经，也能医治跌打损伤。白芍和赤芍的用量都是每剂三钱，煎汤服用。药量一般不要加大，以免加重肝脏负担。

之后华佗对白芍进行了深入的研究，得知白芍医治崩漏是通过养血实现止血功能的。他认为崩漏不是单纯的出血不止，而是血液里有了"病邪"，"病邪"使血液"妄行"（异常运行），所以首先应该把血液调养好，调养好了经血就会恢复正常，白芍这种药就具备良好的妇科方面的养血功能。

华佗后来被曹操杀害了，他撰写的部分医药著作也随之遗失了，但部分内容包括白芍和赤芍的加工方法以及功效等的记载通过他的学生流传了下来。

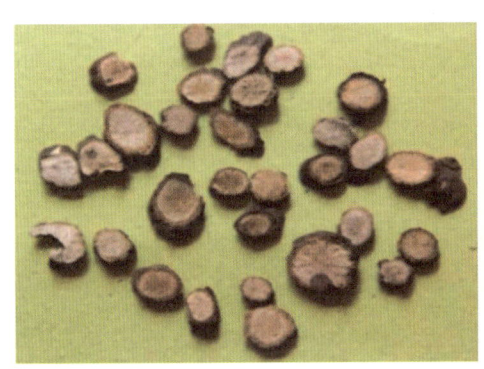 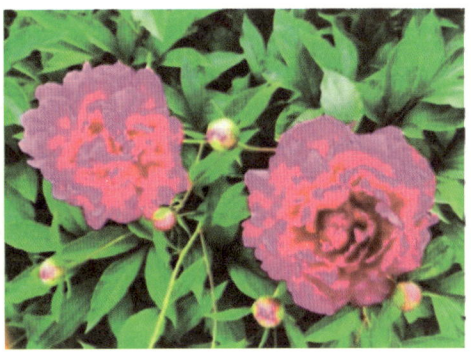

【功效应用】　清热凉血，散瘀止痛。用于热入营血，温毒发斑，吐血衄血，目赤肿痛，肝郁胁痛，经闭痛经，癥瘕腹痛，跌扑损伤，痈肿疮疡。

32. 青蒿

【药材来源】　青蒿为菊科植物黄花蒿 *Artemisia annua* L. 的干燥地上部分，又名草蒿、臭蒿、草青蒿、臭青蒿、细叶蒿等。始载于《神农本草经》，列为下品。

【性味归经】　苦、辛，寒。归肝、胆经。

【传说故事】　传说，叶天士是一位扶贫济困的医生。有一次，清朝皇上巡游南京时，不慎染上了疟疾，御医们用尽所有的办法依然无济于事。关键时刻，叶天士急中生智，用皇后手上戴的犀牛角镯子研墨，为皇上退烧。随后，他又到紫金山脚下采集青蒿，现场取汁给皇上服用，收到奇效。御医们虽然之前照本宣科地给皇上开了青蒿鳖甲汤的方子，却不知道青蒿的妙用所在。

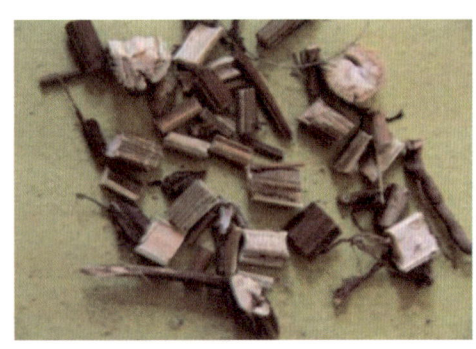 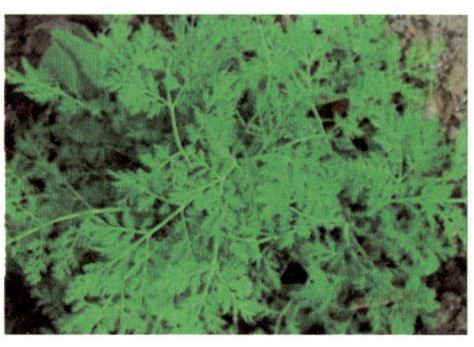

【功效应用】 清虚热，除骨蒸，解暑热，截疟，退黄。用于温邪伤阴，夜热早凉，阴虚发热，骨蒸劳热，暑邪发热，疟疾寒热，湿热黄疸。

33. 地骨皮

【药材来源】 地骨皮为茄科植物枸杞 Lycium chinensis Mill. 或宁夏枸杞 Lycium barbarum L. 的干燥根皮，又名杞根、地骨、地辅、地节、枸杞根、苟起根、枸杞根皮、山杞子根、甜齿牙根、红耳堕根、山枸杞根、狗奶子根皮、红榴根皮、狗地芽皮等。始载于《神农本草经》，列为上品。

【性味归经】 甘，寒。入肺、肝、肾经。

【传说故事】 传说，慈禧太后处理朝政，每天事务很多，宫廷内外之事十分繁杂，难免心烦恼怒。时间一长，阴虚潮热，胸闷憋气，很不高兴。

慈禧太后找太医院的太医来瞧病，可太医院的太医大都是胆小怕事、不求有功但求无过之人，给老佛爷用药都是慎之又慎。太医院给慈禧太后用了不少中药都不见效，当时也有西医西药，西药用后也不见效。

时间久了，这事就传开了。有一个小官是上书房行走，在与人聊天时说："我母亲当年在我们家乡就是得的这个病，用枸杞子树的根皮治好了。

先将挖出来的鲜树根用大木槌捶几下,再将里面的芯儿抽出来,剪短或剥下皮来熬水喝,就能治好老佛爷的病。"

这位上书房行走所说的话传到了慈禧太后的耳朵里,慈禧太后要召见他,这可把他吓得够呛。太后有旨:"你回去给我去取药。"他们家在浙江嘉善的一个名叫魏塘的小镇,他回到魏塘挑了好多整齐又好看的枸杞子树的根皮,带了回来,献给了慈禧太后。

慈禧太后喝完一剂之后,觉得很舒服,就叫身边的人把这个上书房行走叫来,问他这药叫什么名字。一听说老佛爷要问这药的名字,可把这位小官吓坏了,能实话实说吗?这是枸杞子的根皮,"枸"与"狗"同音。当时清政府正在大兴文字狱,一句话说不好,触犯了太后就没命了。他想:这可怎么办呀?他自己琢磨,以前有个故事:仙姑提杖追赶老头儿让他吃祖传的长生草果——枸杞子,枸杞子就是仙姑的化身,因此以前有人也把枸杞子根皮叫"地仙的骨皮"。于是他知道怎么回答慈禧太后了,"这是地仙的骨皮。"慈禧太后一听"地仙"这两个字,可是高兴坏了,说明自己与天地同在,连忙说了一声"好"。

此后,魏塘地仙骨皮(地骨皮)就成为河北安国、安徽亳州药材市场上的一味药材。

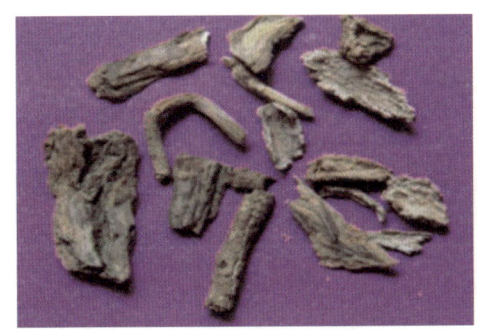 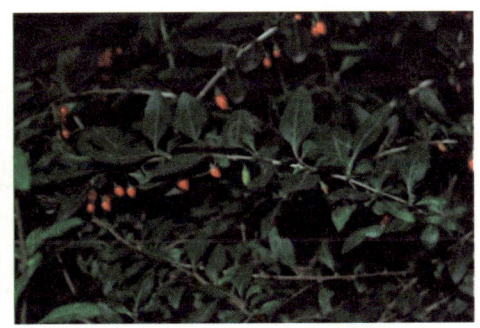

【功效应用】 凉血除蒸,清肺降火。用于阴虚潮热,骨蒸盗汗,肺热咳嗽,咯血,衄血,内热消渴。

34. 白薇

【药材来源】 白薇为萝藦科植物白薇 Cynanchum atratum Bge. 或蔓生白薇 Cynanchum versicolor Bge. 的干燥根及根茎，又名白马尾、薇、春草、芒草、白微、白幕、薇草、骨美、龙胆白薇等。始载于《神农本草经》，列为中品。

【性味归经】 苦、咸，寒。归胃、肝经。

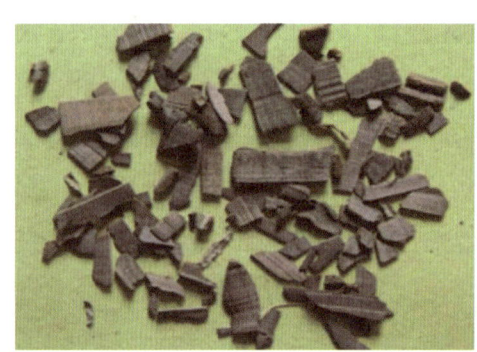
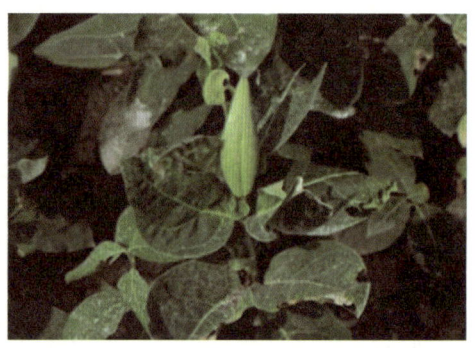

【传说故事】 相传，战乱年间，邻近几个村子的人全跑光了，只有一个生病的人没办法逃跑，他的妻子在家陪他。两口子明知军队一来准没好事儿，但也只能听天由命了。

这天夜里，妻子正在煎药，忽听有人敲门："大哥，开门呀！救救我吧！"那声音很凄惨。

妻子和丈夫商量了一会儿，就把门打开了。只见一个衣帽不整的士兵一进门便跪下恳求道："大哥、大嫂，快救命！"

"你这是怎么了？"

"我们败了！弟兄们死的死、逃的逃，就剩我一个人了。大哥借我一套旧衣服，不然被抓去就得砍头。"

病人很是同情这位士兵，就让妻子找一套衣服给他换上。病人的妻子把大兵换下的军服扔进了门外的水坑。

没过多久，一队人马杀过来，把他家的房子团团围住。

一个军头凶狠地闯进门，问道："你家藏着外人没有？"

"没有。"

军头一把揪住妇人的头发，又问："那两个男人都是谁？"

"床上躺着的是我丈夫，他正生着病；这位是请来的医生。你看，这不正在煎药吗？"

军头一脚把药罐子踢翻，又命人把他们三个拉到门外一阵乱打。那伙当兵的趁机一窝蜂地拥进屋，能抢的抢，能拿的拿，最后又放火把房子烧了才走。

等这伙人走远，逃难的大兵帮着病人的妻子把火扑灭，又抢救出一些粗重家具。然后，他哭着说："大哥、大嫂，你们为了救我才受害，真太对不起你们了。"

病人说："甭提了，反正我这病也没法治，过一天是一天！"

"你得了什么病？"

"浑身发热，手脚无力。"

"多久了？"

"躺了整整一年了。"

"请过医生没有？"

"请过好多位了，吃什么药也治不好。"

落难的大兵走上前，切了切病人的脉。过了一会儿，说："这病我能治，等天亮我就去找药。"

第二天，大兵挖回几棵长着椭圆形叶子、开紫褐色花的野草，说："大嫂，你把草根洗干净，煎了给大哥吃吧。然后照着这些草的样子多挖一些，让大哥连续吃几天，病一定会好的。"

"谢谢你了！"

"谢什么！多亏你们夫妻救了我。时候不早了，我该走了！"

病人急忙说："留个名字吧！以后咱们就当朋友来往。"

"我叫白微。只要不死，一定会再回来看你们的。"说完，落难的大兵走了。

病人的妻子煎好了药，丈夫吃完觉得浑身舒服多了。后来又连着吃了一个月，他的病痊愈了。

逃难回来的乡亲们都问病人的病是怎么好的。病人说："有个朋友送了药。"

"什么药？"

"就是这种草。"

"叫什么名字？"

"他没说。不过，他答应回来看我的，到时候再问吧。"

可是，过了许多年白微也没来。为了纪念白微，人们就用他的名字称呼他传下来的药草，因为它是一种药草，就写成"白薇"了。

【功效应用】 清热凉血，利尿通淋，解毒疗疮。用于温邪伤营发热，阴虚发热，骨蒸劳热，产后血虚发热，热淋，血淋，痈疽肿毒。

35. 银柴胡

【药材来源】 银柴胡为石竹科植物银柴胡 Stellaria dichotoma L.var. Lanceolata Bge. 的干燥根，又名银胡、山菜根、山马踏菜根、牛肚根、沙参儿、白根子、土参、丝石竹、霞草、欧石头花等。始载于《本草纲目》。

【性味归经】 甘，微寒。归肝、胃经。

【传说故事】 柴胡和银柴胡均有祛邪退热的功效，但是在古代，柴胡和银柴胡并没有区分。

直到有一次，有一个叫刘翰的商人经过银州，听说银州盛产柴胡，他心想：家乡的柴胡产量比较少，供不应求，这不正是一个发财的好机会？于是购了大量的柴胡带了回去。回去后，他高价卖给人们。由于当地的药

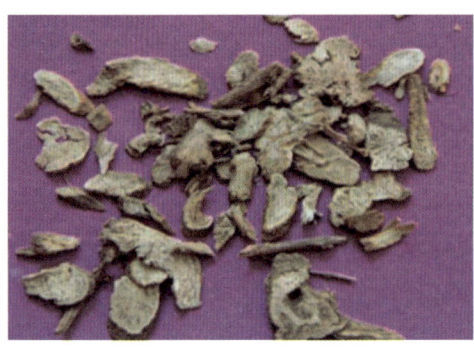
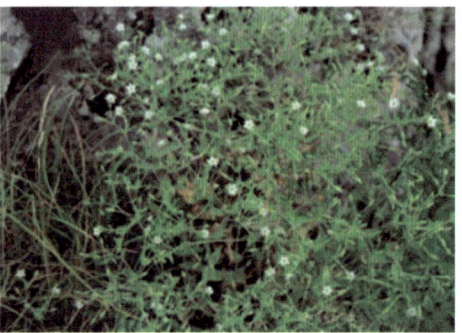

店柴胡不足，所以有很多病人前来求购。

但好景不长，正当他生意红火的时候，村里的张老五把他告到了衙门。他是丈二的和尚摸不着头脑，仔细一想，近来也没有得罪什么人啊。到了衙门才知道，前些日子，张老五因为发热，去药店抓药，可是不巧，药店里的柴胡没有了，于是想到了刘翰，就来他这里购买了一些柴胡。奇怪的是，他连续服用了好几天，病情也不见好转。以前犯病时也是这个方子，喝了药很快就好了，他想：也许是柴胡的问题。为了验证自己的猜测，张老五又去其他药店买了一些本地的柴胡，才吃了一天，病就好得差不多了。所以，张老五怀疑刘翰卖的是假药，将他告到了衙门。

刘翰直喊冤枉，他在银州是通过正规渠道购买的药材，还专门请大夫验了货。正在这时，张老五的哥哥张老四来到衙门，说是要感谢刘翰，说他的药好，药到病除。原来张老四长期发热，吃了不少本地的柴胡都不见好，前些日子听说刘翰在外地购进了一些好的柴胡，就买来试试，药效果真好，身体一天天在好转。适才听邻居说刘翰因卖假药被弟弟告了，都不敢相信，这才赶过来跟县长大人说明。

正当县官左右为难的时候，门外有一位鹤发童颜的老者求见。老者自称是一个云游四海的大夫，刚才在外面听到了事情的原委，心里已经有了数，于是毛遂自荐来分辨真伪。县官看了看老者，觉得他是一个很有学问的人，便应允了。老者要求看看刘翰从外地购进的柴胡和本地产的柴胡。过了一会儿，衙门的人就送来了产自不同地方的两种柴胡。

老者看了看，更加肯定了自己的想法，于是娓娓道来："大家仔细看这两种柴胡，虽然外形相似，并且也都有退热的功效，但是刘翰从银州购进的柴胡的根是白色的，这种柴胡善于清虚热、除疳热，你们本地柴胡却长于解表退热。张老五是新病，是受了表邪而导致的发热，所以用刘翰的柴胡效果不好，而用本地的柴胡效果很好。张老四是久病，阴虚发热，所以用本地的柴胡效果不好，用刘翰的柴胡却有奇效。"

听了老者的解释，大家才恍然大悟。为了区分两种柴胡，人们就把产自银州、根为白色的柴胡称为"银柴胡"。

【功效应用】　清虚热，除疳热。用于阴虚发热，骨蒸劳热，小儿疳热。

【鉴别用药】 柴胡与银柴胡：柴胡是清虚热中药，用于感冒发热、寒热往来、疟疾、肝郁气滞、胸肋胀痛、脱肛、子宫脱落、月经不调；银柴胡味甘，性微寒，归肝、胃经，能退虚热、清干热。

36. 胡黄连

【药材来源】 胡黄连为玄参科植物胡黄连 *Picrorhiza scrophulariiflora* Pennell 的干燥根茎，又名割孤露泽、胡连、西藏胡黄连等。始载于《新修本草》。

【性味归经】 苦，寒。归心、肝、胃、大肠经。

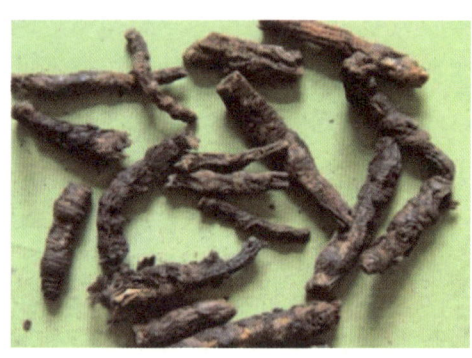
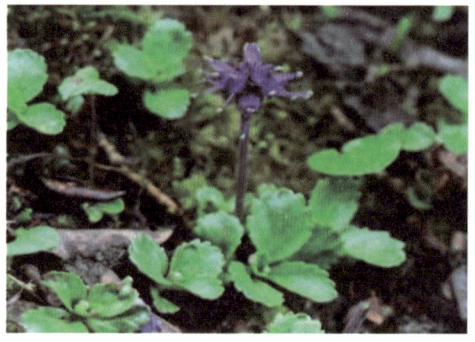

【传说故事】 胡黄连又叫胡连，也叫假黄连，具有清虚热、除疳热的功效。关于胡黄连，有这样一个故事。

古时候，深山里住着一对兄弟，两兄弟平日里非常要好。后来，哥哥由于过度操劳得病了，精神差、烦躁、口渴，还发热，晚上盗汗，人也消瘦了好多。

有一次，弟弟外出，听一个路人说他自己曾经得了病，很是烦躁、口渴、还发热，与他哥哥的病很像，用黄连就治好了。弟弟听了喜出望外，便准备去城里给哥哥买点儿黄连回来。

弟弟来到城里的药店，说要买黄连。

店主问他："你是要哪种黄连呢？我们有一般的黄连，另外，从胡人那里也新购进了一些上好的黄连，非常不错。"

弟弟想：大老远地来城里一趟不容易，就给哥哥买些好的黄连吧。于是他就买了些从胡人那里得来的黄连。这时，天也黑了，他打算再留宿一晚，翌日再回。

第二天一大早，弟弟就急忙往回赶。回来的路上又遇到了那个路人，他把买来的黄连给路人看了。

路人说："你怎么买了这个？这是假的，人们都叫它假黄连，是从胡人那儿得来的吧？我当初第一次也是买的这种假黄连，没有效果。后来买了咱们这里产的黄连，病才好的。"

弟弟听了，不相信这是假药，那是一家很有名气的老字号药店，不可能卖假药的。是真是假，试试就知道了。再说了，没有用过，也不能随便说人家卖假药。

回家后，弟弟不敢跟哥哥说假黄连的事，只是告诉哥哥买了一些药，可能会有效。哥哥非常感激弟弟，他不想辜负弟弟的一片心意，就收下了药。

吃了几天的药，开始有效果了，哥哥状态一天比一天好。弟弟看到哥哥的病在一天天好转，也终于放心了，总算没有往城里白跑一趟。

吃了十几天的药，哥哥的病完全好了，哥俩都很开心。

一天，弟弟再次遇到那个路人，说哥哥吃了上次买的假黄连，病已经好了。路人感到非常惊奇，于是逢人便说这件事。

有个大夫听说了这件事，便买了些假黄连，就想去探个究竟。后来他发现，这个假黄连与黄连均能清肠胃湿热，但是假黄连并不长于黄连所具有的清心火、泻胃火功效，而是长于清虚热、除疳热，有些人用假黄连有效，有些人用假黄连无效，可能是药不对症导致的。

人们知道了这个原因后，觉得"假黄连"这个名字有点儿"冤枉"这个药，为了还它一个"清白"，决定给它换个名字，由于这药是从胡人那里得来的，所以就叫"胡黄连"。

【功效应用】　退虚热，除疳热，清湿热。用于骨蒸潮热，小儿疳热，湿热泻痢，黄疸尿赤，痔疾肿痛。

【鉴别用药】　胡黄连与黄连：均为苦寒清热燥湿药，善除胃肠湿热，同为治湿热泻痢之良药。胡黄连善退虚热，除疳热；黄连则善清心火，泻胃火，为解毒要药。

（李淑珍）

第三章 泻下药

凡能引起腹泻，或滑润大肠、促进排便的药物，称泻下药。泻下药大多味苦而泄，或质润而滑，药性寒、温有异，或性平，主入大肠经。其主要作用是泻下通便，以排出胃肠积滞（宿食、燥屎等）及其他有害物质；或清热泻火，使体内热毒火邪通过泻下得到缓解或清除；或逐水消肿，使水湿停饮从大小便排出。主要适用于大便秘结胃肠积滞、实热内结及水饮停蓄等里实证。

1. 大黄

【药材来源】 大黄为蓼科植物掌叶大黄 Rheum palmatum L.、唐古特大黄 Rheum tanguticum Maxim.ex Balf. 或药用大黄 Rheum officinale Baill. 的干燥根及根茎，又名将军、锦纹、黄良、火参、肤如、川军等。始载于《神农本草经》，列为下品。

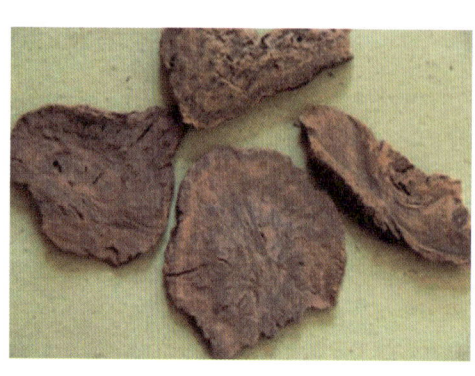
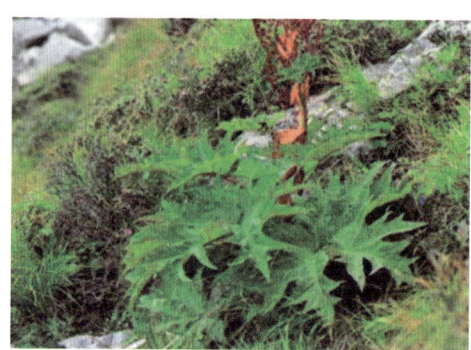

【性味归经】　苦，寒。归脾、胃、大肠、肝、心包经。

【传说故事】　中草药里的大黄原来不叫大黄，叫黄根。为什么后来改叫大黄了呢？有这么一段故事。

古时候有个姓黄的郎中，他家祖传擅长采挖黄连、黄芪、黄精、黄芩、黄根这五味药草，到他这一辈还专门用五味"黄药"给人治病，所以大伙儿都叫他"五黄先生"。

每年春三月，五黄先生就进山采药。山前有个小村，他每次进山采药时就借住在村里的马骏家，直到秋后才离去。马骏务农，全家只有夫妻二人和一个孩子。五黄先生与马家结下了深厚的友谊。

有一年，五黄先生又来采药，他走到山前的村子后发现马家的房屋没有了。乡亲们告诉他："马家遭难了，去年冬天的一场大火把他家全烧了，他媳妇也被烧死了。如今，只剩下爷俩，跑到山上了，住在石洞里。"

五黄先生得知此事后十分难过，就到山洞找到了马骏父子。马骏看见五黄先生，抱头痛哭。五黄先生说："你现在一无所有，不如带上孩子跟着我挖药、卖药去吧。"马骏很高兴，从此就跟着五黄先生学采药。

他们像风吹杨花一样四处飘荡，不到半年工夫，马骏就学会了采挖五黄药。但是，五黄先生从不教他治病。

一天，马骏说："老哥，你怎么不教我治病呢？"

五黄先生笑道："我看你这人性子太急，不适合当郎中。"

马骏有些不满，便暗暗注意五黄先生怎么给人治病，什么病该下什么药。日久天长，马骏多少也摸到了一些门道，就背着五黄先生给人治起病来。碰巧，还真让他治好了几个人，马骏十分高兴。

有一天，五黄先生不在，有一个孕妇来看郎中。孕妇身体虚弱，骨瘦如柴。

马骏问："你哪里不舒服？"

妇女说："泻肚子。"

本来止泻应用黄连，马骏却给她用了泻火的黄根。病人回去吃了两剂药，大泻不止，没过两天就死了。

病人家属哪肯答应，一打听原来是马骏开的方子，就告到了县衙。县官审明经过,就判了马骏一个庸医害人的罪名。

这时,五黄先生赶来,跪在堂前,说:"老爷应该判我有罪。"

县官问:"你是什么人?何罪之有?"

"他是跟我学的医,我教得不精,罪在我身。"

马骏闻听,急忙说:"老爷,是我背着他干的事,跟他没关系。"

县官问明他俩的关系,感到这两个人如此重情重义,很是敬佩。平日,他也听说过五黄先生的大名,所以就尽力为马骏开脱。最后,县官罚他们给死者家属赔偿一笔钱,就放他们回家了。

马骏羞愧万分,对五黄先生说:"悔不该不听你的话,往后再也不敢自以为是了。"

五黄先生说:"学治病可不能性急呀!你看,用错了药就会出人命的。"

后来,马骏踏踏实实地挖药,人也变得稳重多了,五黄先生这才教他行医。五黄先生也将五黄药中的黄根改叫"大黄",免得后人再错用了这味药。

【功效应用】 泻下攻积,清热泻火,凉血解毒,逐瘀通经,利湿退黄。用于实热积滞便秘,血热吐血,目赤咽肿,痈肿疔疮,肠痈腹痛,瘀血经闭,产后瘀阻,跌打损伤,湿热痢疾,黄疸尿赤,淋证,水肿;外治烧烫伤。酒大黄善清上焦血分热毒,用于目赤咽肿,齿龈肿痛。熟大黄泻下力缓,泻火解毒,用于火毒疮疡;大黄炭凉血化瘀止血,用于血热有瘀出血症。

2. 芒硝

【药材来源】 芒硝为硫酸盐类矿物芒硝经加工精制而成的结晶体,主要成分是含水硫酸钠($Na_2SO_4 \cdot 10H_2O$),又名盆硝、芒消等。始载于《名医别录》。

【性味归经】 咸、苦,寒。归胃、大肠经。

【传说故事】 芒硝因形似麦芒,故名。关于芒硝的发现还有一个传说。

距今约400年前,在意大利那不勒斯城有一位21岁的德国青年正在那里旅行,他叫格劳贝尔,后来成了一名化学家和药物学家。

格劳贝尔因为家境贫寒，没有上大学，他便决定走自学成才的路。刚刚成年时，他就离开家，到欧洲各地漫游，一边找活儿干，一边在社会中学习。

可是很不幸，格劳贝尔在那不勒斯城得了回归热病。疾病使他的食欲大减，消化功能受到严重损害。看到格劳贝尔一天比一天虚弱，却又无钱医治，好心的店主人便告诉他：在那不勒斯城外约10千米的地方，有一个葡萄园，园子的附近有一口井，喝了井里的水可以治好这种病。

格劳贝尔被疾病折磨得痛苦不堪，虽然半信半疑，但还是决定去试试。神奇的是，他喝了井水后，突然感到想吃东西了。于是，他一边喝水，一边吃面包，最后居然吃下去一大块面包。不久，格劳贝尔的病就痊愈了，身体也强壮起来。

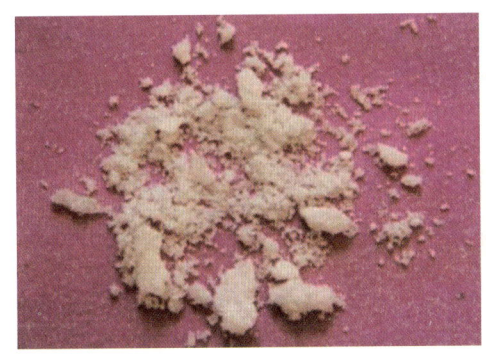
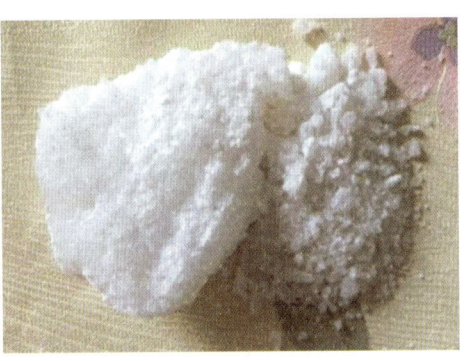

回到家乡，他就把这件稀奇事告诉了亲友。大家都说这一定是神水，是天主在保佑他。格劳贝尔自然是不相信这一套的，可究竟该怎么解释呢？

这件事像是有股魔力，时时缠绕着格劳贝尔。一天，他终于忍不住了，又去了那不勒斯城一趟，取回了"神水"。整整一个冬天，格劳贝尔哪儿也没有去，关起门来一心研究"神水"。他在分析水里的盐分时，发现了一种叫芒硝的物质，格劳贝尔认为，正是芒硝治好了自己的病。为了纪念格劳贝尔的功绩，人们也把芒硝称为"格劳贝尔盐"。

这是大约发生在1625年前后的事，至于格劳贝尔当年发现的芒硝，现在已经弄清楚了，它是含10个结晶水的硫酸钠。硫酸钠在医学上一般用作轻微的泻药，更多的用途是在化工方面：玻璃、造纸、肥皂、洗涤剂、纺织、制革等，都少不了要用大量的硫酸钠；冶金工业上用它做助熔剂；

硫酸钠还可用来制造其他的钠盐。

值得一提的是，关于芒硝的医药效能，早在我国汉代张仲景的医著《伤寒论》和《金匮要略》，还有晋代陶弘景的《名医别录》中都有记载。所以，要说最早发现芒硝有医药效能的还应该是我们中国人。只可惜我们未能用现代科学的方法对它做进一步的研究。

【功效应用】 泻下通便，润燥软坚，清热消肿。用于实热便秘，腹满胀痛，大便燥结，肠痈肿痛；外治乳痈，痔疮肿痛。

【鉴别用药】 大黄与芒硝：均为泻下药，常相须为用，治肠燥便秘。大黄苦寒沉降，味苦泻下力强，有荡涤肠胃之功，为治热结便秘之主药。芒硝味咸，可软坚泻下，善除燥屎坚结。芒硝又清火消肿，但多外用，治疮痈肿痛。

3. 番泻叶

【药材来源】 番泻叶为豆科植物狭叶番泻 *Cassia angustifolia* Vahl 或尖叶番泻 *Cassia acutifolia* Delile 的干燥小叶，又名旃那叶、泻叶、泡竹叶等。始载于《饮片新参》。

【性味归经】 甘、苦，寒。归大肠经。

【传说故事】 番，"外来"之意；泻，"下泻"之意。番泻叶因其具有泻下功效而得名。

从前，东山下住着田三爷两口子，他们没有儿女，靠田三爷喂一头牛种田维持生计。

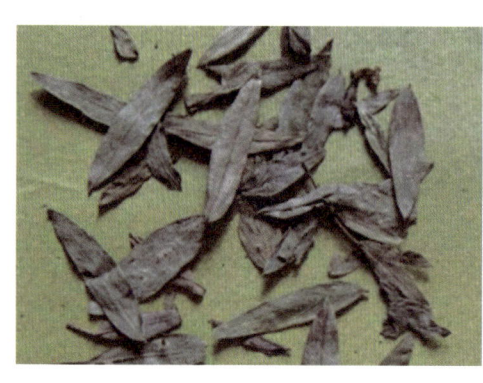
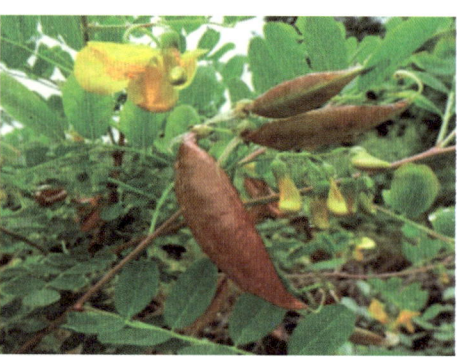

春天来了，正是快要耕田的季节，老黄牛这几天却不吃不喝，一天天地消瘦，连走路也很吃力了。田三爷急得每天找兽医。牛吃了几天的药，都不见好转，而且好多天不下牛粪了，肚子越来越胀。他想牛肚子胀是不是和人一样消化不良，于是牵着牛到北坡走一走。

在北坡他碰见了放羊的陈爷爷，陈爷爷说："田三爷你不要急。我放羊时发现后山有一些小树，凡是吃了那些树叶的牛羊都会拉肚子。你的牛肚子胀，一定是大便不通。要不我带你到那里采些叶子，一定会治好的。"

到了山上，田三爷按照陈爷爷的指点从小树上采了些叶子给老牛吃。第二天，牛果然拉出了一大堆干硬的粪便，比以前精神了很多。经过慢慢调理，老黄牛越养越精神了，吃草、下地干活都来劲。

从此，只要村子里人畜生病便秘，田三爷就摘些灌木叶子给人畜泡水喝，居然都好了。后来田三爷才知道，那些灌木叶原来叫"番泻叶"。

【功效应用】 泻热行滞，通便，利水。用于热结积滞，便秘腹痛，水肿胀满。

4. 甘遂

【药材来源】 甘遂为大戟科植物甘遂 *Euphorbia kansui* T.N.Liou ex T.P.Wang 的干燥块根，又名猫儿眼、化骨丹、甘泽、重泽、甘藁、陵藁、苦泽、白泽、鬼丑、陵泽、九头狮子草、头痛花等。始载于《神农本草经》，列为下品。

【性味归经】 苦，寒；有毒。归肺、肾、大肠经。

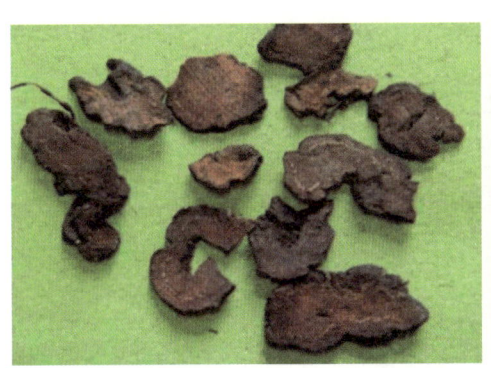
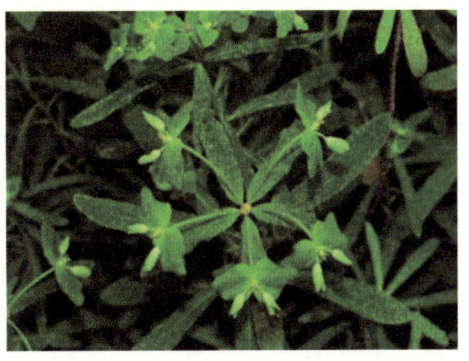

【传说故事】　甘，意为"甜"；遂，意为"如意，畅通"。甘遂，因味道甘苦，善利水谷道，故名。关于甘遂药用，还有一段传说。

古时候，有一个年轻人叫甘遂。他患了水肿病，常喝水，但是一连几天都没有小便，整个小腹胀得像小鼓一样，憋得难受，生不如死。于是他挺着大肚子来到一个小树林，准备自缢。

一路慢慢走着，一路怀着对人世间的眷恋，想活，但身体的胀痛让他难以忍受……这样思来想去，他不小心脚底一滑，摔了一跤。他爬起来时，发觉脚下踩出来一块像胡萝卜的根。心想：这也许是上天的安排，不想让我当一个饿死鬼。于是他拿起那块草根吃了起来，虽然入口苦但细嚼有点甜。他心想：吃吧，吃饱了再死。于是他又从地里刨了一些出来，大吃起来。

吃着吃着，忽然觉得有了尿意，便在树林里解手。小便后，他觉得小腹舒服了一点。正在窃喜之余，又觉得头晕恶心，呕吐不止。吐罢之后，不知不觉就睡着了……

等他一觉醒来，将近日落西山了。他站了起来，忽然感觉小腹不怎么痛了，也小了许多，又有想撒尿的感觉。撒尿时，他忽然感到往常想尿都尿不出，今天忽然就尿得顺利了。他想：是不是与刚才吃的草根有关，不妨再试一试。于是他暂时放弃了轻生的念头，又刨了一些萝卜样的草根，抱着回家了。尿不出时就吃一些，没几天病居然好了。

后来，村里人得了同样的病，就想起了甘遂，问他是怎么治好的，他就同人们讲了他的故事。人们也学着刨同样的草根吃，结果病都治好了。

这草根叫什么名字，谁也不知道，人们为了记住甘遂的指点，就叫它"甘遂"了。

【功效应用】　泻水逐饮，消肿散结。用于水肿胀满，胸腹积水，痰饮积聚，气逆喘咳，二便不利，风痰癫痫，痈肿疮毒。

5. 牵牛子

【药材来源】　牵牛子为旋花科植物裂叶牵牛 *Pharbitis nil*（L.）Choisy 或圆叶牵牛 *Pharbitis purpurea*（L.）Voigt 的干燥成熟种子，又名黑丑、白丑、二丑、白牵牛、白牵牛子、喇叭花子、裂叶牵牛、喇叭花、牵牛花、牵牛郎、丑牛子、大牵牛花、毛牵牛、紫牵牛等。始载于《名医别录》。

【性味归经】 苦，寒；有毒。归肺、肾大肠经。

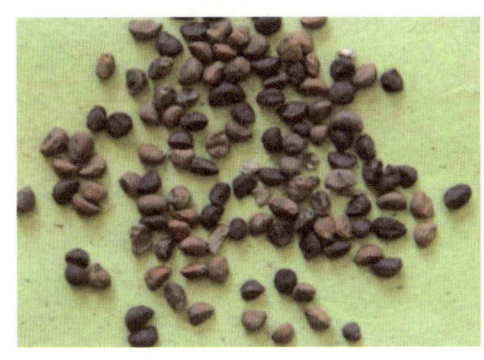
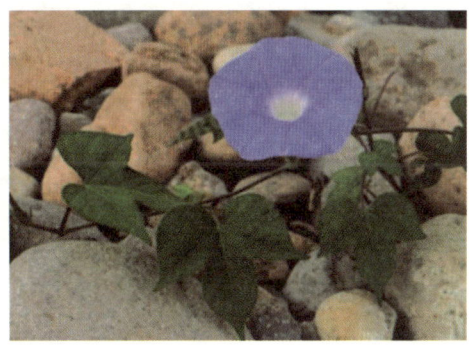

【传说故事】 牵牛子为一年生草本喇叭花的种子。

从前，在黑丑山下住着一户人家，家中只有夫妻俩，丈夫叫王安，夫妻俩过着男耕女织的生活。

突然有一天，王安下田耕作归来，觉得自己两腿发沉，第二天竟然卧床不起了。妻子看到丈夫全身水肿，腹部肿胀，担心极了。虽然她四处求医，但也没有治好丈夫的病。

一日，有一个牵牛娃从王家门前经过，见一向辛勤劳作的王大伯躺在床上呻吟，忙问："伯母，大伯怎么了？"

王氏回答："你大伯患了水肿、腹胀病，不能下地了。"

牵牛娃说："这好办，我去采些药来试试！"说着，牵牛娃一溜烟儿跑到山上，采了好多瓜瓣形的黑色颗粒状的花籽来，递给王安，说："大伯，你用这花籽熬药喝，看看效果咋样？"

王安收下了这一大包花籽，每天熬两碗汤药喝两次，喝了不到一个月，全身水肿消退，腹胀消失，两腿也活动自如，能下地走路了。又过了几天，竟能下田耕作了。王安和妻子都很惊奇，又采了几大包这种花籽，服用了一段时间后，各种症状全部消失，王安痊愈了。

后来，王安找到牵牛娃问："你给我采的那种花籽叫什么名字？"

牵牛娃摇摇头说："我也不知道。"

王安牵着牛来到花丛中，牵牛娃便说："这种花就起名叫'牵牛花'吧，我采的花籽就叫'牵牛子'得了。""牵牛子"的名字就这样传下来了。

歌曰:"牵牛苦寒,利水消肿,蛊胀痃癖,散滞除壅。"

【功效应用】 泻下通便,消痰涤饮,杀虫攻积。用于水肿胀满,二便不通,痰饮积聚,气逆喘咳,虫积腹痛。

6. 巴豆

【药材来源】 巴豆为大戟科植物巴豆 *Croton tiglium* L. 的干燥成熟果实,又叫巴菽、刚子、江子、老阳子、双眼龙、猛子仁、巴果、巴贡、巴米、毒鱼子、登豆、贡仔、泻果等。始载于《神农本草经》,列为下品。

【性味归经】 辛,热;有大毒。归胃、大肠经。

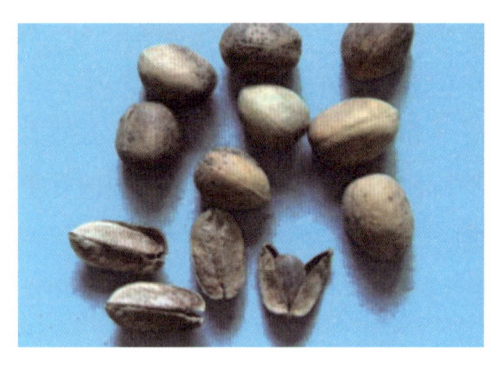
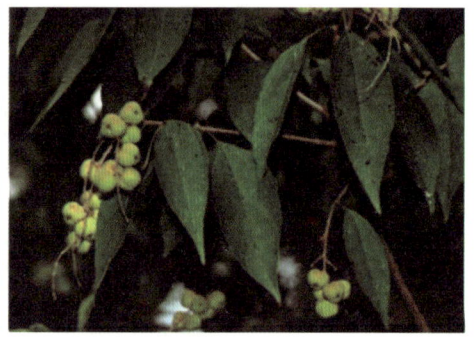

【传说故事】 巴豆因产于巴蜀,其形如豆,故名。

李时珍是明代著名的中医药学家。在李时珍居住的县城的邻县,有一位60多岁的老太太,患腹痛溏泻病已经有五年多了。平时,只要一吃生冷油腻的食物或瓜果梨,肚子就痛得受不了,腹泻加重而不止。老人常年被病痛折磨,身体非常虚弱。为了根治此病,老人看过许多医生。医生都认为她得的是普通的腹泻病,让她服用具有调脾、升提、止泻、收涩等功效的药物治疗。老人遵从医嘱抓药吃了之后,腹泻非但未能消除,反而更加严重了。难道没有救了?老人和家人深感绝望,抱头痛哭。

后来,有人告诉老人家人说蕲春县李时珍大夫治疗一些不治之症常有妙方。于是,他们赶紧把李时珍请到家里看病。李时珍为老人把脉,发现其脉象沉滑,断定是"脾胃久伤,冷积凝滞"之症,老人的脾胃长时间受到伤损导致冷积凝滞，引起腹泻不止。腹泻仅仅是病症的外在表现，其主要原因是冷积凝滞，只有去除冷积，才能根治此病。李时珍大胆开出药方，让病人服用 50 粒巴豆丸。但在人们的观念中，巴豆一直是一味辛热且有毒的泻药，历代本草书中都说要慎用。怎么治泻反而用泻药？这岂不是要出人命吗？

药方一出，许多老医生立马提出质疑并强烈反对，有人搬出医书理论来责问李时珍：巴豆本为泻药，老人家所患正是泄泻，以攻下药治泻下病，岂不怪异至极？一时间大家都说他是胡闹，病人家人开始将信将疑，对药方很不放心。李时珍知道，巴豆虽然是一味具有强烈泻下作用的药物，行医实践却发现它"峻用则有戡乱劫病之功，微用亦有抚缓调中之妙"。巴豆用量小能止泻，关键在于"配合得宜"，把握用量，而且它能祛除冷凝结滞在肠道里的停积物，这个病人正是由于肠道里的"冷积凝滞"才造成腹泻的，所以他选择用热下的办法除寒止泻。

李时珍经过反复试验，甚至有时自己亲自试吃巴豆，已经掌握了药量，因此他对自己的药方很有信心，并一再劝说老人的家人。老人胆战心惊地服用了这味充满争议的药。

没想到服药后，老人连续两天没有腹泻，气色也一天天好起来，慢慢地油腻食物和瓜果蔬菜也可以自由食用了，最后奇迹般地痊愈了。一时间，谣言自动消除，人们奔走相告，大家对李时珍佩服得五体投地。李时珍的名气也越来越大。

【功效应用】　峻下冷积，逐水退肿，祛痰利咽；外用蚀疮。用于寒积停滞，胸腹胀满；外治恶疮疥癣，疣痣。

【鉴别用药】　大黄与巴豆：大黄苦寒泄降，峻下实热，荡涤胃且主治实热积滞便秘急症；巴豆辛热燥烈，药力刚猛，峻下冷积，开通闭塞，主治冷积便秘重症。

7. 京大戟

【药材来源】　京大戟为大戟科植物大戟 Euphorbia pekinensis Rupr.

的干燥根，又名大戟、荞、邛巨、龙虎草、九头狮子草、将军草、鼓胀草、天平一枝香、迫水龙、大猫儿眼、黄花大戟、黄芽大戟、千层塔、搜山虎、穿山虎、一盘棋等。始载于《神农本草经》，列为下品。

【性味归经】　苦，寒；有毒。归肺、脾、肾经。

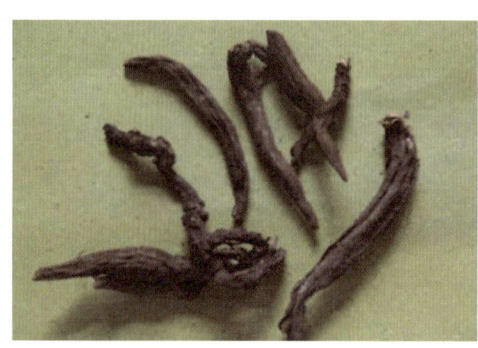 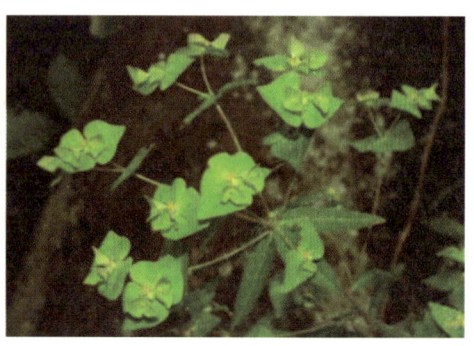

【传说故事】　传说，很久以前，有一位将军，常年在外征战，总是马上马下，很少下地走路，久而久之得了一种尿不出的病。

有一次，敌军进犯，两国开战。由于调兵遣将，劳累过度，将军的老毛病又犯了，这如何带兵打仗？于是他在士兵中征集良方。

一天，一个士兵来到他的帐下，说他的老家，就是现在敌营所占的地方，有一种小草，一草出九头，一头开九花，人称"九头狮子草"，可以治将军的病。将军听后陷入了深思，派谁去采药草好呢？思来想去，决定自己亲自出征，采回药草。

第二天，将军就下了战书。两军对垒，将军只顾英勇拼杀，哪顾得上找药草？可将军智勇双全，忽然看到脚下有一棵多枝多头黄绿色的小草，与士兵所描述的药草的样子相吻合。在杀敌的同时，他的腿向马的一边一跨，用长戟挑住了小草，将其连根拔起。

药草拿到后，将军就命鸣金收兵。

他将药草拿到军营后，一边煎药，也不忘同时让当地农民引种。一剂喝下，果然灵验，将军尿下如注。

后来，人们为了纪念这位将军，就将"九头狮子草"称作"将军草""下马仙""大戟草"。因大戟草在今天的北京长得最多最好，人们就叫它"京大戟"了。

京大戟还有个名字叫"叶上黄金",墨绿色轮生枝叶上点缀着数朵小珠状的黄花,绿意中透着活泼,人们用来做装饰花卉,并赋予其"叶上黄金"这个美丽的名字。

【功效应用】 泻水逐饮,消肿散结。用于水肿胀满,胸腹积水,痰饮积聚,气逆喘咳,二便不利,痈肿疮毒,瘰疬痰核。

(李淑珍)

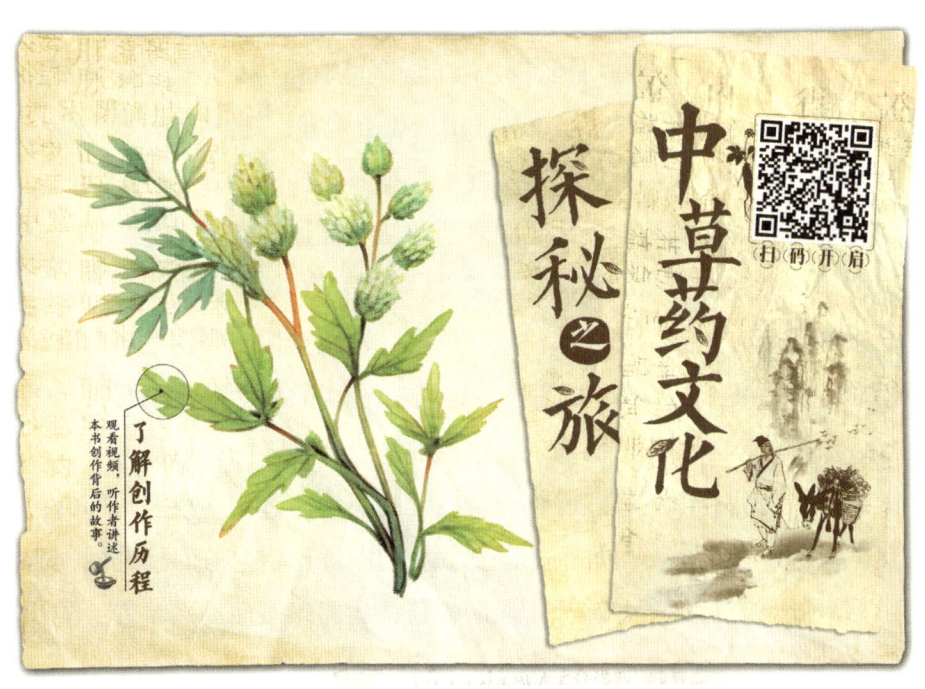

第四章　祛风湿药

　　凡以祛除风湿、解除痹痛为主要作用的药物，称祛风湿药。本类药多具辛香苦燥之性，药性寒、温各异，主入脾、肝、肾三脏，善行关节、肌肉、筋骨之间。功善祛除肌肉、经络、筋骨间风湿，部分药物还分别具有止痹痛、通经络、强筋骨等作用。适用于风湿痹痛、筋脉拘挛、麻木不仁、半身不遂、腰膝酸痛及下肢痿弱等症。根据其药性、功效特点的不同，本类药可分为祛风湿散寒药、祛风湿热药和祛风湿强筋骨药三类。

　　使用本类药物时，应根据痹证类型、病程新久及邪犯部位的不同，做适当选择和相应配伍。如风邪偏盛的行痹，选用祛风力强的祛风湿药，佐以活血养血之品；湿邪偏重的着痹，选用祛湿力强的祛风湿药，佐以燥湿、利湿、健脾药；寒邪偏重的痛痹，选用散寒止痛力强的祛风湿药，佐以温阳散寒通络之品；以关节红肿热痛为主证的热痹，选用祛风湿热药，佐以清热凉血药；病邪在表，配解表药；久病入里，肝肾虚损而见腰痛脚弱者，选用祛风湿强筋骨药，配补肝肾强筋骨药；病邪入络而见血瘀者，配活血通络药；久病气血不足者，配补气养血药。

　　痹证多属慢性疾患，需长期用药治疗。为服用方便，可制成酒剂或丸散剂服用。酒剂还能增强祛风湿药的功效。本类药大多辛香苦燥，易耗伤阴血，阴虚血亏者应慎用。

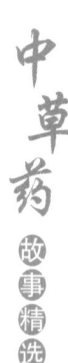

1. 威灵仙

【药材来源】 威灵仙为毛茛科植物威灵仙 *Clematis chinensis* Osbeck、棉团铁线莲 *Clematis hexapetala* Pall. 或东北铁线莲 *Clematis manshurica* Rupr. 的干燥根及根茎,又名能消、葳苓仙、灵仙、铁脚威灵仙、黑脚威灵仙、九草阶、风车、鲜须苗、黑木通、铁杆威灵仙、铁搧帚、七寸风、牛闲草、牛杆草、老虎须、辣椒藤、灵仙藤、黑灵仙、黑须公、芝查藤根、黑骨头、鲜须苗黑骨头等。始载于《新修本草》。

【性味归经】 辛、咸,温。归膀胱经。

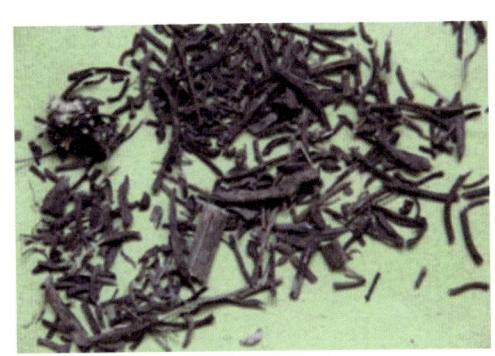 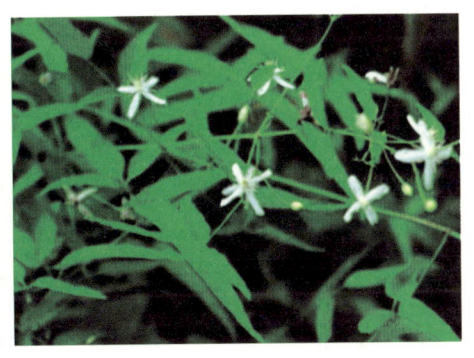

【传说故事】 从前,江南一座大山上有座古寺,名叫威灵寺。寺里有个老和尚,治风湿痹病、骨渣子卡喉很出名。但老和尚心很黑,在治病时,总是先焚香念咒,再将香灰倒在一碗水里,让病人喝。说来也怪,病人喝下香灰水,疼痛就好了。老和尚说,这是老佛爷施法救的。因此,他不但骗了不少香火钱,还得到了人们的信任。都说威灵寺的佛爷有求必应,老和尚是"赛神仙"。即使有一部分人知道老和尚心黑,也没有办法。

其实,老和尚那盛香灰的碗里放的不是一般的茶水,而是一种专治风湿痹病、骨渣子卡喉的草药药汤。老和尚每天让一个小和尚在密室里煎药。这个小和尚每天除煎药外,还得烧火做饭,打扫院子等,老和尚还经常打骂他。小和尚有气难出,便想了一个捉弄老和尚的办法:煎药时故意换上根本不能治病的野草。

这天,有个猎人的儿子被兽骨卡住了喉咙。猎人抱着儿子来威灵寺找老和尚治病。可是，小孩喝了药汤毫不见效，兽骨渣仍横在喉咙里，憋得脸色发青，哭不出声。老和尚一看，急得浑身冒汗，生怕当场出丑，便对猎人说："你身上准不干净，冒犯了佛爷。去吧，佛爷不想救你的孩子了！"

当猎人抱着奄奄一息的儿子走出大殿时，小和尚端着一碗药汤从后门追上来说："佛爷不灵，吃我的药吧。"小孩喝下药汤，不一会儿，兽骨便化了。小孩得救了，猎人连声感谢。

从此，老和尚的香灰水再也治不了病了，求小和尚治病的人却越来越多。人们都说，威灵寺前门的香灰水不治病，后门的药汤倒治病。

一天，有个患风湿病的樵夫求药，他忘了走后门，直接跑到大殿上找小和尚。这时老和尚才恍然大悟，原来香灰水之所以失灵，是因为小和尚从中捣鬼。他气得脸色铁青，牙齿咬得咯咯响。可当着樵夫的面，他又不便发脾气，急匆匆地走出大殿，要找小和尚算账。谁知一不留神失了足，从台阶上摔了下来，摔死了。

此后，这个小和尚就成了威灵寺的住持。他大面积种植这种专治风湿病和化骨渣子的草药。凡是到威灵寺求医的，小和尚都分文不取。

由于这种草药出自威灵寺，又像仙草一样灵验，能治好人的病，大家都叫它"威灵仙"。

【功效应用】 祛风湿，通经络。用于风湿痹痛，肢体麻木，筋脉拘挛，屈伸不利。

2. 木瓜

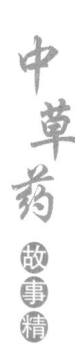

【药材来源】 木瓜为蔷薇科植物贴梗海棠 *Chaenmneles speciosa*（Sweet）Nakai 的干燥近成熟果实，又名乳瓜、番瓜、光皮木瓜、川木瓜、光木瓜、万寿瓢、文冠木、文官果、土木瓜、木瓜实、铁脚梨、秋木瓜、酸木瓜、皱皮木瓜、宣木瓜。始载于《名医别录》。

【性味归经】 酸，温。归肝、脾经。

【传说故事】 你听说过《杨家将》中神奇的降龙木吗？那可是穆桂英家的镇寨之宝。这神奇的降龙木正是木瓜树。在我国古代，木瓜树栽植于庭院，用来辟邪。

宋代名医许叔微在《普济本事方》中记载了一则有趣的故事：安徽广德人顾安中外出，偶然腿脚肿痛，不能行走，只好乘船回家。在船上，他将两脚放在一包装货的袋子上，下船时突然发现自己的腿脚竟然没那么肿痛了，感到十分惊奇，就问船家袋中装的是何物。船家回答是木瓜。顾安中回家后，就买了一些木瓜切片，装于袋中，每日将脚放在上面。不久，他的腿脚病就痊愈了。

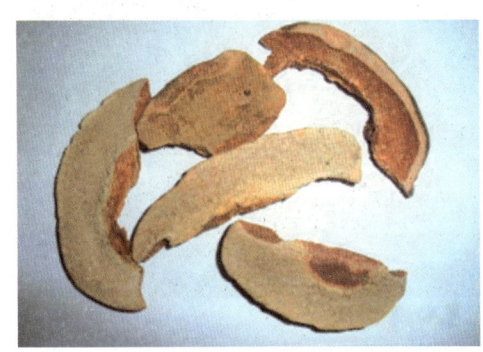
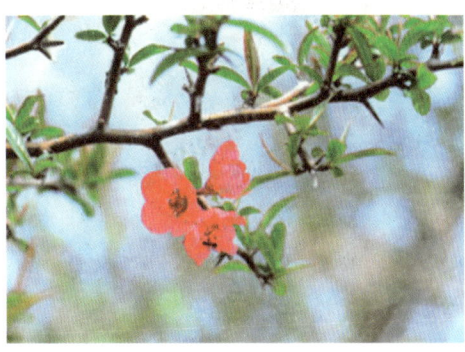

【功效应用】　舒筋活络，和胃化湿。用于湿痹拘挛，腰膝关节酸重疼痛，暑湿吐泻，转筋挛痛，脚气水肿。

3. 乌梢蛇

【药材来源】　乌梢蛇为游蛇科动物乌梢蛇 *Zaocys dhumnades*（Cantor）的干燥体，又名乌风蛇、乌蛇、剑脊乌梢、黑花蛇、乌峰蛇、青蛇、黄风蛇、青大将、剑脊蛇、黑乌梢、三棱子等。始载于《药性论》。

【性味归经】　甘，平。归肝经。

【传说故事】　一个酒厂里有个烧锅炉的小伙子，因长期在湿冷的环境下工作，受了湿气。一开始，他头上生癣，后来全身长癞，再后来四肢关节酸痛，行动艰难，眼看就要全身瘫痪了。酒厂主人觉得小伙子快残废了，就随便给了他几个钱，打发出门。

小伙子十分伤心，他没有父母，也没有妻儿，离开酒厂该去投靠谁呢？想到自己身患重病，以后的生活又没有着落，便有了轻生的念头。

天黑以后，小伙子偷偷来到后院，打开一缸陈酒，双手捧起来就喝。他不知喝了多少，直到肚皮发胀，就晕倒在了地上。可是，天快亮时，小伙子又醒过来了。他一看自己还活着，又怕天亮后主人发现，心里一急，索性跳进了酒缸里。这时，正巧有人走进后院，听到扑通一声，就一面高喊"快救人"，一面跑过来拉他。小伙子一心想寻死，无论那人怎么拉他，他也不肯上来。直到来了许多人，才把他从大酒缸里救出。

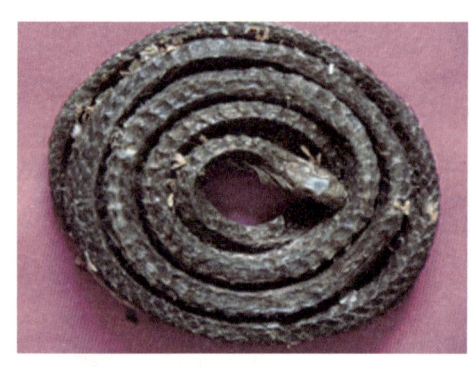 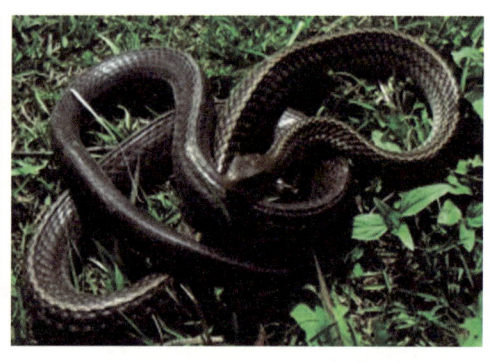

酒厂主人非常生气，再次把小伙子赶出了酒厂。小伙子只好沿街乞讨。没过多久，他浑身发痒，皮肤慢慢裂开，坏死的皮慢慢蜕掉。几个月后，他像蜕壳的蝉一样，换了一层新皮，而且身上的关节也不疼了。小伙子喜出望外，于是摔碎讨饭的碗，踩扁讨饭的篮子，又回到了酒厂。

大伙儿看到他都吓了一跳，酒厂主人也惊奇地问道："你的病是怎么好的？"

"还不是因为喝了你家的酒，又在酒缸里打了个滚儿吗？"

主人心想：酒能治病？莫非酒缸里有什么东西？他急忙跑到后院找到那缸酒，让人一打捞，竟捞出一条淹死很久的乌梢蛇。他就把这缸酒封存起来，当作专治风湿、疥癣的药酒了。

后来，乌梢蛇泡酒，有活血、去毒等疗效的消息在人群中传开了。从此，人们就用乌梢蛇泡酒制药。

【功效应用】　祛风，通络，止痉。用于风湿顽痹，麻木拘挛，中风口眼㖞斜，半身不遂，抽搐痉挛，破伤风，麻风，疥癣。

4. 蕲蛇

【药材来源】 蕲蛇为蝰科动物五步蛇 *Agkistrodon acutus*（Güenther）的干燥体，又名五步蛇、百步蛇、棋盘蛇、大白花蛇、白花蛇、尖吻蝮、赛鼻蛇、异蛇、放丝蛇、花斑、吊灯扑、懒蛇、翘鼻蛇、聋婆蛇、盘蛇等。始载于《雷公炮炙论》。

【性味归经】 甘、咸，温；有毒。归肝经。

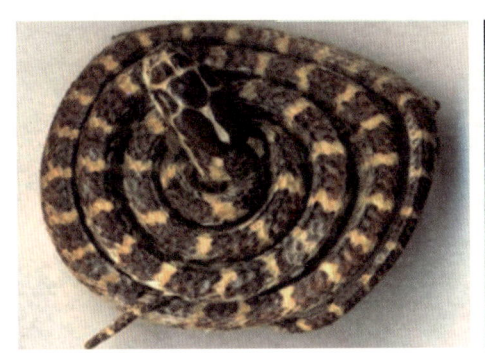 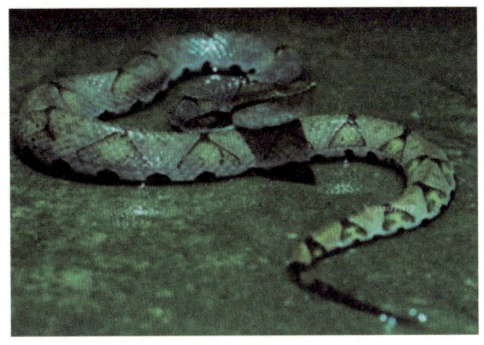

【传说故事】 蕲蛇因产于湖北蕲春（古蕲州）而得名。

传说在明朝时期，有一对广西青年男女私奔到了湖北的蕲州，但不久那位男青年就病倒了，他俩只好在附近找了个客栈住下。

女青年很快找来郎中，那郎中一见男青年患的是麻风病，吓得连诊费也不收就走了。此事一时在客栈内传开了，客栈老板也要将他俩赶出店门。女青年只好再三向客栈老板求情，老板才勉强同意，让他俩在客栈后的一间破瓦屋里住下。

不到一个月，钱就花光了，为了糊口，女青年只好每天沿街乞讨。有一天，女青年讨饭很晚还没回来，男青年在破屋里等得又渴又饿，实在受不了，就满屋子找吃的。说也巧，他竟在一个角落里找到了半瓮酒。他用碗舀起来就喝，一连喝了几大碗，就醉醺醺地睡着了。醒来后竟感到全身舒服多了。

以后，无论是渴了还是饿了，他每天都去舀瓮里的酒喝，喝了就睡。一段时间后，他身上的麻风病竟然好了，精神也好多了。

一天，他俩商量着要动身回老家。客栈老板一瞧，病人竟痊愈了，忙问他俩是怎么医好的。男青年指着那酒瓮说："是喝了你的酒治好的。"老板听后哪里相信，忙派人请来名医李时珍，又叫人把酒瓮抬到屋外光亮处，仔细一看，发现瓮底有一条蕲蛇。李时珍想："是不是蕲蛇起作用了呢？"于是，李时珍亲自捉了一些蕲蛇，制成蕲蛇酒，试治了一些麻风病人，也都很有效，从而证实了蕲蛇泡酒能治疗麻风病。

【功效应用】 祛风，通络，止痉。用于风湿顽痹，麻木拘挛，中风口眼㖞斜，半身不遂，抽搐痉挛，破伤风，麻风，疥癣。

【鉴别用药】 乌梢蛇、蕲蛇与金钱白花蛇：性皆走窜，均能祛风、通络、止痉，凡内外风毒壅滞之证皆宜，尤以善治病久邪深者为其特点。功效以金钱白花蛇最强，蕲蛇次之，乌梢蛇最弱，且金钱白花蛇与蕲蛇均有毒性偏温燥，乌梢蛇性平、无毒、力较缓。

5. 青风藤

【药材来源】 青风藤为防己科植物青藤 Sinomenium acutum（Thunb.）Rehd.et Wils. 和毛青藤 Sinomenium acutum（Thunb.）Rehd.et Wils var. cinereum Rehd.et Wils. 的干燥藤茎，又名青藤、寻风藤、清风藤、滇防己、大青木香、青防己、青藤碱等。始载于《本草纲目》。

【性味归经】 苦、辛，平。归肝、脾经。

【传说故事】 朱元璋大败陈友谅于湖口后，逐步消灭了其他的地方割据势力，统一中国，建立了明王朝。此时的明朝百废待兴，百姓的生活

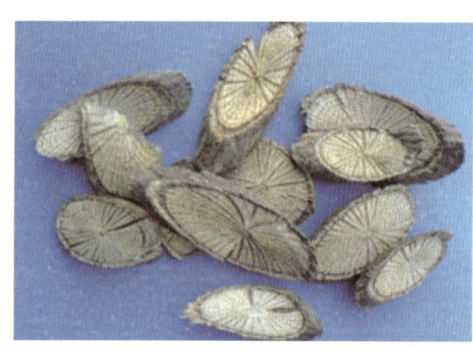
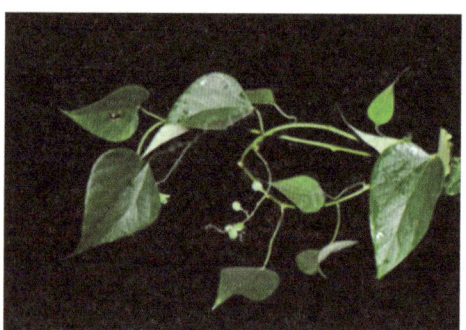

也过得十分艰难。

江东有个叫刘达的年轻医生，学医已有10余年的时间。他天资聪慧，又勤奋好学，熟读经典，精于临床，在当地小有名气。

由于常年战乱，百姓流离失所，食不果腹，衣不蔽体，很多人都患上了风湿等疾病，四肢疼痛难忍。但因药品昂贵，百姓无钱看病，只能拖着，导致病情越拖越严重，最后卧床不起，丧失劳动能力。

刘达看到百姓遭受如此痛苦，心急如焚，发誓要将百姓的疾患治好。于是，他常常免费给百姓治病，但由于病患太多，没几日他家里的存药已全部用完。他只好四处购买治疗风湿的药材，那些药商趁机哄抬药价。为了购买足够的药材，刘达家徒四壁，妻儿都跑到岳父家借住。即便是这样，还是有很多百姓没有得到治疗，病情一步步恶化。

正当犯难时，刘达看到自家的墙壁和门前的树上攀爬着许多草藤，想起古医籍中有"凡藤蔓之属，皆可通经入络"的记载。于是他想，这种草藤是不是也能用来治疗风湿腿痛等疾患呢？他尝了一小节，味道有点苦。在用药方面，他慎之又慎，不敢随便给病人使用，但是前来找他就诊的病人越来越多。正在他进退两难的时候，有病人看出了他的忧虑，便对他说："刘大夫，您为了给我们这些素不相识的人治病，现在家徒四壁，有您这份心意，即使治不好我们的病，我们也没有半句怨言。如果您觉得这个草藤能治好我们的病，您就大胆地用吧，我们相信您。"

听到患者的这些话，刘达心里暖暖的，觉得之前所受的苦难都值得了。于是，刘达便将草藤煎水给患者喝，患者的风湿病竟慢慢地好了。刘达欣喜若狂。因为这种草藤在野外到处都是，百姓可以自己采摘草藤煮水喝来治疗风湿，既不用花钱，效果又好，刘达也就不用为百姓没钱买药而犯愁了。

由于这种草藤能够治疗风湿病，百姓都管这种草藤叫作"清风藤"，也就是我们现在说的"青风藤"。

【功效应用】 祛风湿，通经络，利小便。用于风湿痹痛，关节肿胀，麻痹瘙痒。

6. 徐长卿

【药材来源】 徐长卿为萝藦科植物徐长卿 Cynanchum paniculatum (Bge.) Kitag. 的干燥根及根茎,又名寥刁竹、钓鱼竿、逍遥竹、一枝箭、冷柴胡、小对叶草、对月草、天竹、溪柳、蛇三百根、刁竹、干云竹、痢止草等。始载于《神农本草经》,列为上品。

【性味归经】 辛,温。归肝、胃经。

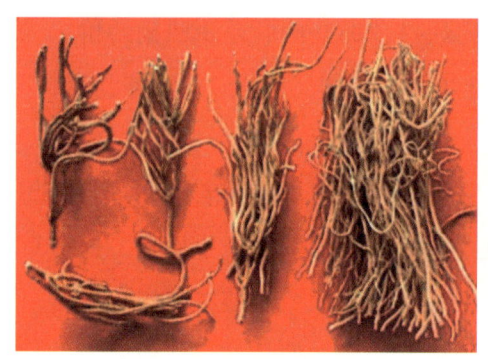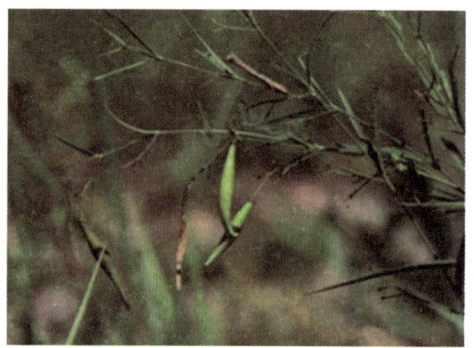

【传说故事】 据传,赵匡胤发动政变成功后,黄袍加身,被尊为宋太祖。他为了巩固政权,采用削弱军权、重用文人的政策。徐长卿作为"文人食客"被其录用,进入朝中供职。

赵匡胤大权在握,终日饮酒作乐,以致酒色伤身。经不少御医诊治,总是难以治愈。

一日,徐长卿看见皇上脸色异常,手顶胃区,甚是痛苦,忙去探问。一问才知道皇上酗酒伤胃,胃痛的毛病又犯了。徐长卿从小学过医,略懂一些中医药知识。于是,他去野外采了一味药草,煎水给皇上服用。这味药还真管用,很快,皇上的顽疾竟神奇地治好了。

皇上惊讶地问:"御医都无奈,你怎有如此医技?此药叫什么名字?"

徐长卿答道:"皇上,臣有无礼之罪,此药还没有名字。"

皇上说道:"爱卿,你叫'徐长卿',这药就以你的名字命名吧!"

【功效应用】 祛风,化湿,止痛,止痒。用于风湿痹痛,胃痛胀满,牙痛,腰痛,跌扑损伤,风疹、湿疹。

7. 海风藤

【药材来源】 海风藤为胡椒科植物风藤 *Piper kadsura*（Choisy）Ohwi 的干燥藤茎，又名满坑香、老藤、大风藤、岩胡椒、爬岩香、风藤等。始载于《本草再新》。

【性味归经】 辛、苦，微温。归肝经。

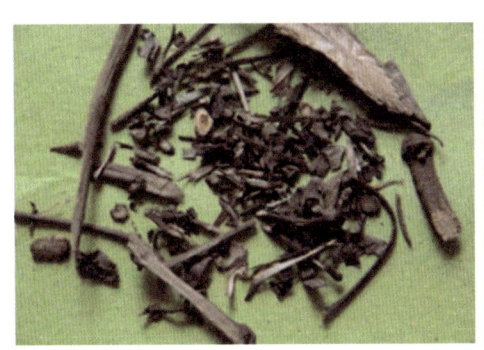
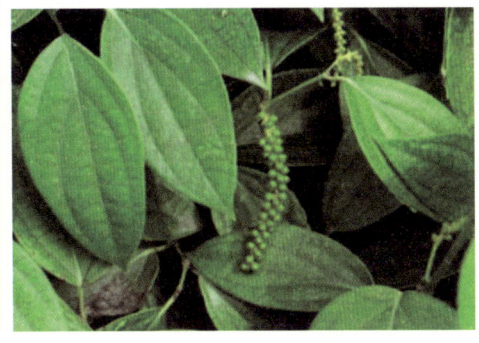

【传说故事】 相传，在宋太祖时期，南海之滨有个小县城，县里有个朱姓大户。朱家是方圆百里的首富，也是远近闻名的善人，经常收留那些无家可归者和逃难者。

朱老爷有三个儿子和一个女儿，老来得女，对女儿更是爱护有加，全家人都视其为掌上明珠。朱小姐长得很漂亮，心地又善良，经常为那些无家可归者和逃难者施舍粮食和药品。

一天，朱小姐外出游玩时遇到大雨，回来时全身湿透了。次日，她便开始发烧，双腿膝盖疼痛，不能下地。这下可急坏了朱老爷全家，他请遍全县名医，竟无一人能治好朱小姐的病。情急之下，朱老爷便在全县张榜，邀请能人志士为朱小姐治病。榜文如下：

"家有小女，近日外出，被雨淋湿，卧床不起。若有能治愈者，愿赏银百两以叩谢之。"

榜文张贴出去三天，前来应诊者不下数十人，均不能治愈朱小姐的病。当全家焦虑万分时，朱家收留的逃难者中有一个衣衫褴褛的年轻人来到大堂，说道："朱老爷，小人姓张，世代以打鱼为生。前段时间由于大风，渔船被风吹翻了，家也被大水淹了，没有了活路才出来讨口饭吃。我们渔民经常出海，长期风吹雨打的，大部分渔民都有腿疼的毛病，当地人就会去后山采这样一种草藤回来煮水喝，喝完之后，腿就不疼了。"说话时，小伙子就从背篓里拿出一捆草藤交到朱老爷手里。

朱老爷看到手里的草藤，心中充满了疑问：我请了那么多的名医，女儿吃了那么多药病都没好，难道这一味药就能治好？朱老爷虽然心里充满了疑问，但是也不好意思当面拒绝，就应付道："这位小哥，真是谢谢你了！我这就让下人把这药煮水给小女喝，你先回去歇息吧。"于是，朱老爷便将小伙子送出朱府，随手将草藤丢在了自家院子的花坛里，吩咐下人去熬之前那些医生开的药。

第三天，小伙子又来到朱府询问朱小姐的病情，被告知小姐的病情不但没有好转，反而还加重了。小伙子的心里默默思量着，觉得不应该是这样，像朱小姐这样的情况，在他们那里是很普遍的，一般吃上两天这种草藤都会好的，怎么这次朱小姐吃了就不管用呢？这时，小伙子看到花坛里的草藤，便明白了原因，于是对朱老爷说："朱老爷，您是不是没有把我给您的草藤煮水给朱小姐喝啊？"

"喝了呀！我吩咐下人煮水给小女喝，但是就是不见好。"朱老爷答道。

"那……那是什么呢？"小伙子指着花坛中的草藤说道。

这时，朱老爷知道瞒不过去了，就说出了事情的原委。

小伙子听后，并没有生气，而是主动把那些丢在花坛里的草藤拿起来，到厨房用药罐熬了起来。

半个时辰之后，小伙子端着还在冒着热气的药汤来到小姐的房前，让丫鬟喂小姐喝下去。

朱小姐喝下药汤后不久，就觉得腿疼明显好了很多，也不发热了。朱老爷听说后，欣喜若狂，再三向小伙子道歉，并当即给了小伙子100两白银，被小伙子婉言谢绝了。

在场的医生看到这个草藤竟有如此神奇的功效，不禁问小伙子这药叫什么名字。

小伙子说："这草藤生长在海边，常年被海风吹打，我们当地人都叫它'海风藤',用它来治疗腿疼效果很好。"他接着说道,"朱老爷,您是远近闻名的大善人,对我们这些无家可归和逃难的人都这么好,我怎么能拿您的钱呢?我只希望朱老爷能用这些银两多盖些粥铺,多建些避难所,这样的话像我这样的人就能少受些苦。"

朱老爷见小伙子心地这么善良,而且不贪财,便说:"小伙子,老夫遂了你的这个心愿,但我有个小小的请求,不知你能不能答应。"

"朱老爷请讲,只要是小人能做的,定当全力为之。"

"好,老夫希望你能留在府上,帮我盖那些粥铺和避难所,并帮我打点,不知你意下如何?"

小伙子闻此,想到能帮助更多像他这样的人,便欣然接受了朱老爷的邀请。

此后,小伙子不仅为那些难民施舍粥,还免费为他们提供药材,帮助难民建设新家园,并雇佣这些难民到他们的粥铺里工作,让难民和无家可归者都过上了幸福的生活。不久后,小伙子在当地也成了很有名气和威望的人。

朱小姐见小伙子心地如此善良,便心生爱意。朱老爷明白女儿的心意,便将朱小姐许配给了他。从此,他们过着幸福的生活。

【功效应用】 祛风湿,通经络,止痹痛。用于风寒湿痹,肢节疼痛,筋脉拘挛,屈伸不利。

8. 伸筋草

【药材来源】 伸筋草为石松科植物石松 *Lycopodium japonicum* Thunb. 的干燥全草,又名石松、火炭葛、金毛狮子草、金腰带、狮子草、狮子毛草、地棚窝草、筋骨草、蜈蚣藤、老虎垫坐、盘龙草、穿山龙等。始载于《本草拾遗》。

【性味归经】 微苦、辛,温。归肝、脾经。

【传说故事】 宋朝时期,有个名叫李东杰的官员,由于他刚正不阿,为官清廉,得罪了不少朝中大臣,被贬到一个偏远的小县城当县令。

这个小县城地处偏僻山区，所以无人愿意来此为官，即便来当官也是走马观花，不超过一年便会调走。李东杰来到县衙，看到衙门破旧不堪，值班的衙役也是无所事事，整天赌博聊天，积累的案件卷宗有数米之高。

李东杰上任后的第一件事就是整治衙役，他颁布了严厉的政令，要求各级官员恪尽职守，严厉打击玩忽职守的官员。此外，他还将积累的案件重新开堂审理，将以前的冤假错案一一平反，得到了当地百姓的爱戴。此后，县里的治安环境大为好转，百姓安居乐业，商业也逐渐繁荣起来。

这年夏天，天大旱，县里的粮食产量大减，大量的难民外出乞讨，治安环境随之恶化。李东杰看到这些心急如焚，便向朝廷上书要求减免当年的赋税，并开仓放粮以赈济灾民。

是年冬天又逢大风雪，这里的百姓再次陷入了水深火热之中，李东杰不断听到有百姓饿死、冻死的报告。为了让百姓饿死、冻死的悲剧不再发生，李东杰亲自带领各级官员将粮食和柴草送到每家每户，帮助百姓度过这个难挨的冬季。他所在的县城属于山区，要翻山越岭去送粮食和柴草，有时候还必须涉水才行。由于长期的劳累和严寒的侵袭，他得了严重的风湿病，但是为了不影响工作，每次都忍着病痛去给百姓送东西。

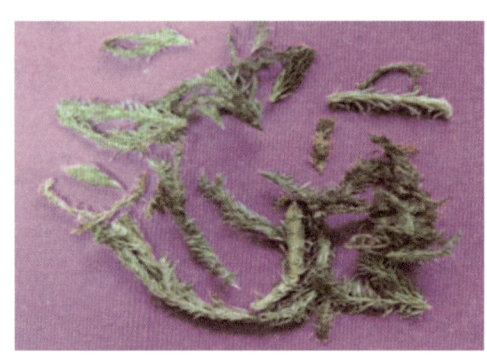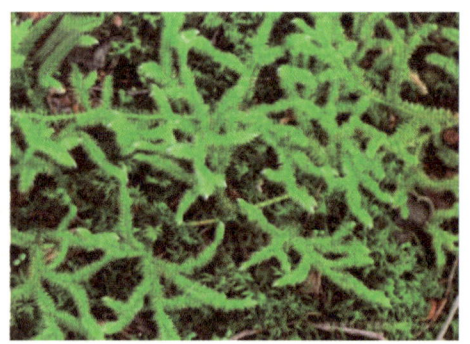

一次，在送粮食的途中，他的风湿病又犯了，双腿疼痛难忍，无法行走，于是众人抬着他去找大夫。

大夫了解李东杰的病情后说道："李大人，由于您的病拖延的时间太久了，没有得到及时的医治，以后恐怕难以行走了，老朽也是无能为力啊！"

百姓看到李大人为了他们如此操劳，以致双腿不能再行走了，纷纷落泪。

就在这时，有个老药农走上前来说道："大人的腿是为了我们这些穷苦百姓才成这样的，老夫世代在这个山里采药，知道有一种药或许可以治疗大人的腿疾，不妨试试。"说完便从背篓里拿出一把药草，煎水给李东杰喝。李东杰喝完后觉得腿疼好了很多。

经过几天的治疗，李东杰的腿居然不疼了，也能下床走路了。

李东杰很好奇，便问这个药草叫什么名字。老药农说，这个草当地人都叫它"山猫儿"。李东杰觉得这个名字不好听，也不能说明这个药的特性，于是便为它取名为"伸筋草"，既好听又能体现其功效。

【功效应用】　祛风除湿，舒筋活络。用于关节酸痛，屈伸不利。

9. 路路通

【药材来源】　路路通为金缕梅科植物枫香树 *Liquidambar formosana* Hance 的干燥成熟果序，又名枫树、枫春树、摄摄、鸡枫树、白胶春、三角枫等。始载于《本草纲目拾遗》。

【性味归经】　苦，平。归肝、肾经。

【传说故事】　明朝嘉靖年间（1522—1566 年），倭寇大举进犯我国东南沿海各省，烧杀抢夺，无恶不作。

嘉靖三十八年（1559 年），戚继光在浙江义乌招募当地的农民和矿工成立了戚家军。戚家军纪律严明，作战勇猛，战功卓著，深受当地百姓的爱戴。此后 10 年，戚家军征战东南沿海各省，百战百胜，重创倭寇，终致倭寇不敢再犯我东南沿海地区。

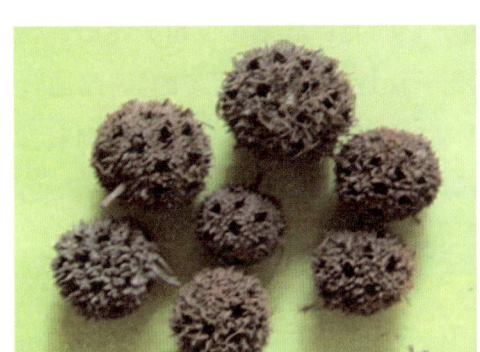
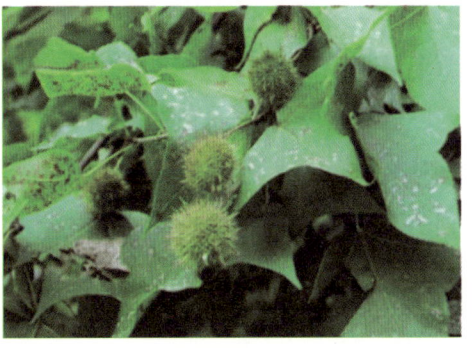

由于戚家军常年征战在外，风餐露宿，加之东南沿海多为丘陵沼泽之地，湿气较重，大部分士兵有关节疼痛、肿胀等毛病，严重地影响了他们的训练。这可急坏了统兵的戚继光，在请了当地众多名医诊治之后，虽然症状有所减轻，但是不久关节疼痛、肿胀的症状又会出现甚至加重。作为一个著名的将领，戚继光深知士兵训练水平的下降将直接导致部队战斗力的下降，在作战时不仅会打败仗，更重要的是会有更多年轻的士兵因此丢掉性命。为此，戚继光茶不思饭不想，一夜之间头发都白了大半。

当地的百姓听说这件事后，为戚家军感到担忧。其中有一个老农在孙子的陪同下来到戚继光的军营，要面见戚继光将军。

老农见到戚继光后，便对满脸愁容的戚继光说："老朽听说戚将军在为军中士兵的关节疼痛而犯愁，特前来告诉戚将军一个治疗此疾的方法。"

戚继光恭敬地说："老人家请讲，鄙人愿听其详。"

老农接着说道："老朽世代居住在此，祖上为当地的草医，因此老朽对医学也略知一二。在我们当地有一种树叫枫香树，其树结果，表面灰色，上有多数鸟嘴状针刺，其上有九孔相通，俗称'九孔子'，能治疗此疾。戚将军可命人随老朽去摘此果，在军中以火焚之，让士兵闻其烟，病即可痊愈。"

戚继光闻此，兴奋不已，随即亲自带人跟随老农去采摘九孔子。采摘好后，便命士兵列队站好，将九孔子在军营中焚烧起来，军中顿时烟雾弥漫，有掩鼻者便会被戚继光怒斥。

此后，每天早上操练前和睡觉前戚继光都会在军营中焚烧九孔子，渐渐地军中士兵关节疼痛、肿胀的症状消失了，训练也越来越有热情了。看到这些，戚继光喜上眉梢，往日的愁容一扫而光。戚家军也越战越勇，终于平定了东南沿海各省的倭寇之乱。九孔子就是我们现在所说的"路路通"。

【功效应用】　祛风活络，利水，通经。用于关节痹痛，麻木拘挛，水肿胀满，乳少，经闭。

10. 寻骨风

【药材来源】 寻骨风为马兜铃科植物绵毛马兜铃 Aristolochia mollissima Hance 的干燥根茎或全草，又名巡骨风、清骨风、猫耳朵、穿地节、毛香、白毛藤、地丁香、黄木香、白面风、兔子耳等。始载于《植物名实图考》。

【性味归经】 辛、苦，平。归肝经。

【传说故事】 清朝，有一个没落秀才，由于家中贫寒，住着一间破烂不堪的茅草屋，进风漏雨。秀才每天写诗作赋到深夜，天长日久，就得了风湿病。两个膝关节肿大，以致行走困难。人们可怜他，就告诉他：前山有个郎中，治风湿病有独到之法。

秀才听后，就拄着拐杖，步履蹒跚地找到了前山郎中。郎中看后，就在他的药园里摘了些开黄色小花的药草，煎了让他喝下。

三剂过后，秀才觉得双腿灵活了，就到药园里看看，正好郎中也在。郎中就和秀才聊了起来，两人聊得甚是投机。

后来，秀才问及给他治病用的神草，郎中说这种药草是他祖上传下来的，能将侵入身体内的邪湿寒气驱赶出来。

秀才觉得这药草神奇，便问这神草叫什么名字。

郎中犹豫了一下说："还没有名字。"

秀才说："不妨让我给取个名，你意下如何？"

郎中很是高兴。

秀才想了想，这药不仅能找到风湿所在，还能将邪湿祛除，就叫"寻

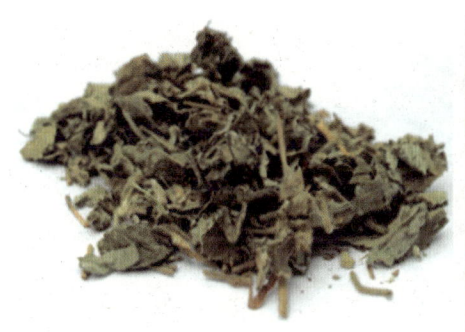
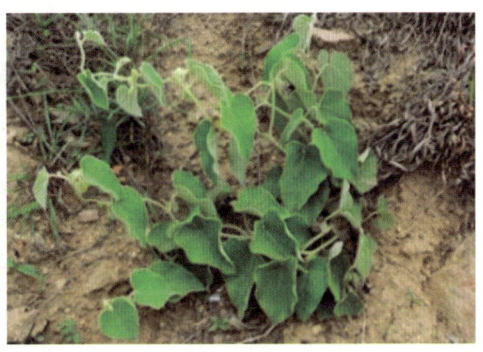

骨风"吧。

郎中连连叫好。

这种祛风湿药就这样传了下来。

【功效应用】　祛风除湿、通络止痛。用于风湿痹痛，胃痛，睾丸肿痛，跌打伤痛等症。

11. 秦艽

【药材来源】　秦艽为龙胆科植物秦艽 *Gentiana macrophylla* Pall.、麻花秦艽 *Gentiana straminea* Maxim.、粗茎秦艽 *Gentiana crassicaulis* Duthieex Burk. 或小秦艽 *Gentiana dahurica* Fisch. 的干燥根，前三种按性状不同习称"秦艽""麻花艽"，后一种习称"小秦艽"。又名秦胶、秦札、秦纠、秦爪、左秦艽、大艽、西秦艽、萝卜艽、瓣子艽、鸡腿艽、山大艽、曲双等。始载于《神农本草经》，列为中品。

【性味归经】　辛、苦，平。归胃、肝、胆经。

【传说故事】　《本草纲目》中载："秦艽出秦中，以根作罗纹交纠者佳，故名秦艽、秦。"

战国时期，秦国四处发兵，攻占其他六国的城池，士兵常年征战在外，风餐露宿，不少士兵患上了腿痛、膝盖痛的病。由于没有得到及时有效的治疗，大部分得病的士兵都留下了严重的后遗症，不少士兵在冲锋陷阵时由于腿脚不便，被对方士兵杀死了。

部队中有一个随着军队一路南下的年轻军医，不仅目睹一个和自己一

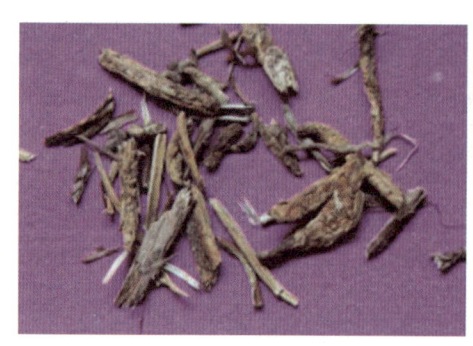
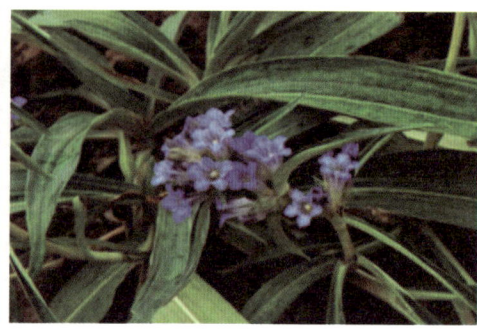

起从小长大的朋友由于腿痛行动不便被对方士兵杀死的经过，而且看到很多老百姓除了饱受战争之苦外，还受到腿病的折磨，这让他心痛不已。于是他决定离开部队，用自己的医术来为这些受苦的百姓减轻痛苦。

这名年轻的军医到深山中寻找能治疗腿病的药，一路不知道尝了多少种草，遇到过多少困难，但都没能动摇他找药的决心。一连数月都未能找到这种药草，他身心俱疲，但是一想到那些正在遭受病痛的百姓和士兵，他又继续踏上了寻药之路。

一日，在寻药途中他遇到一位白头发白胡子的老者，老者看上去百十来岁了，但是仍然面色红润，即使全身负重也能健步如飞。

他想：在如此深山之中竟有如此奇人，这位老者一定精通养生之道。于是，他上前询问道："老人家，请问您今年高寿？"

"老朽今年一百有二了。"老者答道。

年轻的军医知道他今天遇到了奇人，便虚心地向这位老者求教："老人家，您这么大岁数了还面色红润，健步如飞，有何秘诀啊？"

"吾师乃扁鹊，老朽只因躲避战火才独自一人逃到这深山老林之中，有一只梅花鹿相伴。老朽常年在这一带山中采药，并为周边的百姓看病。老朽养生除了平日里做些导引（古代的一种养生术，指呼吸吐纳，屈伸俯仰，活动关节。相当于现在的气功或体育疗法）之外，还吃些丹药来防病去灾。看看这战火让多少家庭破碎啊，真希望这战火能早日停息，让百姓过上幸福安宁的生活。"老者说着，脸上充满了怜悯的神情。

当听到老者就是名医扁鹊的徒弟时，年轻的军医便扑通一声跪在老者面前，连声说道："师傅，请您收我为徒吧！"军医说着，便对老者磕起头来。

当他把寻药的经历和路上遭遇的艰辛告诉老者后，老者被他的诚心所打动，便收他做了徒弟。

在跟随老者学习了一段时间之后，年轻的军官问道："师傅，我在军营中和路上遇到很多腿痛、膝盖痛的患者，但是苦于无药治疗。请问师傅，治疗这个病可有良方？"

老者随手指着路边一株草说："这种草能治疗你说的腿疾，你多采些去给士兵和百姓治病吧。"说完便从怀中拿出一本帛书交到他的手中说，"这是扁鹊先师留给我的医籍，我已经老了，不能像以前那样游走四方为百姓治病了，你拿去好好学习。你跟随我学习了这么长时间，我已无可教你的东西了。记得为医者不得以己之医术为求财之本，当以除却天下百姓之病痛为己任，方可为大医，切记切记！"说完便骑鹿而去。

年轻的军医眼含热泪，向师傅磕了三个响头后，便下山去了。

下山后，军医按照师傅的教导，教身患腿疾的士兵和百姓识药、采药，渐渐地这些士兵和百姓的腿疾都痊愈了。

随着军医游历全国为全国的百姓治疗腿疾，这种药材就逐渐在全国推广开来。由于这种药材来自秦国，且干燥后其根茎有皱纹且绞接在一起，所以人们就把它叫作"秦艽""秦纠"。

【功效应用】　祛风湿，清湿热，止痹痛，退虚热。用于风湿痹痛，中风半身不遂，筋脉拘挛，骨节酸痛，湿热黄疸，骨蒸潮热，小儿疳积发热。

12. 防己

【药材来源】　防己为防己科植物粉防己 Stephania tetrandra S.Morre 的干燥根，又名粉防己、粉寸己、汉防己、石蟾蜍、蟾蜍薯、倒地拱、白木香、猪大肠等。始载于《神农本草经》，列为中品。

【性味归经】　苦，寒。归膀胱、肺经。

【传说故事】　《本草正义》中载："名曰防己者，以脾为己土……己土受邪之病，而此能防堤之，是为古人命名之真义。"

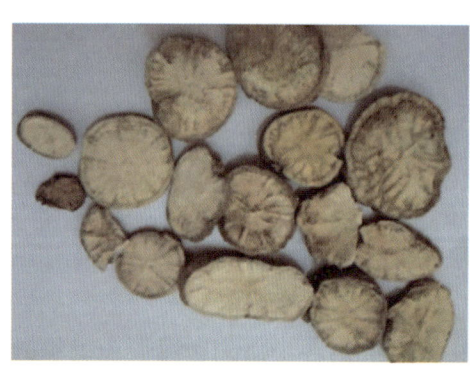
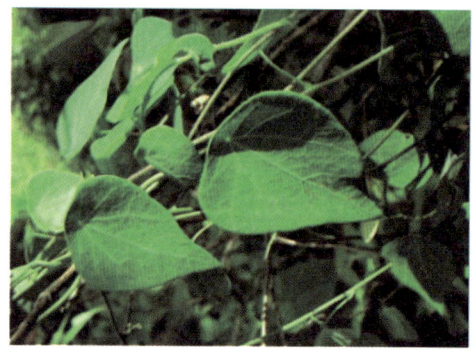

秦始皇统一六国后，分别于秦始皇三十五年（前212年）下令焚烧《秦记》以外的列国史记以及私藏的《诗经》《尚书》，并将460多名方士和儒生挖大坑活埋了，史称焚书坑儒。

大批方士和儒生迫于秦始皇的淫威，纷纷举家南迁，逃到岭南地区（相当于今广东、广西及海南全境，湖南及江西等省的部分地区）隐居。

在这些隐居的人中有一个叫方吉的人，此人爱书如命，涉猎范围极广，尤爱医药典籍。我国岭南地区药物资源极其丰富，方吉常常独自一人上山采药，发现了许多在中原地区都没有见过的中草药材，并为周围的百姓解除病痛。

一年春夏之交，岭南地区阴雨连绵，加之气候炎热，不少百姓都得了一样的病，全身浮肿，小便少，四肢疼痛。百姓非常恐慌，认为是老天在惩罚他们，农田都荒废了。看到这些，方吉想到他前不久用山上采的一种树藤治好过这种病，便决定为百姓解除痛苦。

随着治好的病人越来越多，人们纷纷奔走相告，大家都来找方吉看病。前来求诊的病人越来越多，方吉每天所采的药草不够用，就教那些前来求诊的病人如何识别、采摘和煎煮这种药草。大家把这种用来治疗全身浮肿、小便少、四肢疼痛等症状的药草叫作"方吉"。经过一代代的口口相传，"方吉"就逐渐被读成"防己"。

【功效应用】 祛风止痛，利水消肿。用于风湿痹痛，水肿脚气，小便不利，湿疹疮毒。

13. 络石藤

【药材来源】 络石藤为夹竹桃科植物络石 *Trachelospermum jasminoides* (Lindl.) Lem. 的干燥带叶藤茎，又名石鲮、明石、悬石、云珠、云丹、石龙藤、耐冬、石血、白花藤、对叶藤、石南藤、过墙风、爬山虎、骑墙虎、风藤、折骨草、交脚风、铁线草、藤络等。始载于《神农本草经》，列为上品。

【性味归经】 苦，微寒。归心、肝、肾经。

【传说故事】 络石藤具有疏经络、祛风湿的功效。关于络石藤，还有这样一个故事。

东汉时期,有一个书生,上京赶考多次,但都没有考上,年逾五十仍然不肯放弃。

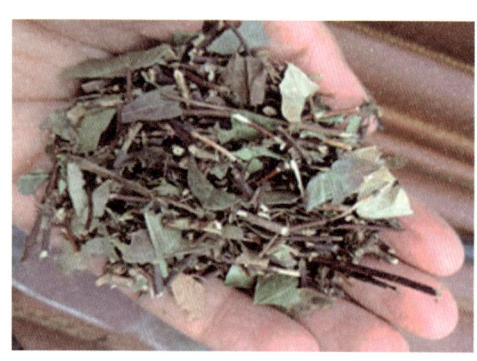
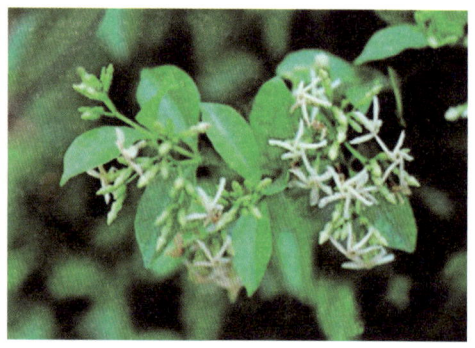

这一次,他又来参加考试了。在去京城的途中,他住宿在一家旅店。不料,天气突变,书生的风湿病犯了,双腿非常疼,但他根本没有带够盘缠,更没钱买药。他坐立不安,焦急万分。他打开窗户向外望去,在不远处的石头上缠绕着一些草藤,就像石头的经络。他忽然灵机一动,心想:中医自古就有取类比象之说,这些草藤或许有疏通经络的功效。

于是,他弄了些草藤煎服并顺便带了一些,到京城还要半个月,路上还可以服用。没想到,服用了这些用草藤煎的汤后,他的腿没那么疼了。服用了半个月后,只有一点点疼了,根本不会影响考试。这一次,书生终于如愿以偿考上了。

他衣锦还乡时,刚好又经过这个旅店,看到了曾经治好自己风湿的草藤,但是不知道它叫什么名字。他见草藤缠绕在石头上,于是就给它起名为"络石藤"。

书生不仅为草藤起了名字,还将它具有治疗风湿的功效告知家乡父老,造福一方。

【功效应用】 祛风通络,凉血消肿。用于风湿热痹,筋脉拘挛,腰膝酸痛,喉痹,痈肿,跌扑损伤。

【鉴别用药】 海风藤与络石藤:均能祛风通络,常用于风湿所致的关节屈伸不利、筋脉拘挛及跌打损伤。海风藤性微温,适用于风寒湿痹、肢节疼痛、筋脉拘挛、屈伸不利者;络石藤性微寒,尤宜于风湿热痹、筋脉拘挛、腰膝酸痛者。

14. 雷公藤

【药材来源】 雷公藤为卫矛科植物雷公藤 *Tripterygium wilfordii* Hook. f. 干燥根的木质部，又名黄藤、黄腊藤、莽草、水莽、水莽草、水莽子、蒸龙草、红柴根、震龙根、水脑子根、南蛇根、大茶叶、三棱花、早禾花、红药、黄药、菜虫药、山砒霜等。始载于《中国药用植物志》。

【性味归经】 辛、苦，寒；有大毒。归心、肝、肾经。

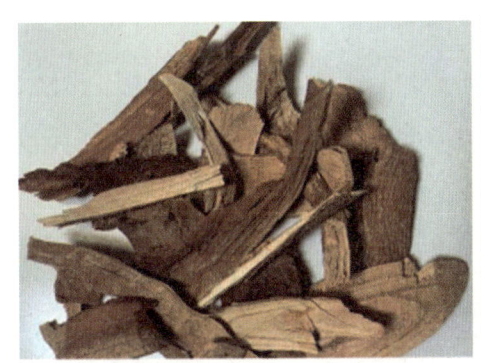 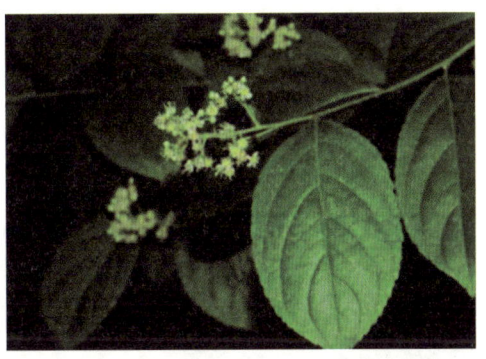

【传说故事】 雷公藤又叫"水莽草""断肠草"。《本草纲目》中载："此物有毒，食之令人迷惘，故名。"生长在滇南者花红，谓之火把花；生长在岳阳者谓之黄藤。如入人畜腹内，即黏肠上，肠半日黑烂，又名"烂肠草"。

关于这味中药，有这样一个传说。

相传，神农尝百草，一日遇七十毒。这天，神农看到一种黄黄的小花，像小茶花，叶子一张一缩地动着。他把叶子放进嘴里，肚肠就一节一节地断开了，他还没来得及解毒，就去世了。人们非常悲痛，就为这种草起名为"断肠草"。

从令人害怕的断肠毒药转变为治疗麻风等病的神药，也有一段曲折离奇的传说。

湖南岳阳有座黄藤岭，岭上长着漫山遍野的雷公藤。只要服下六七枝雷公藤的嫩芽，就会魂归西天。有位被麻风病折磨得痛不欲生的青年，特地找到此山，采了一把雷公藤，煎服一碗，想以此了结生命。他服后上吐下泻，昏睡了一天，不但没有死，反而全身轻快多了，感觉好了一大半。

一个麻风病防治院的医生因此受到启发，试用雷公藤煎剂内服治疗麻风病，喜获成功。

【功效应用】　祛风除湿，通络止痛，活血消肿，杀虫解毒。外用治风湿性关节炎，皮肤发痒，杀虫解毒。

15. 丝瓜络

【药材来源】　丝瓜络为葫芦科植物丝瓜 Luffa cylindrica（L.）Roem. 的干燥成熟果实的维管束，又名丝瓜筋、丝瓜网、丝瓜壳、丝瓜瓤、瓜络、天罗线、天罗瓜络、天丝瓜络、天络丝、千层楼、粤丝瓜络、绵瓜络、布瓜络等。始载于《本草蒙荃》。

【性味归经】　甘，平。归肺、胃、肝经。

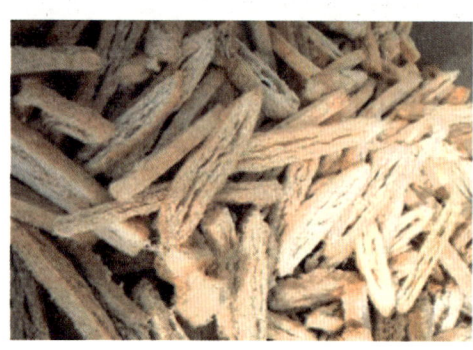 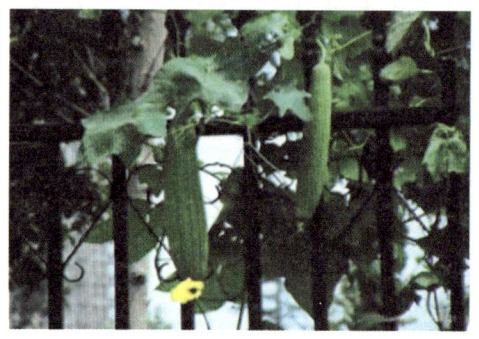

【传说故事】　相传，有个姑娘很喜欢吃丝瓜，每到丝瓜成熟的季节，她每天都要吃丝瓜，喝丝瓜汤。后来，姑娘嫁人怀孕了，依然每天都吃丝瓜。吃了一段时间后，就不停地拉肚子。她看了医生，医生说丝瓜属于寒凉之物，不能吃太多。为了自己的身体，更为了孩子，姑娘决定不吃丝瓜了。姑娘因为没有丝瓜吃，有些忧郁，因为心情不好，她的乳汁少了，看了很多医生，效果都不是很理想。

最后，一个老中医了解到她对丝瓜的特别爱好之后，就让她吃些丝瓜试试看。可是当时那个季节已经没有新鲜的丝瓜了，只有些老了的不能食用的丝瓜，几乎成了丝瓜络。老中医说："没有丝瓜吃，就喝丝瓜络汤吧。"家里人按照老中医的话把这些丝瓜络熬汤给姑娘喝，虽然没有新鲜丝瓜的汤好喝，但对于特别爱吃丝瓜的人来说已经很不错了。喝了半个月后，她的奶水渐渐增多了。从此，丝瓜络可以治疗产后乳汁不通就这样传开了。

【功效应用】　祛风，通络，活血，下乳。用于痹痛拘挛，胸胁胀痛，乳汁不通，乳痈肿痛。

16. 老鹳草

【药材来源】　老鹳草为牻牛儿苗科植物牻牛儿苗 *Erodium stephanianum* Willd.、老鹳草 *Geranium wilfordii* Maxim. 或野老鹳草 *Ceranium carolinianum* L. 的干燥地上部分，前者习称"长嘴老鹳草"，后二者习称"短嘴老鹳草"。又名五叶草、五齿耙、破铜钱、老贯筋、老牛筋、天罡草、太阳花、长嘴老鹳草、鹭嘴草、野番茄草、福雀草、鬼蜡烛等。始载于《滇南本草》。

【性味归经】　辛、苦，平。归肝、肾、大肠经。

【传说故事】　相传，"药王"孙思邈在四川峨眉山时遇到一位前来求医的病人。病人是一个40多岁的男子，住在岷江岸边，长年以打鱼为生，日久天长得了风湿病，每当天寒阴湿时两腿红肿、关节僵硬、周身疼痛、行动不便。孙思邈先用自己配制的药为病人治病，可过了一段时间没有什么效果。于是，孙思邈又到山上采摘治疗风湿的药草，这些药草也未能使病人的病情有所好转。

有一天，孙思邈又去山上采药，无意间看到一只老鹳正在山崖上啄食

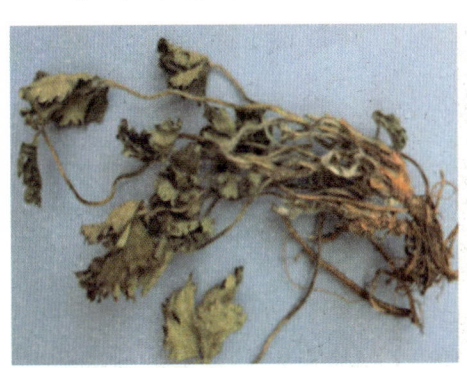
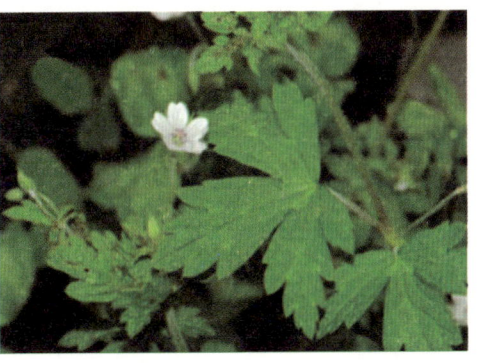

一种草。他想：老鹳长年累月生活在江河湖泊中，时时遭受阴湿之气侵袭，为何不得风湿病？莫非老鹳啄食的草有治疗风湿的功效？想到这儿，他迅速攀上山崖，将老鹳啄食的那种草采回，用水熬成药汤，让病人服下。病人在服用一剂后感觉疼痛减轻，服用两剂后红肿消退，服用五剂后就能自由走路了。

孙思邈为找到能治疗风湿的药草而高兴，可是不知道这种药草叫什么名字，因为是在老鹳的提示下找到的药草，所以孙思邈便将这种药草命名为"老鹳草"。

【功效应用】　祛风湿，通经络，止泻痢。用于风湿痹痛，麻木拘挛，筋骨酸痛，泄泻痢疾。

17. 桑寄生

【药材来源】　桑寄生为桑寄生科植物桑寄生 Taxillus chinensis（DC.）Danser 的干燥带叶茎枝，又名茑、寓木、宛童、桑上寄生、寄屑、寄生树、寄生草、茑木、冰粉树等。始载于《神农本草经》，列为上品。

【性味归经】　苦、甘，平。归肝、肾经。

【传说故事】　从前，有个财主家的儿子得了风湿病，腰膝酸痛、行动困难，一连好几年都瘫在床上，医生也没有办法。

财主听说南山有个药农，就找药农为他儿子医治。由于南山远在20里地之外，所以财主就指派一个小长工，隔两天去取一次药。可是，药农一连换了好几种药草，财主儿子的病也不见好。

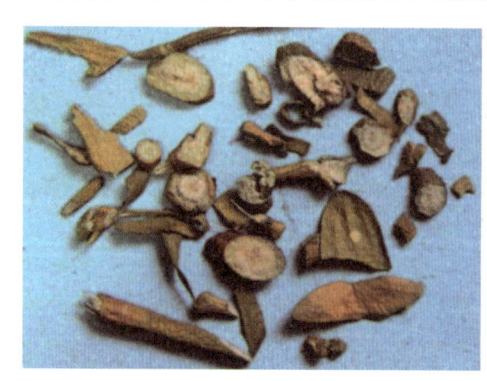
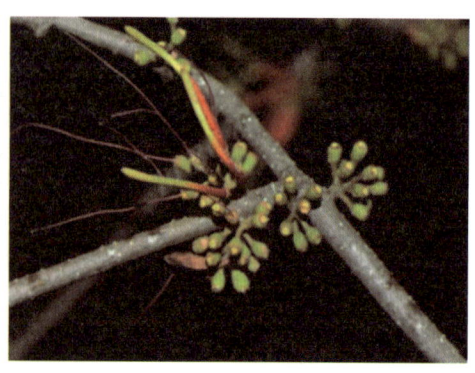

这年冬天多雪，小长工每次取药时，都得在一尺多深的雪地上来回走40里路。有一天，天气实在是太冷了，小长工穿得单薄，冻得浑身打战。可是，取不回药来，是没法交差的。小长工在村外站了半天，忽然看见一棵老桑树的空树洞里长出一些小树枝条。他想：这些枝条好像财主儿子吃的药啊，反正他吃什么也不见好，就给他弄点这个拿回去吃算了。于是，他爬到树上，攫起几根小树枝。然后，他偷偷地跑到一个小伙伴家中，把树枝切成几节，用纸包好。小长工在那里暖和了一会儿，又帮人干了些零活，估计时辰差不多了才回到财主家。

财主也不知道纸包里是什么，照样让人煎给儿子喝了。小长工一看骗过了财主，以后就照"方"抓"药"，每隔两天撅一把桑树上的细枝条回来。

冬天过去了，春暖花开时，财主儿子的病居然好了。

南山的药农听说后觉得很奇怪："一冬天没来取药，他吃什么治好的呢？"药农想弄个究竟，就来找财主。

他刚走到财主家门外，正碰见小长工。小长工生怕药农见了财主后，自己就露馅了，急忙把事情的经过告诉了药农，并说："大叔，你千万别对财主讲啊！"

药农笑道："那好，可是你得告诉我，到底给他儿子吃了什么。"

"树枝子呗。"

"什么树的枝子？"

"就是村头那棵老桑树啊！"

"没听说过桑树的枝子能治瘫病啊！你带我看看去。"

小长工带着药农来到村外。药农上树一看，原来在老桑树的树洞里，长着一种像槐树叶子一样的东西。他便采了一些下来，说："我先试试再说。"

药农用这种树枝子试了试，果真治好了几个风湿病人。后来，因为这种小树枝子长在桑枝上，人们就给它取了个名字——桑寄生。

【功效应用】 祛风湿，补肝肾，强筋骨，安胎元。用于风湿痹痛，腰膝酸软，筋骨无力，崩漏经多，妊娠漏血，胎动不安，头晕目眩。

18. 鹿衔草

【药材来源】 鹿衔草为鹿蹄草科植物鹿蹄草 *Pyrola calliantha* H.Andres 或普通鹿蹄草 *Pyrola decorata* H.Andres 的干燥全草,又名鹿蹄草、小秦王草、破血丹、纸背金牛草、大肺筋草、红肺筋草、鹿寿茶、鹿安茶等。始载于《滇南本草》。

【性味归经】 苦、甘,平。归肝、肾经。

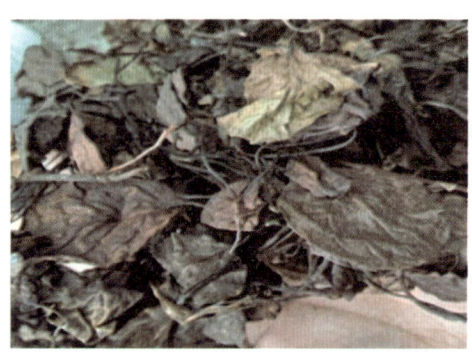 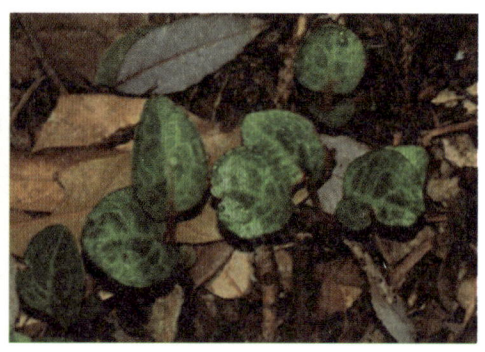

【传说故事】 传说,很久以前,东北的深山密林中有一群野鹿。当地许多居民都想看看这群鹿,但是它们一见到人就跑了。

一天,几个居民精心谋划后,擎着自制的鹿头模具,躲藏在又深又密的草丛中,用卷起的树叶做成口哨,吹出阵阵鹿鸣声。不一会儿,果然引来了一群野鹿。

居民发现一对野鹿交配完毕后,雄鹿倒在了地上。接着,一群雌鹿围拢过来,发出悲鸣。它们把头凑在一起,又四散而去。大约半晌工夫,散去的雌鹿都衔着相同的草回来了,原来刚才是为雄鹿寻药草去了。这些雌鹿把草衔到雄鹿嘴边,磨来蹭去。没过多久,倒地的雄鹿竟慢慢眨动着眼睛,醒了过来。

看到这一幕,居民们惊奇万分,想看看这神草长什么样子,竟然有这么神奇的功效。靠近一看,这草长着圆圆的叶片,香气浓郁,当地有很多,于是他们采了些拿回了家。

后来经验证,此药草确有益肾补虚救急之功效。居民们为它取名为"鹿衔草"。后来,人们发现此药草还有祛风除湿活血的功效。

【功效应用】　祛风湿,强筋骨,止血,止咳。用于风湿痹痛,腰膝无力,月经过多,久咳劳嗽。

（武跃）

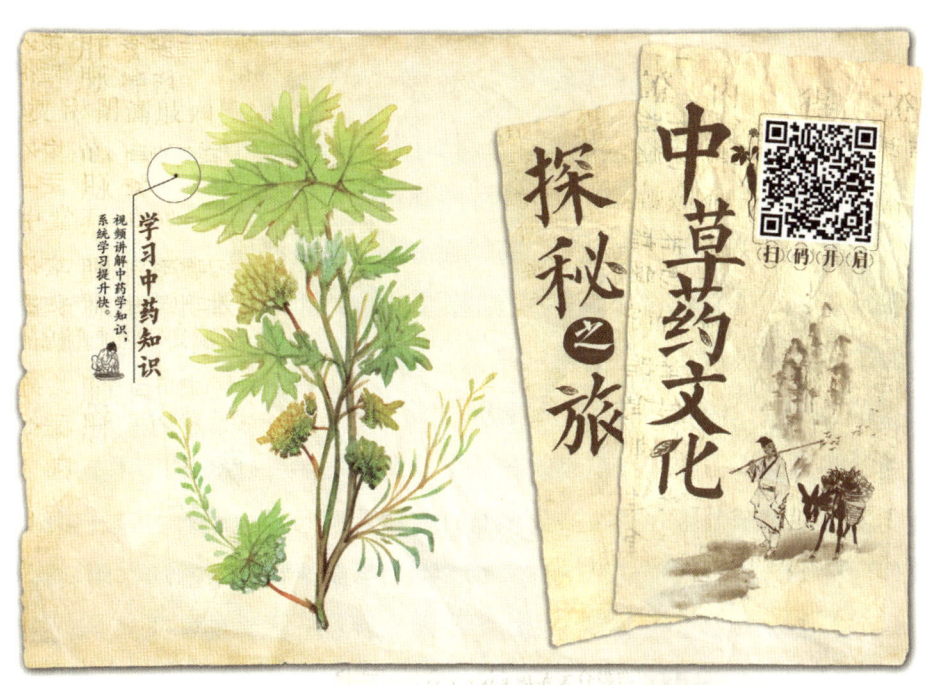

第五章 芳香化湿药

凡以化除湿浊、醒悦脾胃为主要功效，治疗湿困中焦病症的药物，称化湿药。化湿药大多气味芳香，故又称芳香化湿药。此类药物味辛，性温燥，归脾、胃经，以化湿运脾为主。使用化湿药后，可以使湿化除，从而解除湿困脾胃的症状，所以又称化湿醒脾药或化湿悦脾药。

脾胃为后天之本，主运化，喜燥而恶湿，爱暖而悦芳香，易为湿邪所困，湿困脾胃（又称湿阻中焦）则脾胃功能失常，化湿药能宣化湿浊、醒悦脾胃而使脾运复健，温燥化湿、辛散利气，有宣化中焦湿浊、健运脾胃、疏通气机、消胀除痞、化湿醒脾、开胃进食的作用。部分药还有散寒解表、祛暑除湿、和胃止呕、降气平喘、理气安胎、除痰截疟等作用。化湿药主要适用于湿困脾胃、身体倦怠、脘腹胀闷、胃纳不馨、口甘多涎、大便溏薄、舌苔白腻等症。此外，对湿温、暑温诸症亦有治疗作用。

1. 广藿香

【药材来源】 广藿香为唇形科植物广藿香 Pogostemon cablin (Blanco) Benth. 的干燥地上部分，又名土藿香、枝香、川藿香、正香、肇庆香、碌步香、海藿香、海南藿香、石牌藿香、要高藿香、湛江藿香、鲜藿香、野藿香、排香草、兜娄婆香、钵怛罗香、玲珑藿去病等。始载于《名医别录》。

【性味归经】 辛，微温。归脾、胃、肺经。

【传说故事】 广藿香，由于多分布在广西、广东一带，故名。

相传，很久以前，深山里住着一户人家，哥哥与妹妹霍香相依为命。后来，哥哥娶妻后就去从军了，家里只有姑嫂二人。平日里，姑嫂互相照顾，每天一起下地干活，一块儿操持家务，日子过得和和美美。

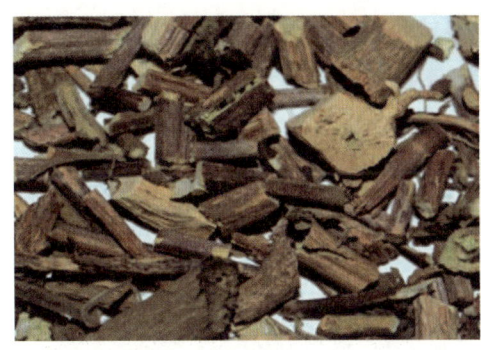 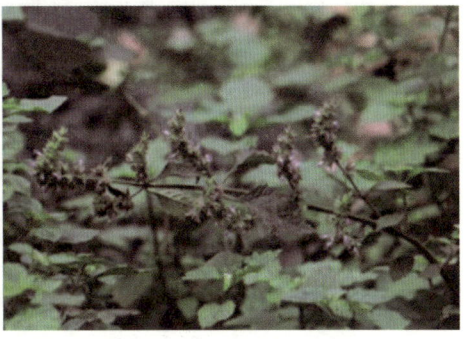

一年夏天，天气连日闷热潮湿，嫂子突然病倒了。她发热恶寒、头痛恶心、倦怠乏力，十分难受。霍香急忙把嫂子扶到床上，说："您恐怕是中暑了，治这种病不难，咱家的后山上就有能治这种病的药草，我马上上山去把它采来。"嫂子不放心，让霍香别去了。霍香执意进了深山。

霍香一去就是一整天，直到天大黑时才跌跌撞撞地回到家。只见她手里提着一小筐药草，两眼发直，精神萎靡，一进门便扑倒在地，瘫软成一团。嫂子连忙下床将她扶起，坐在床上，询问其缘由。霍香说，她在采药时，不慎被毒蛇咬伤了右脚，中了蛇毒。嫂子听后顿时神情紧张，赶紧将霍香右脚的鞋袜脱下。此时，霍香的脚面上有两排被蛇咬的牙印，脚又红又肿，连小腿也肿胀变粗了。嫂子抱起霍香的右脚，准备用嘴把毒汁吸出来。但霍香怕嫂子中毒，死活不肯。等乡亲们听见嫂子的呼救声将郎中找来时，却为时已晚。

嫂子用霍香采来的药草治好了病，并在乡亲们的帮助下埋葬了霍香。为了纪念霍香，嫂子便为这种有香味的药草起名为"霍香"，并让大家把它种植在房前屋后、地边路旁，以便随时采用。因其是一种药草，人们便在"霍"字头上加了一个"草"字头，将"霍香"写成了"藿香"。

【功效应用】 芳香化湿，和中止呕，发表解暑。用于湿浊中阻，脘痞呕吐，暑湿表证，湿温初起，发热倦怠，胸闷不舒，寒湿闭暑，腹痛吐泻，鼻渊头痛。

2. 苍术

【药材来源】 苍术为菊科植物茅苍术 *Atractylodes lancea*（Thunb.）DC. 或北苍术 *Atractylodes chinensis*（DC.）Koidz. 的干燥根茎，又名山精、赤术、马蓟、青术、仙术、茅术、南苍术、穹窿术、和苍术、东苍术、苍茅术等。始载于《神农本草经》，列为上品。

【性味归经】 辛、苦，温。归脾、胃、肝经。

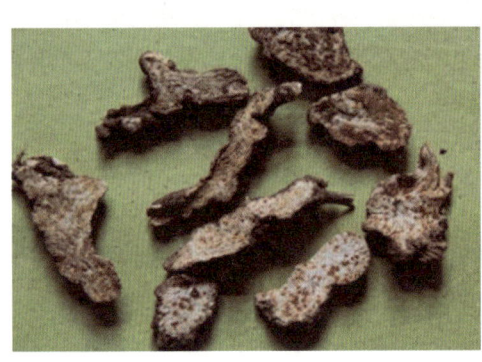 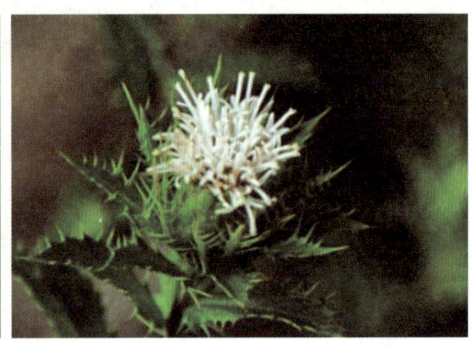

【传说故事】 茅山观音庵有个会看病的老尼姑，在周围一带很有名气。山里山外的人得了病，常到观音庵求医。老尼姑自己并不采药，而是让一个小尼姑帮她采药。小尼姑每天都照着老尼姑所说的到处去采药，至于什么药草能治什么病，她也不懂。老尼姑很贪财，谁给的钱多，她就给谁配好药；给的钱少的，她就胡乱用些野草去蒙骗人家。小尼姑看不惯，但她自己并不会用药，只能干着急。

有一天，一个穷人来求药，他一个钱也没有。老尼姑问也没问，硬把那人赶走了。

小尼姑十分气愤，她偷偷从屋里抓了一把开白花的药草，追到庵外，叫住那个人说："大哥，你先拿回去吃吃看。"

可是，等那人一走，小尼姑的心不安起来，"那人到底得了什么病？我给的药草能治他的病吗？千万别吃坏了人呀！"

谁知过了些日子，那个穷人来到观音庵，竟对老尼姑千恩万谢，"多亏你们那位少菩萨，她把我爹害了多年的足膝软瘫病治好了。"

老尼姑觉得十分奇怪，心想：庵里没有治那种病的药啊！就审问小尼姑："你偷了我的什么药？快说！"

小尼姑也弄不清这是怎么回事，后来留心一看才明白：原来那开白花的药草不是老尼姑让她采的，大概是自己采药时不小心将其裹进了药篮子里，又被老尼姑当成没用的野草扔到一边了。从那以后，小尼姑便知道这种药草可以治病。

过了些日子，小尼姑受不了老尼姑的气，逃出观音庵回家还俗了。她拜当地一位老郎中为师，整日挖药、认药，逐渐知道了很多药的药性。她发现当初那种药草有点像白术，不过它开白花，根苍黑，便将其叫作"苍术"。苍术不光可治足膝软瘫，后来人们慢慢发现，苍术还能治呕吐、腹泻等病。

【功效应用】 燥湿健脾，祛风散寒，明目。用于湿阻中焦，脘腹胀满，泄泻，水肿，脚气痿躄，风湿痹痛，风寒感冒，夜盲，眼目昏涩。

3. 厚朴

【药材来源】 厚朴为木兰科植物厚朴 *Magnolia officinalis* Rehd.et Wils. 或凹叶厚朴 *Magnolia officinalis* Rehd.et Wils.var.biloba Rehd.et Wils. 的干燥干皮、根皮及枝皮，又名厚皮、重皮、赤朴、烈朴等。始载于《神农本草经》，列为中品。

【性味归经】 苦、辛，温。归脾、胃、肺、大肠经。

【传说故事】 《本草纲目》中载："其木质朴而皮浓，味辛烈而色

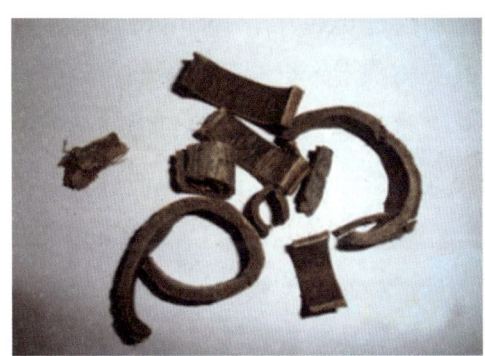
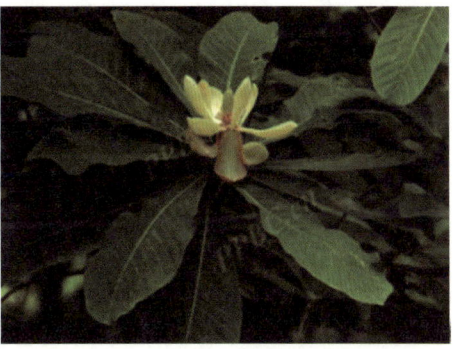

紫赤，故有厚朴、烈、赤诸名。"

相传，几百年以前，厚朴树本是天帝最宠爱的长子。

一次，天帝带着长子考察疆域途经东乡，路过长岭岗时，英俊潇洒、情窦初开的太子被东乡朴实的乡风民情、美丽的自然风光所吸引。当他正要随父皇起驾时，发现在吊脚楼上，一群土家姑娘正在纺纱、绣花，编织西兰卡普。姑娘们肆无忌惮的、银铃般的笑声，轻柔优雅的举止，如桃花满月般的面容深深吸引了他。太子蓦然感觉到，这白云深处的吊脚楼比自己居住的天宫更舒适，他当即请示父皇要留下来。父皇一听，觉得这简直是天方夜谭，自己年事已高，这次带他出来巡游，原本是要开阔他的眼界，回去就要传位给他。几个皇子中数他最聪明，具有镇疆治国的鸿鹄大志和能力。但是太子主意已定，怎么也不肯再回到皇宫。天帝生气极了，一挥手就把儿子变成了一棵厚朴树放在了木屋旁的田地里，心想：让他经受凄风苦雨的洗刷，让他遭受严寒贫瘠的考验，让他经受这样的磨难后，再接他回宫接任大位，他一定会从命的。

天上一天，地上一年。回宫的天帝吃不下饭睡不着觉，整日牵挂着儿子。于是派遣天兵天将到长岭岗接太子回宫。天兵天将看见太子变成的大树已深深地植根于泥土中，长得郁郁葱葱。太子表示，坚决不回天宫，要留下与山姑土家人为伴。

临行时，天兵天将问太子有什么需要帮忙的。

太子看了看身边的人，对天兵天将说："他们虽然很贫穷，但很勤劳，你们有什么办法帮助他们吗？"

天兵天将说："我们是神仙，他们是凡人，就是有神丹妙药也不能直接送给他们，要经过一种转换，要让他们经过辛勤劳作才能取得。"

太子一听觉得有道理，决定让天兵天将把上帝御赐的让他们在途中急用的仙丹留下来，送给这些百姓。天兵天将告诉太子，仙丹只能经过他的身体后，再变换成另一种物质，让山民通过劳作获取，帮助他们摆脱疾病和痛苦，幸福快乐地生活。太子毫不犹豫地接过仙丹，一口吞进了肚子里。随即，太子那挺拔单薄的身体披上了一件柔软暖和紫褐色的龙袍，为他遮风挡雨。这就是厚朴的皮为什么是紫褐色的缘故。

后来，在漫长的岁月中，当人们受苦受难的时候，太子就用身上的这件龙袍护佑百姓，用他幻化成的厚朴树造福于人类。当人们遇到胸腹疼痛、翻胃、呕吐、寒温、泻痢等疾病的困扰时，只要从龙袍上取下一小块皮熬汤喝，很快就痊愈了，这就是中药厚朴。当人们没有钱时，只要砍倒厚朴树，剥去树身上的龙袍到集市上卖，就能换回大把的钱，解决他们的困难。去了皮的厚朴树同时还可以用来制作高档家具。

【功效应用】 燥湿消痰，下气除满。用于湿滞伤中，脘痞吐泻，食积气滞，腹胀便秘，痰饮喘咳。

【鉴别用药】 苍术与厚朴：均为化湿药，药性辛、苦，温，具有燥湿之功，常相须为用，治疗湿阻中焦之证。苍术以辛散温燥为主，为治湿阻中焦之要药，又可祛风湿；厚朴以苦味为重，苦降下气消积除胀满，又下气消痰平喘，既可除无形之湿满，又可消有形之实满，为消除胀满之要药。

4. 砂仁

【药材来源】 砂仁为姜科植物阳春砂 *Amomum villosum* Lour.、绿壳砂 *Amomum villosum* Lour.var. xanthioides T.L.Wu et Senjen 或海南砂 *Amomum longiligulare* T.L.Wu 的干燥成熟果实，又名缩砂仁、缩砂蜜、缩砂密等。始载于《药性论》。

【性味归经】 辛，温。归脾、胃、肾经。

【传说故事】 传说，很久以前，广东西部的阳春县暴发了一次范围较广的牛瘟，全县境内的耕牛一头头地病死，唯有蟠龙金花坑附近村庄的

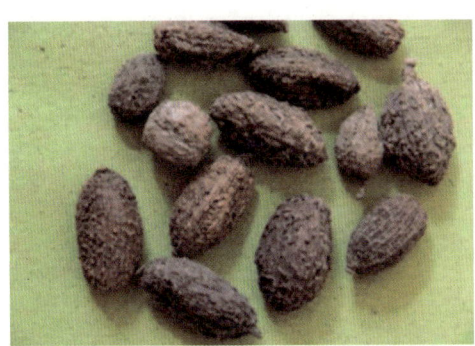
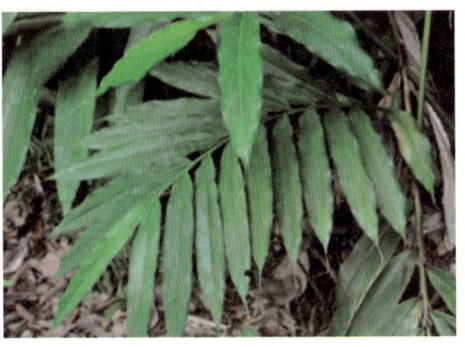

耕牛没有感染瘟疫,而且头头强健力壮。当地几个老农感到十分惊奇,便把这一带的牧童召集起来,查问他们每天在哪里放牧,牛吃些什么草。牧童们纷纷说:"我们全在金花坑放牧,那儿生长着一种叶子散发出浓郁芳香、根部发达、结着果实的草,牛很喜欢吃。"

老农们听后,就和牧童们一同来到金花坑,看见那里漫山遍野生长着这种草,将其连根拔起,摘下几粒果实,放入口中,一种香、甜、酸、苦、辣的味道冲入了脾胃,让人感到十分舒畅。大家品尝了之后,觉得这种草既然可治牛瘟,也许也能治人的病,所以就采挖了一些带回了村里。

一些因受了风寒而引起胃脘胀痛、不思饮食、连连呃逆的人吃了这种草后,效果较好。后来人们又将这种草移植到房前屋后,久而久之这种草成为一味常用的中药。这就是"阳春砂仁"的由来。

【功效应用】 化湿开胃,温脾止泻,理气安胎。用于湿浊中阻,脘痞不饥,脾胃虚寒,呕吐泄泻,妊娠恶阻,胎动不安。

5. 豆蔻

【药材来源】 豆蔻为姜科植物白豆蔻 Amomum kravanh Pierre ex Gagnep. 或爪哇白豆蔻 Amomum compactum Soland ex Maton 的干燥成熟果实,又名圆豆蔻、白豆蔻、紫蔻、十开蔻等。始载于《开宝本草》。

【性味归经】 辛,温。归肺、脾、胃经。

【传说故事】 明代李时珍云:"凡物盛多曰蔻。豆蔻之名,或取此义。"豆蔻即白豆蔻。白豆蔻的果壳有一点白,薄薄的,像纸那样薄,里

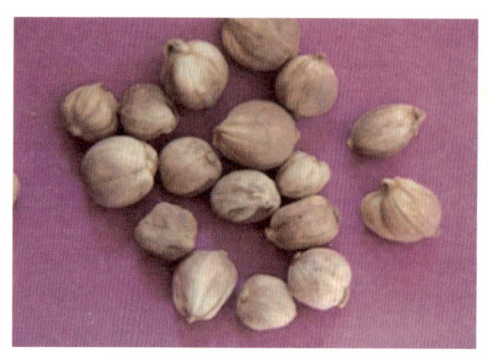
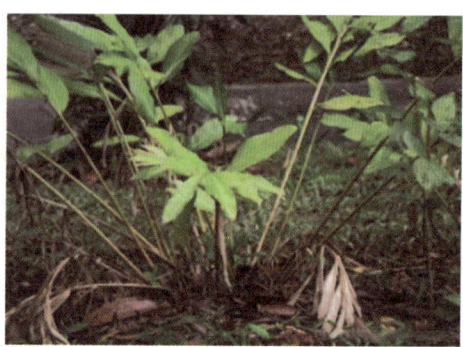

面是它的种子团。关于白豆蔻名字的由来还有一段传说。

传说，唐代有一个白员外，家中有一女，有沉鱼落雁之容，闭月羞花之貌，人见人爱。可是，白小姐患有一种怪病，经常胸闷呕吐。白员外多方求医问药，总是无济于事。后来白小姐的病越来越严重了，一吃饭就吐，整个人瘦弱单薄，好像一阵风就能把她吹走。

白员外最后想出一个办法，就是求医招亲，谁能医好女儿的病，就招其为女婿。招亲榜文张贴后，人们看完都摇着头走了。只有一位刚及第的秀才揭下了榜文，前往白员外家。

可是，在秀才还未赶到时，白小姐吐血了。她告诉家人，她死后会幻化为一种小草，专治像她这样的病人。等到秀才赶到时，白小姐已经去世了。

家人将白小姐埋葬后不久，她的坟头长满了一种茂盛的小草，开花时特别好看，活像活着的白小姐；结的小果像豆子，外面包着一层薄薄的果皮，像白小姐平日里穿着的白纱裙。

后来人们得了胸闷呕吐的病，就来白小姐的坟头采些果实吃，病很快痊愈了。人们称这种小草为"白豆蔻"。

【功效应用】　化湿行气，温中止呕，开胃消食。用于湿浊中阻，不思饮食，湿温初起，胸闷不饥，寒湿呕逆，胸腹胀痛，食积不消。

6. 草豆蔻

【药材来源】　草豆蔻为姜科植物草豆蔻 *Alpinia katsumadai* Hayata 的干燥近成熟种子，又名草蔻、草蔻仁、假麻树、偶子等。始载于《名医别录》。

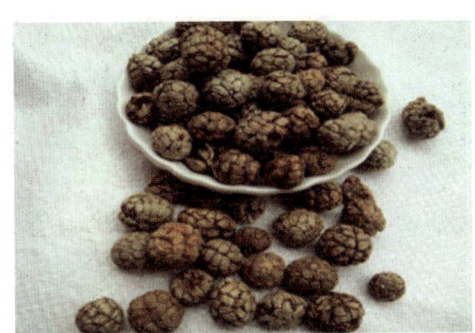
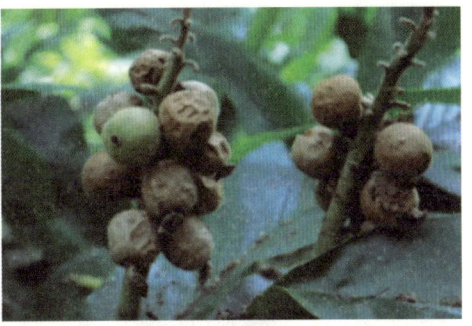

【性味归经】　辛，温。归脾、胃经。

【传说故事】　相传，有一个郎中一直想要个孩子，老年终得一女，但女儿总是吐乳、腹泻。郎中觉得女儿的病是因脾胃虚寒所致，就试着给熬了几服中药，可女儿说什么也不肯喝。

一次，郎中在采药时顺便采了一些草豆蔻回来。旁边的女儿爬了过来，抓着一颗草豆蔻玩。草豆蔻果实饱满，非常好看。郎中也没管她。玩了一会儿，女儿竟然把草豆蔻塞进了嘴里，郎中连忙阻止道："这脏东西可不能乱吃。"可女儿哭闹不已。郎中无奈，只得依着女儿。小孩儿哪管脏不脏，总往嘴里塞。郎中想：草豆蔻味辛香、性温，或许对女儿的脾虚胃寒证有作用。他决定用草豆蔻煎汤试试看。

令他万万没想到的是，女儿很喜欢喝，一连喝了好几口。喝了这汤以后，女儿开始爱喝奶了，慢慢地身体也好了起来。原来这草豆蔻还是一味温中止呕的好药呢。

【功效应用】　燥湿行气，温中止呕。用于寒湿内阻，脘腹胀满冷痛，嗳气呕逆，不思饮食。

7. 草果

【药材来源】　草果为姜科植物草果 Amomum tsao-ko Crevost et Lemaire 的干燥成熟果实，又名草果仁、草果子等。始载于《饮膳正要》。

【性味归经】　辛，温。归脾、胃经。

【传说故事】　草果被广泛应用于香料制作及药草配伍，但在古时候，

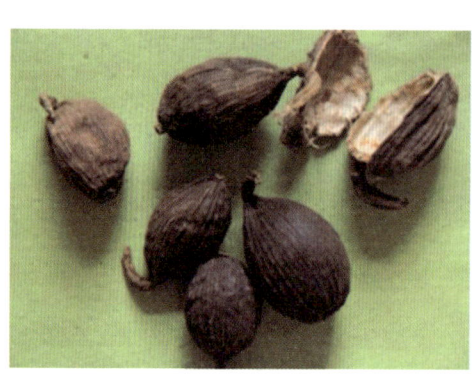
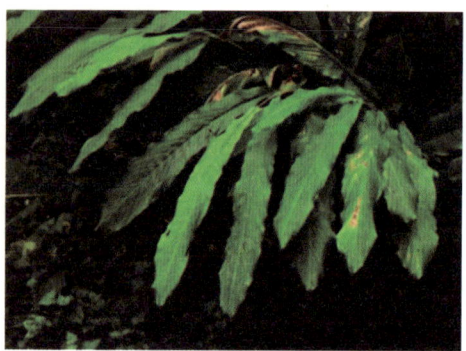

它曾因成熟时种子破碎后散发出臭味而让人望而却步。直到有一天，人们改变了对草果的看法。

相传古时候，有一家人在地里忙活了一天，天色渐渐地晚了。

"你先带孩子回去做饭吧，我把这点儿活干完就回。"丈夫擦了把汗对妻子说道。

"嗯，干不完明天再干吧，你也早点回家。"妻子说着就领着两个孩子回去了。两个孩子都不到 10 岁，跳来跳去，相互嬉戏。

到家后，妻子一边做饭，一边收拾着屋子。

天黑了好一会儿后，丈夫才回来。"爹爹回来了，吃饭了！"在两个小孩的叫嚷声中，一家人开饭了。

"嗯，好香啊！"一个小孩赞道。

"是啊，今天的饭你是怎么做的？"丈夫也诧异道。

"还能怎么做？还不是白面加水做出来的。"妻子虽然也觉得今天的饭味道不一样，可她也不知道其中的缘由。

丈夫跑到锅边看了看，没发现什么异常，只看到锅边有几粒草果，又扒开饭找了找，发现里面也有几粒草果，已经煮得变了样。"想不到是草果的缘故。"丈夫恍然大悟。

原来，在妻子做饭的时候，两个孩子拿着从山上摘的草果子扔着玩，不小心把几粒掉进了锅里，今天的饭才特别香。

从那以后，他们在煮饭时总要加一些草果进去，孩子们也喜欢吃。日久天长，这户农家的一个小孩儿的腹胀呕吐病也治好了。

【功效应用】 燥湿温中，除痰截疟。用于寒湿内阻，脘腹胀痛，痞满呕吐，疟疾寒热，瘟疫发热。

（武跃）

第六章 利水渗湿药

凡能通利水道、渗泄水湿，以治疗水湿内停病症为主要功用的药物，称利水渗湿药。水湿可以外感，也可以内生。当湿邪散漫无形的时候，常常称为湿；凝聚有形了，就称为水，所以有"湿为水之渐，水为湿之积"的说法。利水渗湿药对于有形的积水，直接通过通利小便让它排出来，即为利尿；对于无形湿邪让它慢慢地渗透，由分散到集中后才能排出体外，即为渗湿。此类药物味多甘淡，药性平和，主入膀胱、脾、肾经。能通畅小便，增加尿量，促进体内水湿之邪的排泄，故有利水渗湿的作用。对于小便不利、水肿、痰饮、淋证、湿热黄疸、湿热疮疹、湿热痹证、湿热带下等与水湿有关的病证，这类药都可以使用，主治证很广泛。根据其药性和作用的不同，可分为利水消肿药、利湿退黄药和利尿通淋药三类。

1. 薏苡仁

【药材来源】 薏苡仁为禾本科植物薏苡 *Coix lacryma-jobi* L.var.mayuen（Roman.）Stapf 的干燥成熟种仁，又名米仁、川谷、解蠡、起实、芑实、赣米、赣珠、感米、薏珠子、回回米、菩提子、必提珠、薏米、薏仁、苡仁、苡米、草珠子、草珠儿、六谷米等。始载于《神农本草经》，列为上品。

【性味归经】 甘、淡，凉。归脾、胃、肺经。

【传说故事】 薏苡仁药食同源。关于薏苡仁，有一个这样的故事。相传，东汉时期，南方一带流行瘴气，患病的人手足麻木、下肢浮肿，进而发展为全身肿胀,由于病多从下肢起,故中医称之为"脚气病"。

号称"伏波将军"的马援奉汉光武帝刘秀之命,率兵远征广西,平息南疆之乱。军中士卒都是北方人,染此病者颇多,不能继续打仗了。马援只好下令安营扎寨,请随军郎中诊治,可随军郎中从没治过这种病,眼看患病将士日益增多,马援便下令贴告示:"只要有人献方能治这种病,赏白银500两。"告示贴在大营门外,可是三天过去了,没见有人来献方。一直等到第七天,才见一个手里拿着一根打狗棍的乞丐来到营门外,看了告示后将它揭了下来。士兵们将乞丐带到大营内。

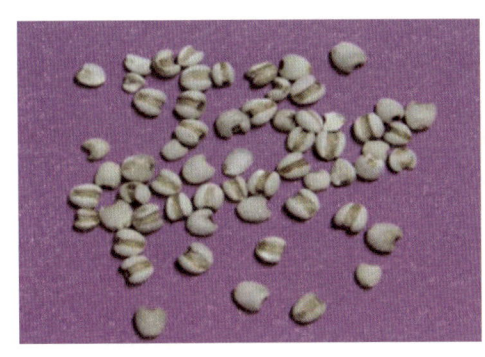 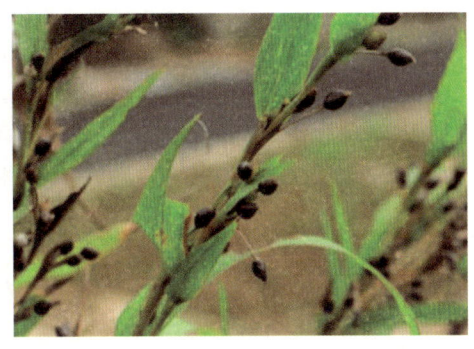

马援问道:"你有何妙方?"

乞丐笑了笑,从讨饭罐里拿出一把像珠子一样的东西说:"这叫'薏珠子',也叫'薏苡仁',这边田里都有种植。用它煎汤,喝完后就会好的。"

马援半信半疑,让士兵采集一些来试一试。可没想到,乞丐献的方子真灵验,患病的士兵服了薏苡仁汤后很快就好了。马援非常高兴,准备拿出500两银子重谢乞丐,可是乞丐已不知去向了。

马援平定南疆凯旋回朝时,带回几车薏苡种子,准备在北方种植。谁知此事被好事者诬告为搜刮大量明珠,请皇上治罪,但整个朝野都认为这是一宗冤案,故把它称为"薏苡之谤"。白居易也曾写下"薏苡谗忧马伏波"之诗句。

【功效应用】 利水渗湿,健脾止泻,除痹,排脓,解毒散结。用于水肿,脚气,小便不利,脾虚泄泻,湿痹拘挛,肺痈,肠痈,赘疣,癌肿。

2. 茯苓

【药材来源】 茯苓为多孔菌科真菌茯苓 *Poria cocos*（Schw.） Wolf 的干燥菌核，多寄生在松科植物赤松或马尾松等树根上，又名松腴、松薯、松木薯、松苓、不死面、茯菟、茯兔、云苓、茯灵、茯爹、绛晨伏胎等。始载于《神农本草经》，列为上品。

【性味归经】 甘、淡，平。归心、肺、脾、肾经。

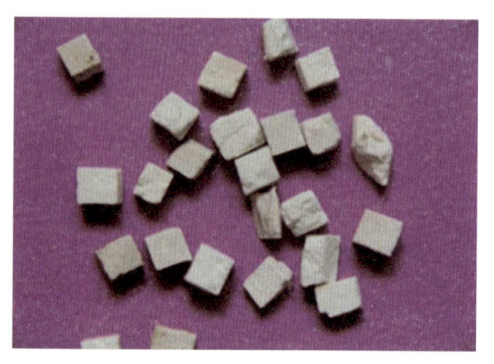
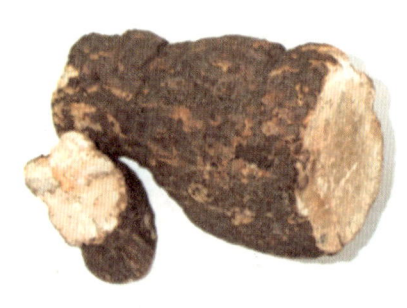

【传说故事】 古代文献将"茯苓"记作"伏灵"。"伏"即潜伏、伏藏之意，"灵"即灵气之意。茯苓寄生在腐烂了的松树根上，有的松树根从茯苓中心穿过，茯苓抱木而生。古人认为松树是很有灵气的，松树死后灵气就伏结于根部，所以称为"伏灵"。关于茯苓名字的来历民间还流传着这样一个故事。

相传，古代有个大员外，家庭富裕。家中只有一个女儿，名叫小玲。员外还请了一个身强力壮的长工专管田土、料理家务，名叫小伏。这人很勤快，员外的女儿暗暗喜欢上了他。员外知道后非常生气，准备把小伏赶走，还把女儿关了起来，并托媒为女儿许配了一个富家子弟。小伏和小玲得知此事后，两人便一起从家里逃了出来，来到了一个小村庄。

后来小玲得了风湿病，常常卧床不起。小伏日夜照顾她，二人患难相依。

有一天，小伏进山为小玲采药，忽见前面有只野兔，他用箭一射，射中了兔子的后腿，兔子带着伤跑了。小伏紧追不舍。追到一片被砍伐的森林，兔子忽然不见了。他四处寻找，发现在一棵松树旁，一个球形的东西上插着他的那支箭。于是，小伏拔起箭，发现棕黑色球体表皮裂口处白似番薯。他把这种东西挖回家，做熟了给小玲吃。

第二天，小玲就觉得身体舒服多了。小伏非常高兴，经常挖这些东西给小玲吃，小玲的风湿病渐渐痊愈了。

由于这种药是小玲和小伏第一次发现的，人们就把它叫作"茯苓"。

【功效应用】 利水渗湿，健脾，宁心。用于水肿尿少，痰饮眩悸，脾虚食少，便溏泄泻，心神不安，惊悸失眠。

【鉴别用药】 茯苓与土茯苓：茯苓是一种菌类，一般寄生于松树根部；土茯苓是一种植物，为藤蔓植物，叶如大竹叶而更为厚滑，根连缀而生，大如鸡鸭蛋。茯苓性味甘、淡，平，归心、脾、肾经，能安神益气、止渴、利小便、益脾胃，是利水渗湿药；土茯苓也甘、淡，平，但归肝、胃经，能健脾胃、强筋骨、祛风湿、利关节、止泻，治拘挛骨痛、恶疮痈肿，是清热解毒药。

茯苓与薏苡仁：均归脾经，都能健脾利水渗湿，对于脾虚湿盛之证，常相须应用。茯苓性平和缓，为利水渗湿之要药，其利水渗湿较薏苡仁为强。对于水肿，无论寒热虚实，均可配伍使用。取其利水健脾之功，常用治痰饮病眩晕、心悸、咳嗽等，为治痰饮病之要药；又有宁心作用，常用治心悸怔忡、失眠多梦等。薏苡仁性凉，能除痹、排脓、解毒散结，对于湿痹拘挛、肺痈、肠痈、赘疣、癌肿为常用。

3. 泽泻

【药材来源】 泽泻为泽泻科植物泽泻 Alisma orientalis（Sam.）Juzep. 的干燥块茎，又名水泻、芒芋、泽芝、及泻、水泽、文且、宅夕、车苦菜、天秃等。始载于《神农本草经》，列为上品。

【性味归经】 甘、淡，寒。归肾、膀胱经。

【传说故事】 从前，有一个医徒从老医师那里学了扎实的理论知识后，老医师告诉医徒："要想医术更加精进，须到外面游历，积累更多的经验。"于是医徒开始了他的游医生涯。

这一天，医徒来到一个地方，他发现这里的居民多患水湿之疾，当地的大夫多用茯苓、白术治疗，但效果不佳。患者多数在服药时有所好转，且见效慢，断药后就复发了。该病疗程长，患者多因经济或疗效不佳等原因不能坚持用药，终成顽疾。

医徒决定解决这个难题。他想：大部分患者是因为不能承担长期治疗的经济压力而放弃治疗，因此必须找到一种廉价的药材，才能解决根本问题。于是他开始研究本地盛产哪些药材。经过数十天的收集，他发现该地盛产一种水生植物，它善利水渗湿。医徒采了一些单独煎水给一些患者喝，其中病情较轻者效果很好，而水湿症重者效果不佳。医徒令重症者再买茯苓、白术等与之一起煎服，效果颇佳，待症状减轻后再单服。该法不仅水肿消得快，花钱也不多。

这一方法得到了当地郎中的认可，他们请医徒为这种药草取名，医徒道："去水曰'泻'，如泽水之泻也，就依其功用而取名'泽泻'吧。"

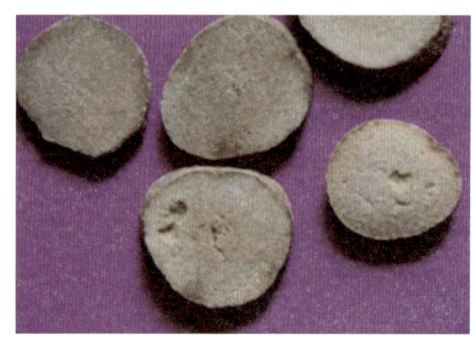
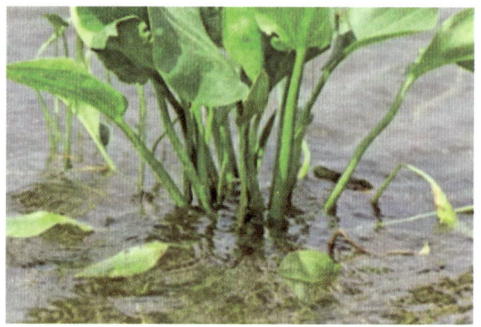

【功效应用】　利水渗湿，泄热，化浊降脂。用于小便不利，水肿胀满，泄泻尿少，痰饮眩晕，热淋涩痛，高脂血症。

4. 猪苓

【药材来源】　猪苓为多孔菌科真菌猪苓 *Polyporus umbellatus*（Pers.）Fries 的干燥菌核，又名野猪粪、朱苓等。始载于《神农本草经》，列为中品。

【性味归经】　甘、淡，平。归肾、膀胱经。

【传说故事】　《神农本草经》中载："司马彪注作豕囊，云：一名猪苓,根似猪卵,可以治渴。"《本草图经》中载:"……乃有生土底,皮黑作块,似猪粪,故以名之。"猪苓在民间有"野猪粪"之称。古人对动物大便有不同的称呼,如马的大便叫马通,牛的大便叫牛粪,猪的大便叫猪苓。猪苓呈黑色团块状,就像干燥了的猪大便一样,故名。关于猪苓,民间还流传着这样一个故事。

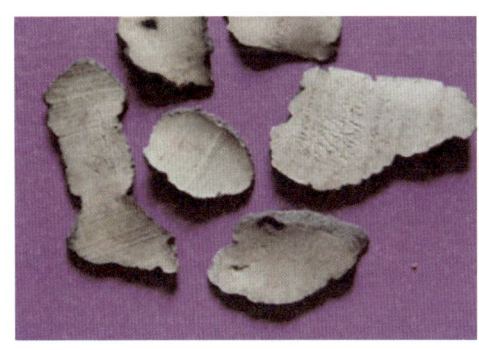
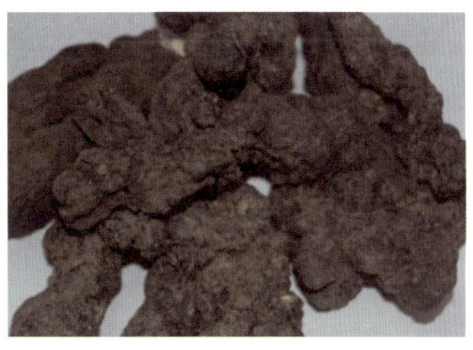

传说,太白山上有一个小村庄,靠山吃山,山中珍奇养活着这个村庄的村民。可是有一年,久旱无雨,连日的高温让人们无处躲藏。太白山上光秃秃的,成了不毛之地,山中的飞禽走兽也不知到哪儿去了。人们找不到猎物,草根也快挖完了。当地一些老人和孩子经不住高温和缺水少食的煎熬,患上了水肿,尿不出来;年壮的也有的患上了淋病,小便短赤。

村里有一位大娘,早年嫁入令家,丈夫早已去世,也不知道其姓氏,人们都叫她令大娘。令大娘家中还有一个婆婆,婆婆也得了水肿病,不能下地。令大娘平时特别孝顺婆婆,干活勤快。在这干山头上,找不到食物,年轻力壮的就到更远的地方打点儿猎物。令大娘不能走远,因为还要照看年迈的婆婆,就在近处靠挖草根度日。

一天,她在挖草根时,不小心挖到了一堆野猪粪,这野猪粪被她挖烂的内部是白色的,闻起来也不臭。实在是没有什么东西可吃的,令大娘想:不妨将这东西带回去,或许能吃。于是就挖了一些放在篮子里,拎回了家。有东西填肚子,总比饿着强。令大娘将野猪粪的黑皮刮掉,和婆婆煮着吃了。

一连几天,她就连挖带捡一些没人要的野猪粪,带回来吃。奇迹出现了,婆婆的病居然好了许多。婆婆挣扎着和她一同出去挖草根,令大娘就将捡野猪粪的事情告诉了婆婆。婆婆不大相信,说:"猪粪煮水不就化汤了吗？可这几天吃得还挺有嚼劲。"她按照儿媳妇说的，捡了一些剥开一看，里面的肉是白色的，味道与媳妇做出来的一样。于是婆婆逢人便说野猪粪竟能吃，村里人也知道了，纷纷挖着吃，不仅能充饥，一些村民的水肿和尿赤病也治好了。

后来人们知道这肯定不是猪粪，可能是一种他们不知名的草根，又因为是令大娘发现的，就给另起了一个名字叫"猪苓"。

后来，太白山上下雨了，人们不缺食物了，平日里就不吃猪苓了，可有水肿、尿赤病的人就挖一些回来吃。渐渐地，猪苓就作为一味治疗水肿的中药传下来了。

【功效应用】 利水渗湿。用于小便不利，水肿，泄泻，淋浊，带下。

【鉴别用药】 茯苓与猪苓：皆为甘淡、性平之药，均能利水渗湿，用于治疗水肿、小便不利等水湿内停证。茯苓的利水作用较弱，还有健脾补中、除湿化痰、宁心安神的功效，属于能泻能补之品；猪苓的利水渗湿之力胜于茯苓，但它只能泻，而无补脾、宁心安神及化痰的功效。

5. 冬瓜皮

【药材来源】 冬瓜皮为葫芦科植物冬瓜 Benincasa hispida（Thunb.）Cogn. 的干燥外层果皮，又名白瓜皮、白东瓜皮等。始载于《开宝本草》。

【性味归经】 甘，凉。归脾、小肠经。

【传说故事】 传说，冬瓜是神农氏培育的。古代东、南、西、北都种植瓜，分别被命名为东瓜、南瓜、西瓜、北瓜。南瓜、西瓜、北瓜都到

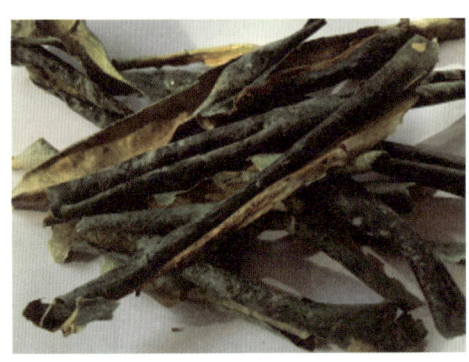 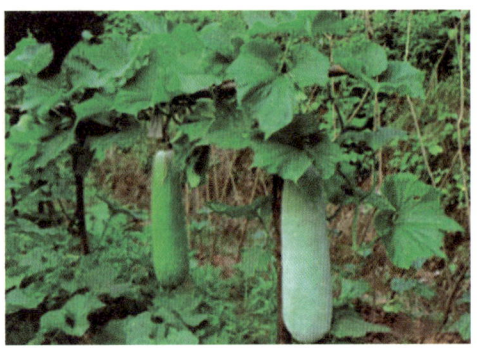

自己的封地安家落户，造福于民，只有东瓜犟头怪脑的，不愿意去，说东方海风大，生活不习惯。神农氏只好让它换个地方，西方它嫌沙多，北方它怕冷，南方它惧热，最后还是去了东方。

神农氏看到东瓜回心转意了，便高兴地说："东瓜，东瓜，东方为家。"

冬瓜立即答道："是冬瓜不是东瓜，处处都是我的家。"

神农氏说："冬天无瓜，你喜欢叫冬瓜，愿意四海为家，就叫冬瓜吧。"

于是，东瓜就改名叫"冬瓜"了。

有关冬瓜皮治病还有一个传说。

相传在宋代，有一个村庄的一户人家精打细算地过日子。夏季时就将菜叶摘下来晒干，等到没菜的季节吃。吃瓜的时候，就将瓜皮削下来晒干，留着以后吃。

有一年春天，家中老母忽然得了水肿病，下肢浮肿，用手指按压还会出现凹陷，很长时间不能恢复。因为年老，行动不便，就没有去看医生。媳妇为了让老母亲增加食欲，就在做饭的时候加一些晒干的绿色蔬菜。叶子吃完了，就加一些冬瓜皮。吃了一段时日，老母亲的水肿病居然好了。

一连几年，每到春天，老母亲就犯病。犯病时，媳妇就在菜里加一些干菜，过些时日老母亲的病就好了。大家都认为这病是天气变化引起的，过了这个季节病自然就好了，也没往别处想。

后来，一年秋天，婆婆的水肿病又犯了。因为正值秋天，媳妇就挑一些新鲜的蔬菜给婆婆吃。大约过了一个多月，婆婆的病也不见好转。有一天，婆婆忽然想起每年春天吃的熬冬瓜皮的味道，就让媳妇找一些冬瓜皮熬着吃。结果婆婆吃了一次，水肿就消退了不少。连着吃了几天，水肿病就好了。这时，大家猜测，是不是与吃冬瓜皮有关。

到了第二年春天，婆婆的水肿病又犯了，媳妇有意煮一些冬瓜皮给婆婆吃，结果没过几天病好了。以后，每到婆婆犯病，媳妇就煮冬瓜皮给婆婆吃，很快就好了。村里有人得了水肿病，吃了冬瓜皮都好了。渐渐地，村里人每有患水肿的病人，就吃冬瓜皮。

【功效应用】 利水消肿。用于水肿胀满，小便不利，暑热口渴，小便短赤。

6. 香加皮

【药材来源】 香加皮为萝摩科植物杠柳 Periploca sepium Bge. 的干燥根皮,又名北五加皮、羊奶藤、羊桃梢、羊奶子、杠柳皮等。始载于《中药志》。

【性味归经】 辛、苦,温;有毒。归肝、肾、心经。

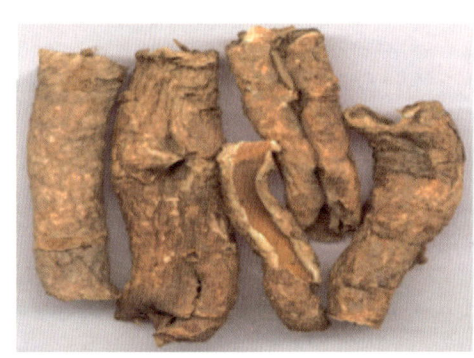 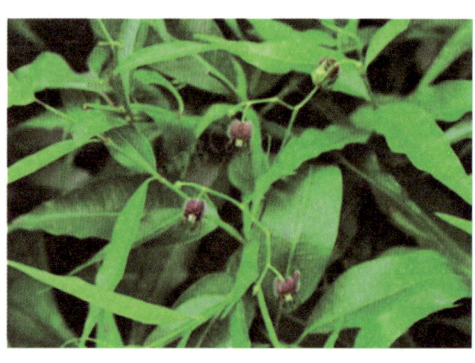

【传说故事】 香加皮又称北五加皮,其作为祛风湿、强筋骨药物使用时宜慎用,以防中毒。制作五加皮酒时应该用南五加皮,不宜用北五加皮,处方用药也应注明。

相传,古时候,有一个叫张医仙的大夫在湘南一带很出名。南方多阴邪水湿,该地居民多嗜烟酒,因此多患风湿病。风湿之邪易阻气机、重浊、黏滞、趋下,病程长,预后不佳。外感湿邪,常见恶寒风热、汗出身热不退、四肢倦怠、关节肌肉疼痛等症状;湿浊内阻肠胃,常见胸闷不舒、食欲不振、大便油泄、小便不利等症状。

张医仙所治的病人中八成都患风湿邪气,该地大夫也颇多,但张医仙凭借其多年的从医经验,疗效多验,因此其病人尤多。张医仙治湿多用防己、秦艽、豨莶草、臭梧桐、络石藤、桑寄生、海桐皮、寻骨风等利湿药,当然也包括五加皮。当时亦流行药酒调养各种慢性疾病,张医仙常利用晚上或其他闲暇时间调制一些药酒或指导患者自行配制各种药酒。针对湿邪,张医仙常加入五加皮以加强利湿之功。

当时尚未区分南、北五加皮,张医仙平时配药所购买的五加皮多是南五加皮，也就是现在所说的五加皮。而有一次，当地五加皮脱销，药商购进了一批北五加皮，也就是现在所说的香加皮，张医仙买进这批五加皮后按往常的配制方法调制成药酒给患者服用。

一周过去了，大量患者前来复诊，皆称病情并未好转，并有患者自觉饮用药酒后出现心慌、气短等不适。张医仙并不知问题之所在，令患者停服药酒，重新发药予以煎服。

张医仙闲下来时想：这批药酒的问题出在哪儿，明显不是药方的问题，因为以前也按这个方子配过，并未出现过类似情况。张医仙想到，问题肯定出在这批药材上面，在这期间其他药材没有新购买的，也没有换过药商，唯独五加皮当时吃紧，是北方的一个药商来兜售的。张医仙重新购买了些当地药商的五加皮做对比研究，他发现上次买的五加皮也有利水消肿、祛风湿、强筋骨的功效，但其有毒性。为了防止后人再误用，张医仙就将此种五加皮称为"北五加皮"，就是现在所说的香加皮，不宜用于药酒。

【功效应用】　利水消肿，祛风湿，强筋骨。用于下肢浮肿，心悸气短，风寒湿痹，腰膝酸软。

【鉴别用药】　香加皮与五加皮：香加皮为萝藦科植物杠柳的根皮，习称"北五加皮"；五加皮为五加科植物细柱五加的根皮，习称"南五加皮"。两者均能祛风湿，强筋骨。北五加皮有强心利尿作用，有毒；南五加皮无毒，祛风湿、补肝肾、强筋骨作用较好：故两药临床不可混用。

7. 车前子

【药材来源】　车前子为车前科植物车前 *Plantago asiatica* L. 或平车前 *Plantago depressa* Willd. 的干燥成熟种子，又名车前草、车前实、蛤蟆衣子、猪耳朵穗子、凤眼前仁等。始载于《神农本草经》，列为上品。

【性味归经】　甘，微寒。归肝、肾、肺、小肠经。

【传说故事】　相传，汉朝有一位名将名叫马武。一次，他率军征战，被敌军围困在一个荒无人烟的地方。那时正是六月，天气异常炎热。由于缺食少水，士兵和战马饿死、渴死的不在少数。士兵们又饿又渴，一个个小肚子胀得像鼓一般，痛苦不堪，尿像血一样红，小便时刺痛难忍，滴滴答答尿不出来。战马撒尿时也嘶鸣挣扎。军医诊断为尿血症，需要清热利水的药物来治疗。但是眼前根本就没有药，大家都束手无策。

马武有个马夫，名叫张勇。张勇和他分管的三匹马也同样得了尿血症，人和马都十分痛苦。

一天，张勇忽然发现他的三匹马都不尿血了，马的精神也好多了。这引起了张勇的注意，他便紧盯着马的活动，原来马啃食了附近地面上生长的牛耳形的野草。他想：大概是马吃了这种草治好了病，不妨我也吃些试试看。于是他拔了一些草，煎水服用了几天，感到身体舒服了，小便也正常了。

张勇把这一偶然发现报告了马武。马武大喜，立即号令全军吃"牛耳草"。几天之后，人和马都治好了。

马武问张勇："在什么地方采到的'牛耳草'？"

张勇指着前方，说："将军，那不是吗？就在大车前面。"

马武哈哈大笑道："真乃天助我也，好个车前草！"

此后，车前草可以治病这件事就传开了。因为此草一般长在路旁，所以又称"当道草"。

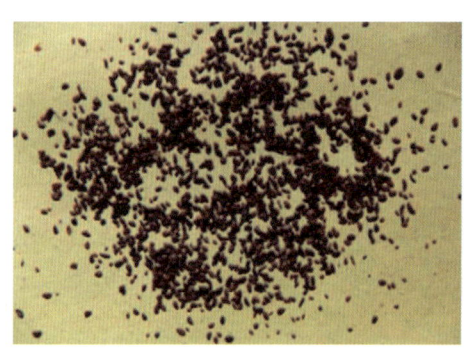 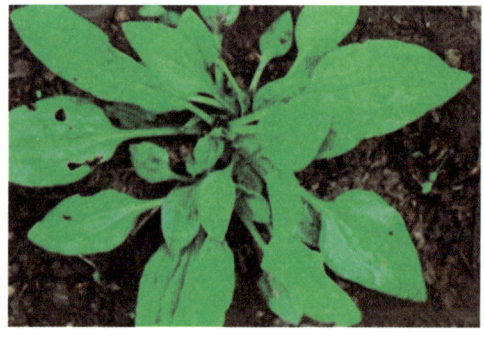

【功效应用】　清热利尿通淋，渗湿止泻，明目，祛痰。用于热淋涩痛，水肿胀满，暑湿泄泻，目赤肿痛，痰热咳嗽。

8. 石韦

【药材来源】 石韦为水龙骨科植物石韦 *Pyrrosia lingua*（Thunb.）Farwell、庐山石韦 *Pyrrosia sheareri*（Bak.）Ching、有柄石韦 *Pyrrosia petiolosa*（Christ）Ching 的干燥叶，又名石尾、石桩、石皮、石䇭、石兰、石剑、潭剑、虹霓剑草、金星草、生扯拢、金汤匙、石背柳等。始载于《神农本草经》，列为中品。

【性味归经】 甘、苦，微寒。归肺、膀胱经。

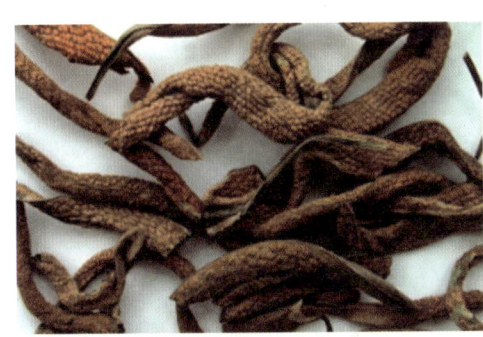 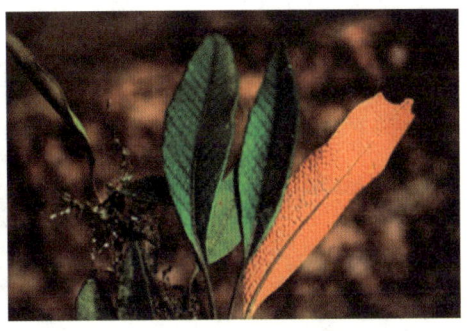

【传说故事】 传说，司马迁早年在宫廷当官，和他的父亲一样，都是吏官，主要负责记录帝王的日常事务以及朝政大事，实为帝王之"傀儡"。帝王只许司马迁颂其功勋而并不记录其过错，可司马迁经常不思变通，屡次得罪帝王。后来，司马迁因李陵之祸惨遭帝王之毒刑。

事后，司马迁隐居山林，开始撰写史书。有一天，司马迁突然感到小便涩痛不适，低头一看居然是血尿。他不敢和女儿、女婿说，便自己翻阅医籍，得知自己得的是淋症。他独自一人上山采药，在路过一条小溪时，看到溪流石头旁长了不少蕨类植物，远远看去就像长在石头表面一样，他知道，这就是他要找的中药。在此之前，有人把鞣制过的皮革称作"韦"，司马迁就将这种长在石头上的蕨类植物叫作"石韦"。

【功效应用】 利尿通淋，清肺止咳，凉血止血。用于热淋，血淋，石淋，小便不通，淋沥涩痛，肺热喘咳，吐血，衄血，尿血，崩漏。

【鉴别用药】 石韦与滑石：均性寒而通淋，对于热淋、石淋、尿道涩痛者，皆为常用之药。石韦有凉血止血之功，故偏治血淋；滑石性滑而利湿，常治疗石淋及湿热淋。此外，石韦能清肺止咳，滑石能清暑止渴，二药同中有异，各有所长。

9. 通草

【药材来源】 通草为五加科植物通脱木 Tetrapanax papyrifer（Hook.）K.Koch 的干燥茎髓，又名寇脱、离南、活莌、倚商、花草等，古称"通脱木"。始载于《本草拾遗》。

【性味归经】 甘、淡，微寒。归肺、胃经。

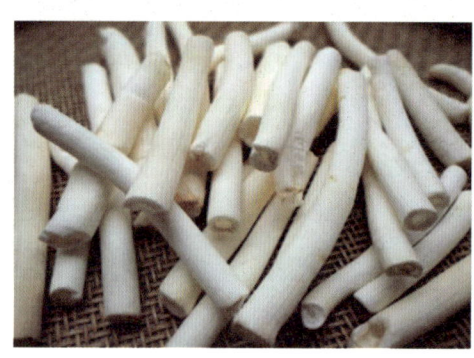 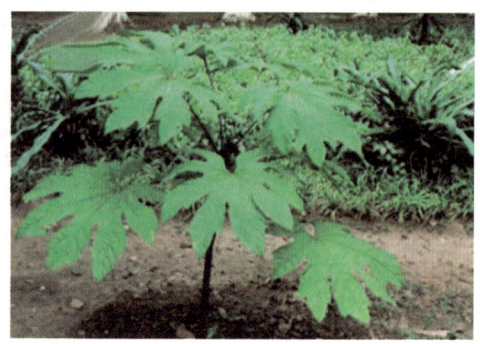

【传说故事】 《本草纲目》中载："嘉谟曰：白瓤中藏，脱木得之，故名通脱。"此药材具有通利水乳的作用，故名"通草"。

汉高祖刘邦早年在征战时，可谓是屡战屡胜，这得益于天时、地利、人和，当然也得益于他强健的身体。刘邦在击败西楚霸王项羽大军后，天下大局已定，一个新的王朝诞生了。

刘邦成为皇帝后，拥有三宫六院，生活开始变得奢靡起来。由于早年驰骋沙场，操劳过度，随着年事渐高，他的身体开始出现了各种状况。

一天夜晚，刘邦发现自己小便热赤，癃闭不止，淋沥涩痛，双下肢可见轻微水肿。他马上招来御医会诊。

御医们不敢有丝毫懈怠，几位御医轮流问诊，另外几位御医负责察看刘邦的面色并按压他的下肢。他们不敢出大声，更不敢在皇帝面前有丝毫不敬之意。前期诊断进行得很顺利。

接着,这些京城御医在烛光下进行会诊,大家各抒己见,甚是热闹。御医院汇集了全国各地的名医,但是大家都畏畏缩缩,不敢独挑大梁。这时,广东的一个御医果断建议用纸通为君药配伍组方给刘邦治病,因为他当初在岭南正是以此药为君药配伍组方治好了类似的病人。于是这个御医开好方,到御医房拿药,命令药膳房的人连夜煎服好送至刘邦寝宫。刘邦待试药的奴才喝下之后,自己也大口饮尽。

第二日清晨,刘邦更衣时觉小便爽,甚喜,大赏御医。他问御医:"此药何方?"

御医如实回答:"纸通。"

刘邦道:"好一个纸通,通利水道,干脆叫'通草'吧!"

【功效应用】 清热利尿,通气下乳。用于湿热尿赤,水肿尿少,乳汁不下。

10. 海金沙

【药材来源】 海金沙为海金沙科植物海金沙 *Lygodium japonicum* (Thunb.) Sw. 的干燥成熟孢子,又名铁蜈蚣、金砂截、罗网藤、铁线藤、蛤唤藤、左转藤等。始载于《嘉祐本草》。

【性味归经】 甘、咸,寒。归膀胱、小肠经。

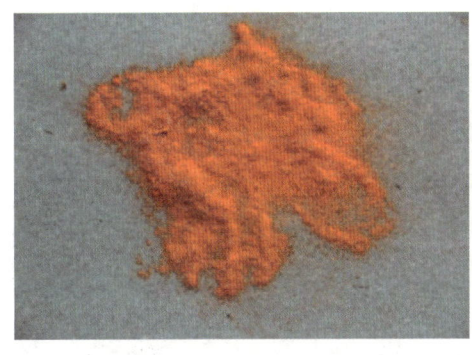
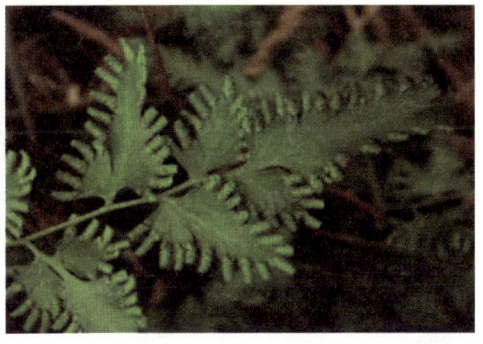

【传说故事】 《本草纲目》中载:"其色黄如细沙也。谓之海者,神异之也。"

北宋嘉祐二年(1057年)8月,北宋政府指派掌禹锡、林亿、苏颂、张洞、陈检、高保衡、秦宗古、朱有章等人,重新补注《神农本草经》。此书于嘉祐五年(1060年)8月完成,历时三年,书名为《嘉祐补注神农本草》,又称为《嘉祐补注本草》,简称《嘉祐本草》。据传,在该书编纂期间,海金沙开始被广泛应用。

相传,在嘉祐年间,有位民间草医郎中擅长治疗结石,但该药方只在家族内部传授,从不外传。

为了补注《神农本草经》,掌禹锡亲自拜访了这位民间草医。当掌禹锡见到郎中时,郎中正在山中采药。掌禹锡说明自己的来意后,郎中从药篓中取出海金沙,并声称这是治疗结石的草药。掌禹锡对海金沙这一草药也有所了解,便询问其使用方法。郎中告诉他,须在秋季采集海金沙的孢子,晾干后用甘草煎煮,服用后可治疗各种急性尿道炎、膀胱炎、前列腺炎,甚至血尿和尿路结石等疾病,且疗效显著。

随后,掌禹锡将这种草药的疗效记录于《嘉祐补注神农本草》中,使得这一治疗结石的良方为众人所知。

【功效应用】 清利湿热,通淋止痛。用于热淋,石淋,血淋,膏淋,尿道涩痛。

11. 木通

【药材来源】 木通为木通科植物木通 *Akebia quinata*(Thunb.)Decne.、三叶木通 *Akebia trifoliata*(Thunb.)Koidz. 或白木通 *Akebia trioliata*(Thunb.)*Koidz. var.australis*(Diels)Rehd. 的干燥藤茎,又名山通草、野木瓜、通草、附支、丁

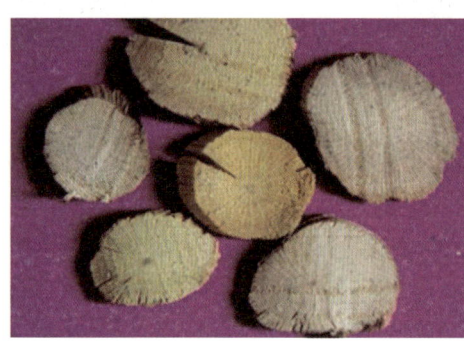
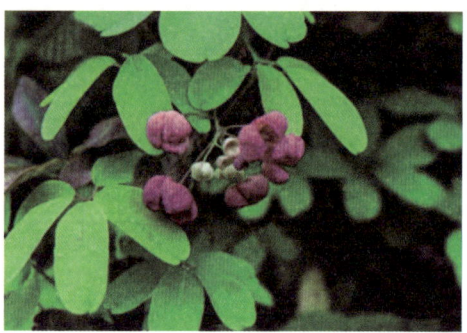

翁等,古称"通草"。始载于《神农本草经》,列为中品。

【性味归经】 苦,寒。归心、小肠、膀胱经。

【传说故事】 相传,长安城南有一位寡妇,她有一个体弱多病的儿子,家里家外全靠她一个人操持。她给儿子取名叫柱子,希望年幼的儿子能早日成为家庭的支柱。

某年秋季的一天,儿子突然生病了,这让母亲非常着急,因为为了维持生计,她每天上山挖药材卖钱,根本没有多余的钱请大夫。当看到儿子口中生疮,皮肤出现轻微水肿,而且一连几天尿量和尿的次数也较平常减少时,母亲实在不忍心,流下了心疼的眼泪。

由于母亲经常在药市卖药,对某些药物的功效比较了解,但她仍感到有些不安,不敢给儿子随便使用药物。她只是守在儿子身边,一步也不敢离开。

一天晚上,母亲做了一个梦,梦见了已故的丈夫。丈夫告诉她,他的坟地上长了一些植物,这些植物可以治愈柱子的病。只需要截取植物的茎部,去掉细枝,晾干后洗净,切成片状,晒干后让儿子煎汤饮下。

第二天一早,母亲就背起背篓,拿着工具,来到丈夫的坟前。果然,她看到坟地上长出了一些植物,还开着美丽的花朵。她按照丈夫告诉她的方法去做了。

几天后,儿子的病好了,又开始活蹦乱跳了。从那以后,母亲又知道了一种新药及其药效。每当她向购买药材的店铺老板解释这种药物时,总是自豪地说:"这种药让柱子排尿畅通,就叫它'木通'吧。"

【功效应用】 利尿通淋,清心除烦,通经下乳。用于淋证,水肿,心烦尿赤,口舌生疮,经闭乳少,湿热痹痛。

【鉴别用药】 通草、木通与小通草:今之通草,古称"通脱木"。今之木通,古称"通草"。小通草为旌节花科植物喜马山旌节花、中国旌节花或山茱萸科植物青荚叶的干燥茎髓,其性味归经、功效、主治病证、用量用法与通草相似,部分地区亦作通草使用。

12. 地肤子

【药材来源】 地肤子为藜科植物地肤 Kochia scoparia（L.）Schrad. 的干燥成熟果实，又名地葵、地麦、落帚子、扫帚子等。始载于《神农本草经》，列为上品。

【性味归经】 辛、苦，寒。归肾、膀胱经。

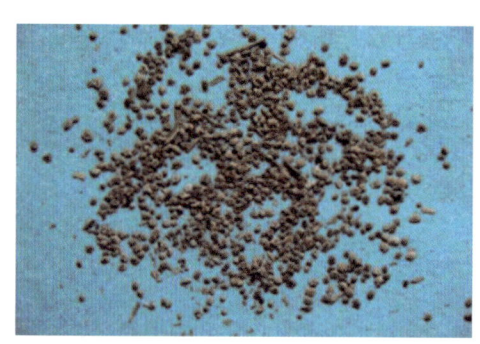
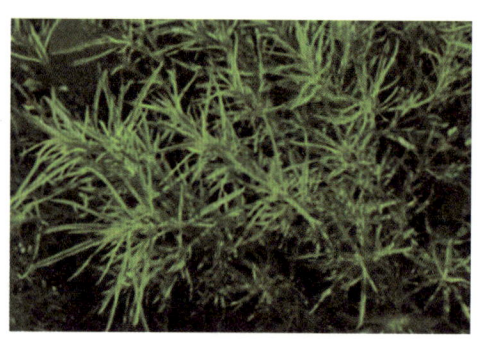

【传说故事】 传说，从前有个道士，喜欢炼制丹药，以寻求长生不老之术。

一天，他又在炼制丹药，可由于事先准备不足，丹药没有炼制成功。于是，他上山寻找各种金石草药、动物药材等，一连好几天都在山上度过。夜晚蚊虫叮咬甚是厉害，让他无法入睡。

眼看就要变天了，道士赶紧连夜下山，回到道观中。回来后，他感觉浑身不自在，身上瘙痒不安，很多地方都被抠出血来了。他准备烧一锅热水，泡个热水澡，看能不能有所缓解。

他用扫帚清洗了锅，添了满满一锅水。也许是因为几天没休息好的缘故，他居然忘记把洗锅用的扫帚拿出来了，直到水烧热后才发现，不过，他顾不得这么多了，把扫帚拿出来，把水倒入盆里，赶紧洗澡。洗浴完后，他明显感觉全身瘙痒减轻了，仔细一想，难道是因为那个扫帚的缘故？以后连续几天，他都用扫帚熬水洗澡，果然身上不痒了。

这个扫帚就是用地肤子做的。于是，他开始研究地肤子的功效，并将其记录下来：地肤子，一干数十枝，攒簇直上，其子繁多，星之精也。其味苦寒，得太阳寒水气化，盖太阳之气，上及九天，下彻九泉，外弥肤腠。故地肤之功，上治头而聪耳明目，下入膀胱而利水去疝，外去皮肤热气而令润泽。服之病去，必小水通长为外征也。

【功效应用】　清热利湿，祛风止痒。用于小便涩痛，阴痒带下，风疹，湿疹，皮肤瘙痒。

13. 灯心草

【药材来源】　灯心草为灯心草科植物灯心草 *Juncus effusus* L. 的干燥茎髓，又名秧草、水灯心、野席草、龙须草、灯草、水葱等。始载于《开宝本草》。

【性味归经】　甘、淡，微寒。归心、肺、小肠经。

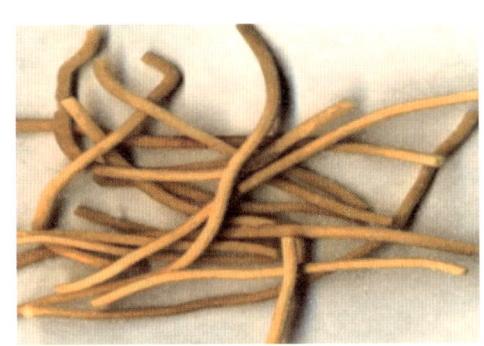
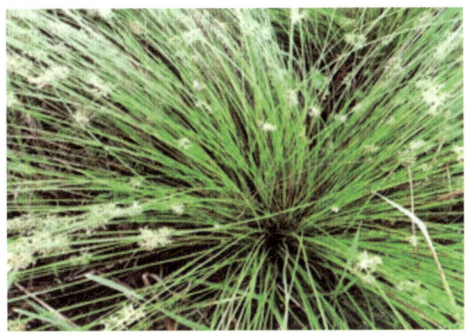

【传说故事】　传说，在广东信宜灯心塘有个良家妇女叫陈氏，她勤劳、正直、善良。她的父亲是远近闻名的医生，她自然学到了不少医学知识，谁家有人生病，有求必应，药到病除。父母亡故后，她嫁给了一个老实贫苦的农民，婚后生下一个男孩，日子过得还不错。

有一对夫妻生了一个女儿，孩子长得白白胖胖的，可是出生后不吃奶，双目紧闭，口角流水，心跳微弱，面色苍白。夫妻俩请来村里、县里的医生为女儿诊治，但都没有效果。村里人听说后，有人说陈氏能治好孩子的病。夫妻俩赶紧上门请陈氏来。

陈氏得知后，马上带着几条白色细长柔软的草药随夫妻俩朝他家赶去。陈氏边号脉边问病情，诊完后开始准备所需要的东西。她找来一个浴盆，在盆中倒入热水，把采来的新鲜药草搓碎搅拌后，给孩子洗头、擦身。接着便是烫点，她把一段白色草药放在油里蘸了蘸，又放在火里烧红，再将其贴到孩子身上，先是额头烫两点，最后手掌心烫两点，总共烫了14点。不一会儿，烫点发红，结成了痂。这时，孩子仍没有什么反应。陈氏说，过几天孩子的病就好了，她到时再来看，并嘱咐夫妻俩好好照顾孩子。说完就告辞了。

不久后，孩子的病果然好了，夫妻俩开心极了。后来，陈氏又来看过几次，见孩子无事，便放心地回家了。

后来，不知谁拾起丢弃在地上的白色草药，拿回家试着做成灯芯，灯光明亮了许多。由于它可以做灯芯，且是陈医生从她的家乡信宜灯心塘带来的，所以人们给它取名为"灯心草"。

【功效应用】　清心火，利小便。用于心烦失眠，尿少涩痛，口舌生疮。

14. 冬葵果

【药材来源】　冬葵果为锦葵科植物冬葵 *Mealva verticillata* L. 的干燥成熟果实，又名葵子、葵菜子、茼麻子等。始载于《神农本草经》，列为上品。

【性味归经】　甘、涩，凉。归大肠、小肠、膀胱经。

【传说故事】　传说，居住在河南少室山附近的族民发现了冬葵子及其药效。

一年，天大旱，地面干涸，农民粮食歉收，把绝大部分的粮食上交地

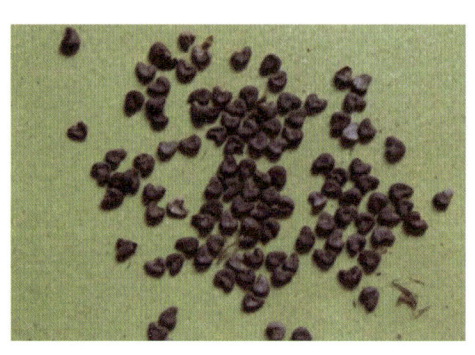
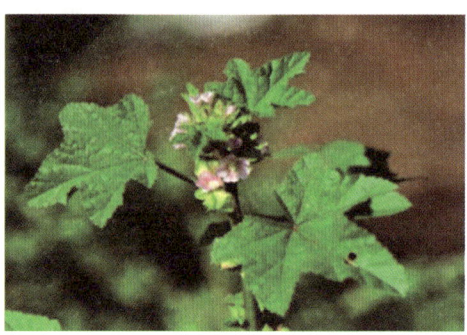

主后，剩下的难以度过漫漫冬季。少室山地势较高，山上郁郁葱葱，于是，他们陆陆续续开始上山寻找食物。在此过程中，很多农民由于又饿又渴，出现了少尿无尿、尿路感染等病症。他们实在是饿极了，就摘下路边的葵菜吃了，发现其味鲜汁浓。有的人连葵菜籽也一起吃了，还有的人干脆架起了火炉，煮葵菜吃。令人没有想到的是，连续吃了几天葵菜后，他们发现二便通畅，小便也不涩了。于是，他们知道葵菜不仅可以充饥，还能治病，都高兴地回家了。

第二年，农民纷纷在自家院子里种上了葵菜。由于葵菜冬天才结籽，所以人们把它结的籽叫作"冬葵子"。

【功效应用】　清热利尿，消肿。用于尿闭，水肿，口渴，尿路感染。

15. 茵陈

【药材来源】　茵陈为菊科植物茵陈蒿 *Artemisia capillaris* Thunb. 或滨蒿 *Artemisia scoparia* Waldst.et Kit.的干燥地上部分，又名牛至、田耐里、因尘、马先、绵茵陈、绒蒿、白蒿、细叶青蒿、安吕草等。始载于《神农本草经》，列为上品。

【性味归经】　苦、辛，微寒。归脾、胃、肝、胆经。

【传说故事】　茵陈在古代又叫"因陈"，意思是"因旧苗而生"。茵陈是多年生草本植物，地上部分枯萎了，但地下的根还活着，第二年春天新苗又会长出来。

东汉末年，中原大地战乱频繁。名医华佗因为蜀将关羽"刮骨疗伤"

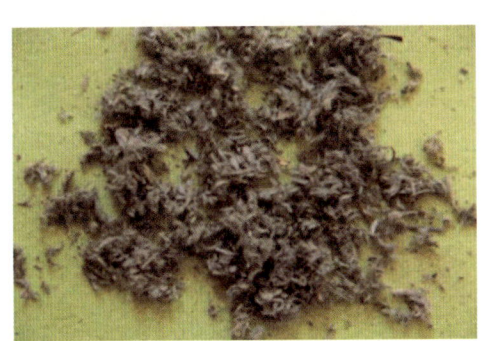
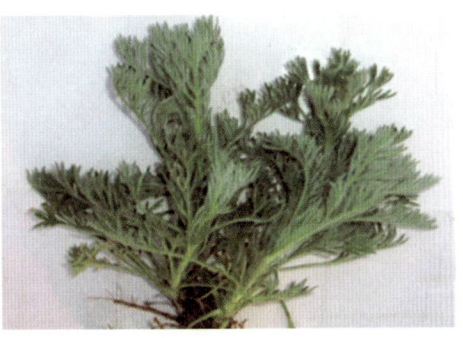

而名扬天下，许多病人都慕名上门求华佗诊治。

有一个病人身目俱黄，浑身没有力气，人也非常消瘦。这天，他拄着拐杖，一步一哼地来找华佗，"先生，请你给我治治吧。"

华佗见病人得的是黄疸病，皱着眉头摇了摇头说："眼下还没有治这种病的办法，我也无能为力啊！"

病人见华佗也不能治他的病，只好愁眉苦脸地回家了。

半年后，华佗又碰见了那个病人，他不但没有死，反而身强体壮、满面红光。华佗大吃一惊，急忙问道："你的病是哪位先生治好的？快告诉我，我去向他学习。"

那人回答："我没有请先生看，病是自愈的。"

华佗不信，"哪有这种事？你准是吃过什么药吧？"

"药也没有吃过。"

"这就怪了！"

"因为春荒没粮，我吃了一段时间野草。"

"这就对了！草就是药。你吃了多少天？"

"一个多月。"

"吃的是什么草啊？"

"我也说不清楚。"

"你领我去看看。"

"好吧。"

他们走到山坡上，那人指着一片野草说："就是这个。"

华佗一看，说道："这不是青蒿吗？莫非能治黄疸病？弄点回去试试看。"

于是，华佗就用青蒿试着给黄疸病人治病。但试用了几次，病人没有一个见好的。

华佗觉得准是先前的那个病人认错了，便又找到他，问道："你真的吃的是青蒿？"

"没错。"

华佗想了想又问："你吃的是几月里的蒿子？"

"三月里的。"

华佗心想：春三月间阳气上升，百草发芽。也许三月里的青蒿有药力。

第二年开春，华佗又采了许多三月间的青蒿试着让得黄疸病的人吃下，这回病人的病全治好了。而过了春天再采的青蒿就治不好黄疸病了。

为了更加明确青蒿的药性，第三年，华佗又一次做了试验。他每个月都采一些青蒿，分别按根、茎、叶放好，然后给病人吃下，结果发现，只有幼嫩的茎、叶才可以入药治黄疸病。为了便于区分，华佗便把可以入药治黄疸病的幼嫩的青蒿叫作"茵陈"，还编了一个顺口溜："三月茵陈四月蒿，传于后人切记牢。三月茵陈治黄痨，四月青蒿当柴烧。"

【功效应用】　清利湿热，利胆退黄。用于黄疸尿少，湿温暑湿，湿疮瘙痒。

16. 金钱草

【药材来源】　金钱草为报春花科植物过路黄 *Lysimachia christinae* Hance 的干燥全草，又名落地金钱、铜钱草、活血丹、连钱草、遍地香、透骨消等。始载于《本草纲目拾遗》。

【性味归经】　甘、咸，微寒。归肝、胆、肾、膀胱经。

【传说故事】　金钱草为多年生匍匐草本，有香气。因其叶子呈圆形或近似圆形，颇似金钱而得名。《本草纲目拾遗》中将金钱草叫作"神仙对坐草"，因为它是一种小的藤本植物，两片叶是对生的，故名。

相传，很久以前，有一对恩爱的夫妻，日子过得很美满。

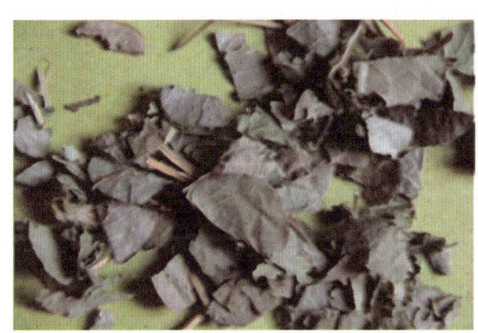
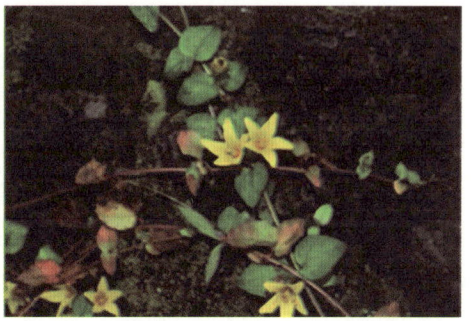

有一天，丈夫突然腹痛，不久便去世了。妻子觉得丈夫死得蹊跷，就请来医生查明丈夫的死因。医生在死者的胆囊内取出一块小石头，并断定正是这块石头作祟，把病人"疼"死了。

妻子用红绿丝线织成一个小网兜，把从丈夫胆囊内取出的石头放在里面将其挂在自己的脖子上作为纪念。

一天，她上山砍柴时，发现挂在脖子上的石头小了许多。为了解开这个谜，她又去请教医生。医生觉得可能是她上山砍柴时接触到了一种能化石头的药草。

后来，医生和那位妇女一起上山，来到她砍柴的地方，把各种草都割了下来，并分别包在石头外面。果然有一种草包住石头后，石头会变小。这种药草长着心形的绿叶，开黄色小花。于是，医生采了许多这种草，用于治疗结石病。

民间认为这种草比金钱还贵重，故将其命名为"金钱草"。金钱草能化石，人们又叫它"化石丹"。

【功效应用】 利湿退黄，利尿通淋，解毒消肿。用于湿热黄疸，胆胀胁痛，石淋，热淋，小便涩痛，痈肿疔疮，蛇虫咬伤。

（武跃）

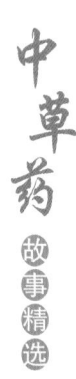

第七章 温里药

以温暖脏腑经络、消除里寒为主要功效，常用于治疗里寒证的药物，称温里药。里寒包括两个方面：一为寒邪内侵，阳气受困，而见呕逆泻痢、胸腹冷痛、食欲不佳等脏寒症，必须温中祛寒，以消阴翳；二为心肾虚，阴寒内生，而见汗出恶寒、口鼻气冷、厥逆脉微等亡阳症，必须益火扶阳，以除厥逆。此类药物多为辛温大热之品，辛散温通、大热除寒，故有温里散寒、补火助阳、回阳救逆、温经止痛等功效。部分温里药还有和中止呕、开胃进食等作用。

1. 附子

【药材来源】 附子为毛茛科植物乌头 Aconitum carmichaelii Debx. 子根的加工品，根据加工方法不同而分为盐附子、黑顺片和白附片、炮附子等。始载于《神农本草经》，有大毒，列为下品。

【性味归经】 辛、甘，大热；有毒。归心、肾、脾经。

【传说故事】 《本草纲目》中载："附乌头而生者为附子，如子附母也。乌头如芋魁，附子如芋子，盖一物也。"

传说，很久以前，附子是山中的一种野生植物，人们还未发现它的价值。那时候乾元山一带的人体质很差，生病的多。如果冬天特别寒冷，就会有不少人被冻死。

在金光洞修炼的太乙真人同情民间疾苦，就提炼丹药给穷人治病。可是生病的人多，炼的丹药往往不够用。太乙真人发现山里长了一种野苗苗，根底长了一个圆果子，可以加工成一种乌黑发亮的药片，他把这种药片叫作"乌药"。人吃了这种药能增强体质，冬天吃了又能起防寒的作用。他把这种药的加工方法教给了乾元山一带的人。

后来，他收哪吒为徒弟，师徒俩又创新方法，做出了一种药效比乌药更好的新药来。人们误以为太乙真人和哪吒是父子关系，便把这种新药称为"父子药"。后来才知道他们是师徒关系，于是就把"父"字改为"附"字，改称这种药为"附子"。

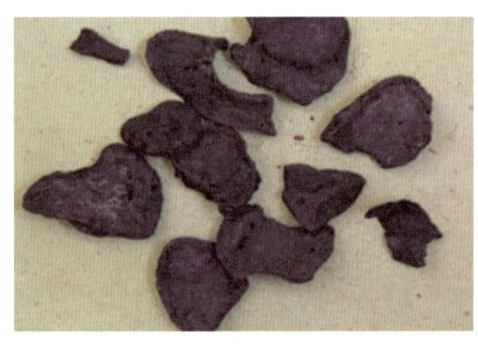 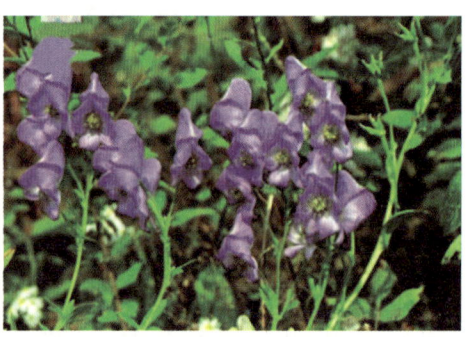

【功效应用】 回阳救逆，补火助阳，散寒止痛。用于亡阳虚脱，肢冷脉微，心阳不足，胸痹心痛，虚寒吐泻，脘腹冷痛，肾阳虚衰，阳痿宫冷，阴寒水肿，阳虚外感，寒湿痹痛。

2. 干姜

【药材来源】 干姜为姜科植物姜 Zingiber officinale Rosc. 的干燥根茎，又名干生姜、白姜、白干姜、均姜、台均姜、廉姜、蜀姜、虮姜、阳朴姜、北姜、淡姜等。始载于《神农本草经》，列为中品。

【性味归经】 辛，热。归脾、胃、心、肺经。

【传说故事】 干姜是生姜的干制品。《神农本草经》中载："味辛，温。主胸满咳逆上气，温中止血，出汗，逐风湿痹，肠，下利。生者，尤良。久服，去臭气、通神明。生川谷。"

孔子活了73岁，这个年龄在春秋时期算是高寿，这和孔子健康的饮食习惯是分不开的,其中就有姜的功劳。《论语》中记载孔子"不撤姜食,不多食",每顿饭他都要吃姜,但是每顿都不多吃。南宋理学家朱熹在《论语集注》中对孔子食姜的嗜好进一步作了阐释,说姜能"通神明,去秽恶,故不撤"。

明代徐霞客是一位旅行家,他孤身上路,长途跋涉,生病是一件很危险的事情。徐霞客的行囊中必备的一样东西就是干姜。他每天早上都有嚼食姜的习惯。姜能够促进阳气的生发,使人精力旺盛。在野外露宿,湿气侵入,偶感风寒,他就立即"饮姜汤一大碗,重被袭衣覆之;汗大注,久之乃起,觉开爽矣"。

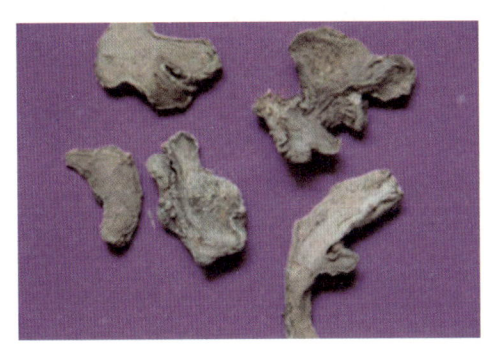 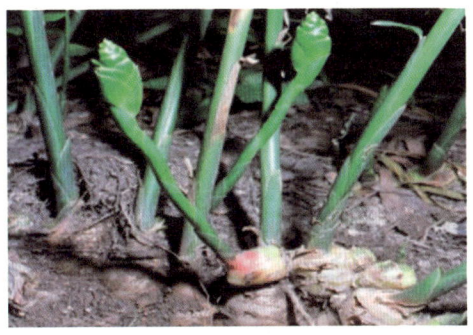

【功效应用】 温中散寒,回阳通脉,温肺化饮。用于脘腹冷痛,呕吐泄泻,肢冷脉微,寒饮喘咳。

3. 肉桂

【药材来源】 肉桂为樟科植物肉桂 Cinnamomum cassia Presl 的干燥树皮,又名玉桂、桂皮、油桂、牡桂等。始载于《神农本草经》,列为上品。

【性味归经】 甘、辛,大热。归肾、脾、心、肝经。

【传说故事】 从前,四方山下的王家湾有个地主,掌管四方山周围一带。四方山山上有许多珍贵的药材和野生动物,地主贴出告示:四方山是他祖辈用万两黄金买下的,未经许可,任何人都不许上山。

有一年,天大旱,庄稼无水浇灌,农民颗粒无收。老百姓的日常饮水也成了大问题,只能每天到15里外的长江挑水喝。

地主有一个女儿，芳龄十六，得了一种怪病，每个月总有几天面色苍白，肚子痛得厉害。地主请巫师做了几场法事，也无济于事，于是便进山拜神，希望保佑女儿不再被病魔缠身。

这天，地主正在山里烧香拜佛，忽然从远处走来一个小伙子。

护山队上前抓住小伙子说："大胆刁民，竟敢背着背篓来我家老爷地盘上寻食，不怕我们打断你的腿？"

小伙子哈哈大笑说："我当然怕老爷打断我的腿！不过，昨晚药王菩萨托梦给我，说小姐得了怪病，但念老爷诚心所在，特派我来告诉你们：这山上有一种药草能治小姐的病。但是有个条件，如果我治好了小姐的病，你们必须解除禁令，让附近的老百姓上山挖野菜、挑井水。"

地主一向对神很敬畏，便问小伙子药王菩萨是怎么说的。

小伙子说："四方山的山顶上有一片草丛，草丛里有一只鹿守着一口井。药王菩萨说，井里的第一口水必须由小姐先喝，喝完要开凿引渠，也让山下的老百姓喝，就可以解除小姐一半的病痛。此外，山中有一种从枝干到树叶都散发着香气的树，将这种树的树皮用井水熬成汤或磨成粉让小姐服下，小姐的病就好了。"

地主半信半疑，决定与小伙子上山。

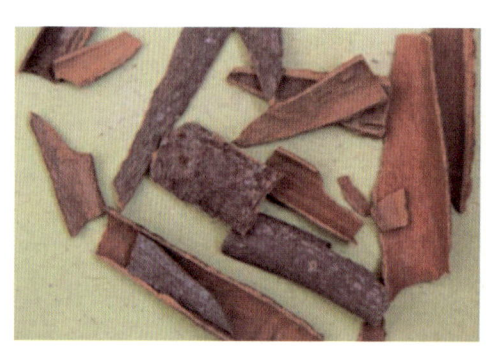 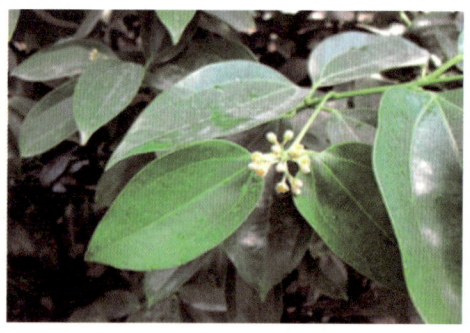

到了山顶，他果然看见一片茂密的草丛里有一只鹿，便叫人赶紧挖井。一口清泉喷涌而出，小姐喝了一口，泉水清冽。地主便吩咐手下继续挖，让泉水往山下流去。接着，小伙子又让山下的老百姓上山来挖野菜，帮忙割香桂树皮，并用其中一部分树皮熬水给小姐喝，同时将一部分香桂树皮晒干，磨成粉让小姐服用。

没过多久，小姐的病就好了。地主也遵守承诺，让附近的老百姓上山挖野菜、挑井水。人们都管那口井叫"鹿井"，把为小姐治病用的树皮叫"肉桂"。

【功效应用】 补火助阳，引火归元，散寒止痛，温经通脉。用于阳痿宫冷，腰膝冷痛，肾虚作喘，虚阳上浮，眩晕目赤，心腹冷痛，虚寒吐泻，寒疝腹痛，痛经经闭。

【鉴别用药】 附子、干姜与肉桂：性味均辛、热，能温中散寒止痛，用治脾胃虚寒之脘腹冷痛、大便溏泄等。附子、肉桂味甘而大热，散寒止痛力强，善治脘腹冷痛甚者及寒湿痹痛证，二者又能补火助阳，用治肾阳虚证及脾肾阳虚证；干姜主入脾胃，长于温中散寒、健运脾阳而止呕。附子、干姜能回阳救逆，用治亡阳证，此功附子力强，干姜力弱，常相须为用。干姜尚能温肺化饮，用治肺寒痰饮咳喘。肉桂还能引火归元、温经通脉，用治虚阳上浮及胸痹、阴疽、闭经、痛经等。

4. 吴茱萸

【药材来源】 吴茱萸为芸香科植物吴茱萸 *Euodia rutaecarpa*（Juss.）Benth.、石虎 *Euodia rutaecarpa*（Juss.）Benth.var.*officinalis*（Dode）Huang 或疏毛吴茱萸 *Euodia rutaecarpa*（Juss.）Benth.var. bodinieri（Dode）Huang 的干燥近成熟果实，又名吴萸子、茶辣、伏辣子、臭泡子，曲药子等。始载于《神农本草经》，列为中品。

【性味归经】 辛、苦，热；有小毒。归肝、脾、胃、肾经。

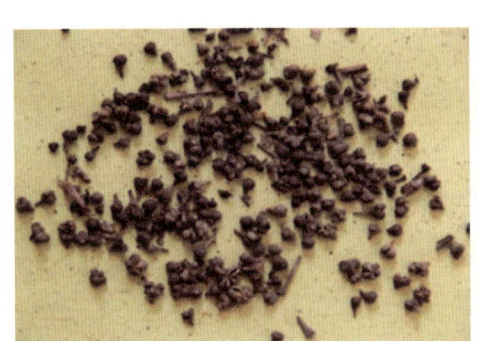 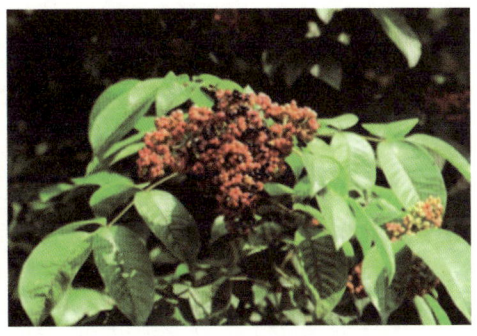

【传说故事】 传说，春秋战国时期，吴国有一种特产叫吴萸。当时吴国弱小，每年都要向楚国进贡礼品。有一年，贡品中有吴国的特产中药材吴萸。

楚王看后大怒道："区区吴国，竟敢以此物作为贡品，耻笑我楚国！"吴国使者听后大惊失色。

这时，楚国一个姓朱的御医上前进言道："吴萸可以治疗因寒冷而致的胃痛，并有止呕止泻作用。大王您因常有腹痛，所以吴国才进贡吴萸，如果拒绝岂不有损两国关系？"

"别说了，我不要这个。"

吴国使者战战兢兢地退出王宫。朱御医追出来安慰道："别伤心，这个吴萸我要了，以后对楚王会有好处的。"随后拿了些吴萸的种子种在自家的庭院里。

几年后，有一天，楚王腹痛复发，剧痛难忍，大汗淋淋，其他御医都束手无策。朱御医熬了吴萸汤，让楚王服下，两三剂后腹痛全消，接连服几剂，楚王的痼疾就除了根。

楚王问道："何药如此神效？"

朱御医答道："这就是数年前吴国进贡的吴萸。"

有一年秋天，楚国瘟疫流行，朱御医受楚王之命，用以吴萸为主要药材的中药治疗，使许多人起死回生。楚王大悦，念朱御医救治有功，将吴萸改名为"吴朱萸"，并在"朱"字上加了草字头，故名"吴茱萸"。

【功效应用】 散寒止痛，降逆止呕，助阳止泻。用于厥阴头痛，寒疝腹痛，寒湿脚气，经行腹痛，脘腹胀痛，呕吐吞酸，五更泄泻。

5. 丁香

【药材来源】 丁香为桃金娘科植物丁香 *Eugenia caryophyllata* Thunb. 的干燥花蕾，又名鸡舌香、公丁香等。始载于《药性论》。

【性味归经】 辛，温。归脾、胃、肺、肾经。

【传说故事】 丁香因其形状像钉子，又有浓郁的香味而得名。

相传，古时京中有一位官员，常辱骂自己的家厨。家厨特别苦闷，将此事告诉了邻居秀才。秀才让他趁官员办宴席时出上联，让官员对下联。

宴席间，家厨为官员斟了一杯酒。

官员骂道："为什么酒是冰冷的？"

厨师说："小人借此作上联，请大人对下联，以显大人文才，且可为宾客助兴。"说罢便跪地说，"冰冷酒，一点二点三点，点点在心。"

众人称好，官员无言以答，众人为之解围。

厨师说："我等大人对后才敢站起来。"

官员因失了面子，生气喘死。

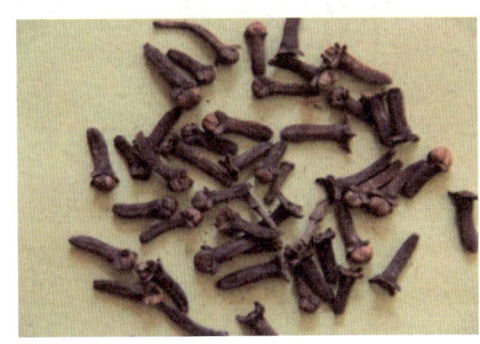 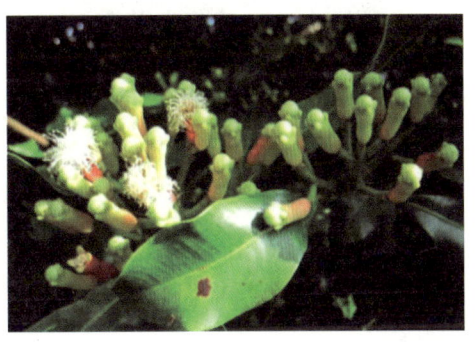

次年春，官员的坟上长出一棵丁香，开着白花，引来众人围观，秀才也去了，见之曰："他死后，可以对下联了，'丁香花，百头千头万头，头头是道'。"

丁香有香味，被称作"古代口香糖"。据说，我国汉代官员在皇帝面前奏事或回答问题时嘴里就必须含嚼丁香。

宋代《太平御览》中载，汉桓帝时期，侍中刁存因年老有口臭，"帝赐以鸡舌香，令含之"。刁存不懂药性，对丁香特性更不了解，不知皇帝所赐何物，置于口中有辛辣刺舌感，遂未含。有一识者辨认后方知是丁香，才知道皇帝所赐为香口之药。

《梦溪笔谈》中载，三省故郎官口含鸡舌香，"欲上奏其事，对答其气芳芬"。

【功效应用】 温中降逆，补肾助阳。用于脾胃虚寒，呃逆呕吐，食少吐泻，心腹冷痛，肾虚阳痿。

6. 高良姜

【药材来源】 高良姜为姜科植物高良姜 *Alpinia officinarum* Hance 的干燥根茎,又名膏凉姜、良姜、蛮姜、小良姜、海良姜等。始载于《名医别录》。

【性味归经】 辛,热。归脾、胃经。

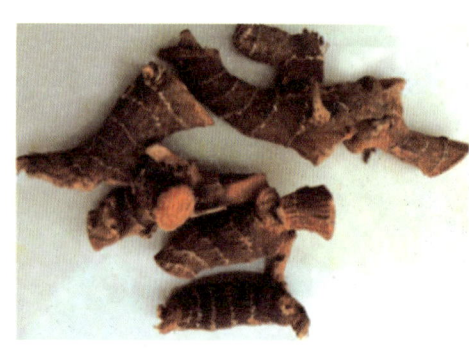 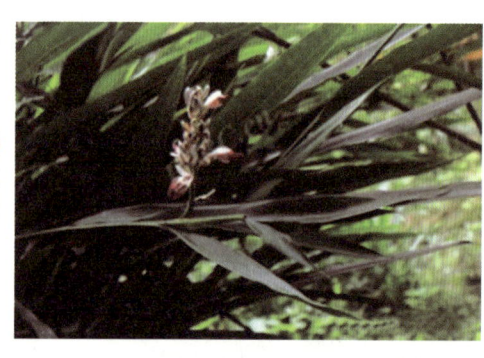

【传说故事】 《本草纲目》中载:"陶隐居言此姜始出高良郡,故得此名。"

苏东坡是北宋的大文学家,热爱生活,乐于享受各种美食。因为他和当时掌权的宰相政见不和,从京城被贬到惠阳当一个小官。那时,广东是岭南瘴疠之地,北方人很难适应这里的天气和环境。

苏东坡刚到惠阳时水土不服,经常上吐下泻,周围又没有亲人照顾,消瘦了很多,他的心情很苦闷。因为苏东坡以前在京城做官时很清廉,关心老百姓的疾苦,所以名声非常好。邻居们都非常仰慕苏东坡,经常来给他送菜,但苏东坡的肠胃总不见好,吃什么都没有胃口。

一天,有个邻居打听到苏东坡特别爱吃肘子,特意为他做了一道红烧肘子。这道菜看起来色泽鲜艳,闻起来香气四溢,立刻勾起了他的食欲。肘子吃起来肥而不腻,香辣可口。吃完后,苏东坡觉得意犹未尽,并且感觉肠胃也舒服多了。苏东坡是美食家,品尝过各类美味,觉得这道红烧肘子味道与众不同,便询问邻居菜里加了什么特别的调料。邻居告诉他:"只是多加了本地特产姜。当地人平常多用此姜来炒菜或泡水喝,对肠胃很有好处。"

自此以后,苏东坡让人炒菜的时候都要放姜,他的肠胃很快就得到了恢复,他可以尽享美食了。

这种姜产自古高凉郡(今广东省恩平市西北部),外形又和生姜很相似,当地老百姓就将其命名为"膏凉姜",后讹称"高良姜"。其味道没有生姜那么辛辣,既可用作食材,也可药用。

【功效应用】 温中止呕,散寒止痛。用于脘腹冷痛,胃寒呕吐,嗳气吞酸。

(武跃)

第八章 理气药

以疏畅气机、消除气滞、平降气逆为主要作用的一类中药，称理气药，又称行气药。此类药物大多辛、苦，性温，气味芳香，辛行苦降温通、芳香疏泄，可调脾气、和胃气、舒肝气、理肺气，故有行气消胀、解郁止痛、破气散结、顺气宽胸、降气止呕、平呃、平喘等作用。

1. 陈皮

【药材来源】 陈皮为芸香科植物橘 Citrus reticulata Blanco 及其栽培变种的干燥成熟果皮。果皮以陈者良，故名。药材分为陈皮和广陈皮，又名橘皮、贵老、黄橘皮、红皮等。始载于《神农本草经》，列为上品。

【性味归经】 苦、辛，温。归肺、脾经。

【传说故事】 陈皮味甘苦，但有橘子的清香，是水果柑橘的果皮经干燥处理后而制成的干性果皮，这种果皮如在保持干燥的条件下，可长久

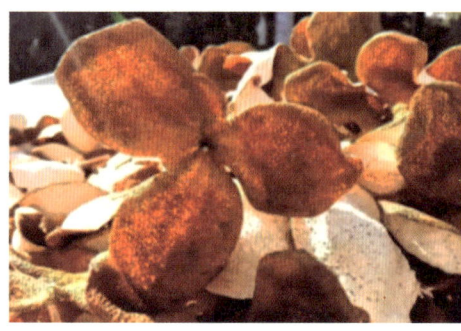
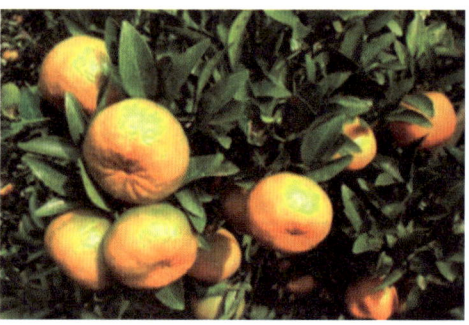

储藏,故称陈皮。

在古代,朝廷命官得罪皇帝都会被贬到偏远地区。相传,一位陈姓官员因得罪上司,被贬到了现在的广东新会。新会盛产橘子,陈姓官员就把橘子榨成果汁,或放在火里把橘子皮烧黑后再吃,或把橘子做成饼,吃橘络、橘子叶、橘子核,还用橘子的根熬水喝。吃完后,感觉身轻如燕,不饿不渴,肺气通畅。尤其是阴干后的橘子皮,香气入脾,也少了辛辣味。

有人上奏朝廷说,陈姓官员不思朝政,好吃懒做,整天在老百姓的园子里采橘子吃。皇上龙颜大怒,遂派三位钦差大臣前去问罪。

橘子林很大,乔装后的三位钦差大臣找了一天也没见陈姓官员的踪影,便在橘子树下过夜。入夜清凉,三个人着了凉,有点儿咳嗽。天亮后,他们又继续寻找,咳嗽越来越严重。

在半山亭,他们发现了陈姓官员,便追上去。

陈姓官员见这三个人咳喘气急,便说:"客官,这漫山遍野的东西都能消你们胸中之气,能降你们心中吐咽不出的痰,能消你们满腹的怨气。"

钦差大臣以为陈姓官员猜到了他们的身份,便大怒道:"陈大人,你当官不为民,却一天到晚在这里偷老百姓的橘子。朝廷派我们来抓你,你不好言相待,竟如此这般讥讽我们,该当何罪?"

陈姓官员细看,原来是朝廷命官,先是一惊,立马回过神来,赶忙道歉道:"鄙人不知是大人们来了,我正在看风景,听闻你们的喘息声与咳嗽声,因而发出怎么解除你们这些症状的感慨。如果此物不能治好你们的咳嗽,再治我的罪也不迟。"

于是,他们一行四人回到县衙,陈姓官员吩咐师爷将那些挂在屋檐下的橘子皮给三位钦差大臣熬水喝:咳嗽且痰多的去掉橘子皮上白,仅是偶尔咳嗽的去掉橘子皮红。

三位钦差大臣喝完后,第二天就不再咳嗽了,于是,他们没有治陈姓官员的罪。

回朝时,陈姓官员送了很多陈皮给三位大臣。

回到朝中,钦差大臣向皇上禀告说陈姓官员在新会爱民如子。这时,皇上一阵阵的咳嗽声打断了他们的话。钦差大臣赶紧把陈姓官员送的陈皮献给皇上，并说能治疗咳嗽痰多。皇上喝完用陈皮熬的水后，果然不再咳嗽、咯痰，便要求陈姓官员每年向朝廷进贡陈皮。

据说新会种橘取皮起源于宋代，距今已有700多年的历史，其中"广东三宝，陈皮老姜飞扬草"中的"陈皮"就是指新会陈皮。新会陈皮有"千年人参，百年陈皮"之说。陈皮能行散燥湿、化痰、理气健脾。去白为橘红，重在化痰；去红则能和胃化湿。

【功效应用】　理气健脾，燥湿化痰。用于脘腹胀满，食少吐泻，咳嗽痰多。

2. 枳实

【药材来源】　枳实为芸香科植物酸橙 *Citrus aurantium* L. 及其栽培变种或甜橙 *Citrus sinensis* Osbeck 的干燥幼果，又名洞庭、破胸槌、炒枳实、只实、鹅眼枳实。始载于《神农本草经》，列为中品。

【性味归经】　苦、辛、酸，微寒。归脾、胃经。

【传说故事】　《本草衍义》中载："枳壳、枳实一物也。小则其性酷而速，大则其性详而缓。"沈括的《梦溪笔谈》中载："六朝以前医方惟有枳实，无枳壳，故本草只言枳实。后人用枳小嫩者为枳实，大者为枳壳。"

新干三湖古称商州，既是三湖红橘的特产区，又是商州枳实的名产地。提起商州枳实，有一段动人的传说。

相传，很久以前，横河口有一座古寺——保安寺，寺庙门口有两棵高大的橙树，它既是风景树，又是风水龙脉。当地农民把它视为镇邪保平安

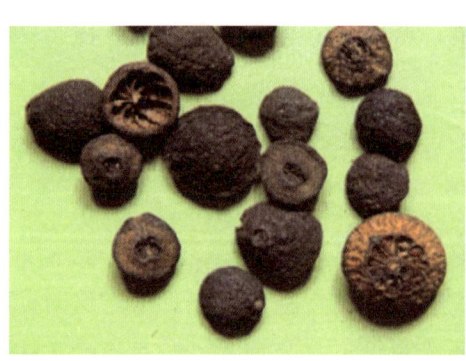
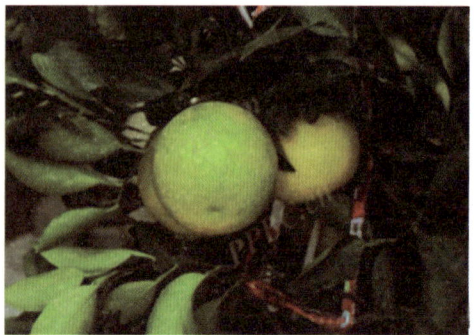

之物。传说这两棵橙树是大和尚枳壳和小和尚枳实种的。

一天，横河口停靠着一只从袁州开来的官船，袁州李知府的夫人刘氏走上岸来。刘夫人因为一直怀不上孕，特地来保安寺拜菩萨，祈求神灵保佑。

话说水性杨花的刘夫人来到寺庙后，被寺中的大和尚枳壳俊俏的容貌所吸引，妄图卖弄风骚勾引枳壳。老实巴交的枳壳和尚便大声呼唤小和尚枳实。枳实闻声赶来，刘夫人掩面回身溜出了寺门。枳壳合掌闭目，连呼"阿弥陀佛"。

刘夫人上船后告诉丈夫寺中和尚调戏她，李知府气得火冒三丈，当即派人捣毁保安寺，将枳壳和枳实捆绑在保安寺门口的两棵橙树上，然后放了一把火，将保安寺化成了灰烬，橙树烤焦了，枳壳和枳实也被活活烧死。

说来也怪，枳壳和枳实两个和尚去世后，刘夫人便突然染上了重病，不久便一命呜呼了。更为奇怪的是，刘夫人刚去世，李知府便也染上了与夫人相同的病，这可吓坏了李知府。

此时，有个衣着破烂、似疯似癫的和尚来到保安寺废墟旁，嘴里喃喃地念起咒来："上虞之地，吴楚之邦，更有商州百姓，灾难降临，赶快搭救，切莫迟延。"话音刚落，两棵被大火烧焦的橙树突然又活了。疯和尚扬长而去，直奔袁州。

疯和尚到了袁州府衙，见到了李知府，他直言道："你可曾到过商州？"

"商州？"李知府揣着明白装糊涂。

和尚接着说道："某年某月某日某时，你与夫人刘氏到过商州，烧毁了我的寺庙，杀了我的两个徒弟——枳壳和枳实……"

李知府连忙说道："商州我去过，我去过。我那天真不该听信妇人之言，错杀无辜！我有罪啊，我有罪啊！"李知府后悔莫及，抱头痛哭，连连哀求道，"请求长老救我一命。"

"要我救你，倒也不难，但要看你悔改的诚意如何。"说罢，疯和尚便拂袖而去。

这时，李知府已深知自己罪有应得，想到自己在商州的所作所为，深感对不起枳壳和枳实两位和尚。他想，自己已是个九死一生的人了，临死之前到商州向枳壳和枳实请个罪，也好了却一桩心事。想到这里，李知府命人抬着他上了官船，并把金银财宝一齐带上，然后命人放了一把火，把自己苦心经营几十年的府邸——知府衙门烧得一干二净。他仰天说道："宁丢袁州知府官，甘当商州枳壳僧。"言毕，开船启程，前往商州。

官船来到了商州。李知府被几个随从抬上了岸，又让几个人扶着他跪在被烧的保安寺门口，喊道："枳壳、枳实，我对不起你俩啊！临死之前我愿意重修保安寺，你们在天有灵，原谅我吧，我愿将功赎罪……"说着，他爬到橙树下失声痛哭。这时，两个橙果猛地掉了下来，不偏不倚打在李知府的头上。李知府用手摸了摸头，随即令人为他剃了个光头，削发为僧，法号广济和尚。原来这两颗橙果是枳壳和枳实的化身。

受枳壳和枳实的指点，广济和尚每天切橙果并闻其香气，用其煮水喝。等保安寺重修竣工时，李知府的病也痊愈了。

这件事很快就传开了，招来各方求仙果者。为纪念枳壳和枳实和尚，广济和尚逢人便说："这种仙果大的叫枳壳，小的叫枳实。"枳壳和枳实的药效确实很好，一时被医生们视作"仙丹妙药"。

不久，消息传进了京城。圣上得知此事后，便传旨下来，令保安寺向朝廷进贡仙果。仙果更加供不应求了，每年总是等不到成熟人们就将其摘下来切开、晒干，以便贮存。

后来，枳的产量逐年增加，其加工方法一直延续至今。

【功效应用】　破气消积，化痰散痞。用于积滞内停，痞满胀痛，泻痢后重，大便不通，痰滞气阻，胸痹，结胸，脏器下垂。

【鉴别用药】　枳实与枳壳：枳实苦辛微寒，行滞降泄力强，善破气除痞、破积导滞、通利大便；枳壳为未成熟果实，作用较缓，长于理气宽胸、消胀除痞，用于胸腹气滞、痞满胀痛等证。

3. 香附

【药材来源】　香附为莎草科植物莎草 *Cyperus rotundus* L. 的干燥根茎，又名香头草、回头青、雀头香、莎草根、香附子、雷公头、香附米等。

始载于《名医别录》,列为中品。

【性味归经】 辛、微苦、微甘,平。归肝、脾、三焦经。

【传说故事】 从前,有个姑娘叫索索,天生丽质,心地善良。

有一年,古砀郡大旱,十月无雨,百草皆枯。索索迫于生计嫁到黄河边的一个茅庄,不料这里正闹瘟疫,大人小孩胸闷腹痛。自从索索嫁来以后,丈夫安然无恙,问索索是何故,索索也不知。丈夫隐约闻到索索身上有股香气,断定这是驱疫的奥秘所在,于是让索索外出给众人治病。没过几天,全村人的疫病都好了。

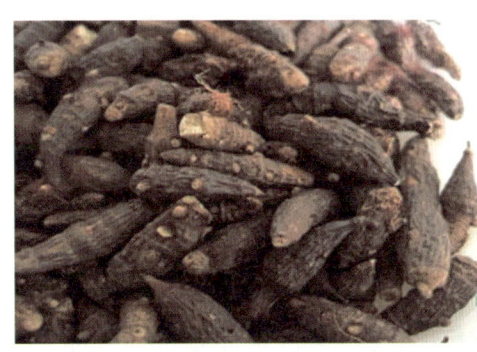 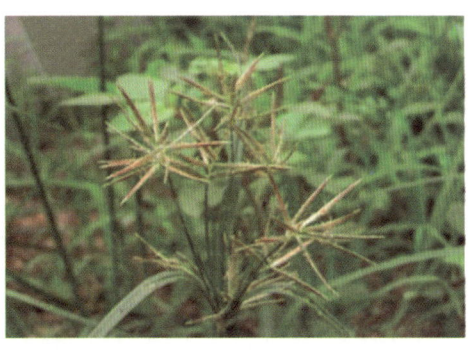

庄户人家闲着没事,又扯起索索看病的事情来,一传十,十传百,传到索索丈夫耳朵里,竟成了这样的话:"索索每到一家,就脱去衣服,让大人小孩围过来闻她身上的味道……"丈夫虽想救乡亲们,但决不容许妻子用这样的方式救人,于是两人常闹别扭。

终于,在一个风雨交加的夜晚,丈夫下了毒手,把索索害死了。名声不好的女人是不能入棺的,丈夫把她用秫秸一捆埋到了河边。

几天后,索索的坟上长出了几棵小草,窄窄的叶子,直挺挺的茎,吸引来许多蜜蜂和蝴蝶。有人说:"索索风流,死后也招小虫子。"丈夫听后,挖地三尺,把索索的尸骨又往深埋了一截。可过了一段时间,小草又冒出来了,依然招蜂引蝶。丈夫又去挖又去埋,可草越挖越多,越埋长得越旺盛。于是人们后悔了,索索死得冤屈,让索索的丈夫千万不要再挖了,将来万一再闹心口痛,说不定这草能治病……从此,人们给这种草起名为"索索草"。

直到今天,虽然人们把"索索草"改名为"香附子",可当地人仍叫它"索索草"。可惜的是，要想用它理气止痛，必挖出其身，它的三个根球扎得一个比一个深，挖起来很费力气。

【功效应用】 疏肝解郁，理气宽中，调经止痛。用于肝郁气滞，胸胁胀痛，疝气疼痛，乳房胀痛，脾胃气滞，脘腹痞闷，胀满疼痛，月经不调，经闭痛经。

【鉴别用药】 香附与木香：均有理气止痛之功，并能宽中消食，均用于治疗脾胃气滞、脘腹胀痛、食少诸症，二者可配伍应用。香附性质平和，主入肝经，以疏肝解郁、调经止痛见长，主治肝气郁结之胁肋胀痛、乳房胀痛、月经不调、症瘕疼痛等症，为妇科调经之要药；木香药性偏燥，主入脾胃，善治脾胃气滞之食积不化、脘腹胀痛、泻痢里急后重，兼可用于治疗胁痛、黄疸、疝气疼痛以及胸痹心痛，为理气止痛之要药。

4. 薤白

【药材来源】 薤白为石蒜科植物小根蒜 *Allium macrostemon* Bge. 或薤 *Allium chinense* G.Don 的干燥鳞茎，又名野薤、野葱、薤白头、野白头、薤根、藠头、大头菜子、野蒜、小独蒜、小蒜、宅蒜等。始载于《神农本草经》，列为中品。

【性味归经】 辛、苦，温。归心、肺、胃、大肠经。

【传说故事】 《本草纲目》中载："罗愿云：物莫美于芝，故薤为菜芝。"民间将薤白俗称为野蒜。元代农学家王祯曾说："薤，生则气辛，熟则甘美，食之有益，故学道人资之，老人宜之。"

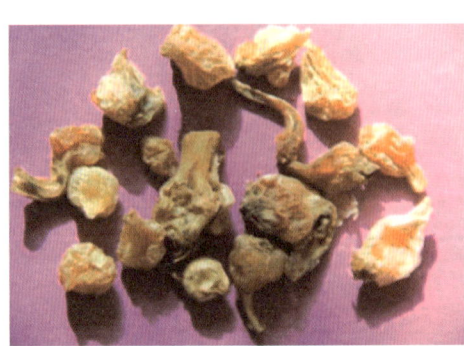
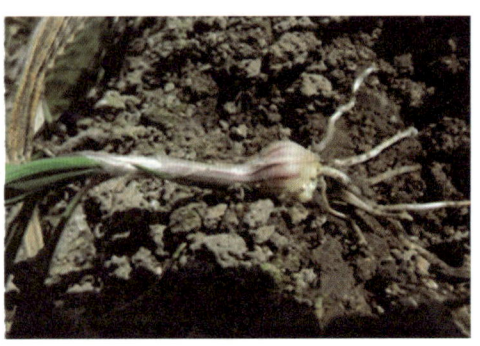

传说，有个叫薤白的河南人在京城做官，由于公务繁忙，积劳成疾，患了重病，请朝中太医诊治。

太医诊脉后，说道："你的病实属胸痹，已到后期，很难挽回了！"

薤白问太医还有什么良方。

太医说："你若能脱离政务，清静休养，或许能延长寿命。"

薤白说："公事繁忙，实不能脱身啊！"

太医又劝道："病已至此，也只有这样了。我倒给你想了个好去处，伏牛山南麓有个丹霞寺，那里最清静。寺里有个老和尚已百岁有余，耳聪目明，跋山涉水，健步如常，人称金刚和尚。也许你从他那里还能学点养生之道。"

薤白听罢，只好告假，来到丹霞寺寻求医病良方。

丹霞寺内云雾缭绕，松柏参天，鸟语花香，风景优美，宛如仙境一般。他来到这里时，正好到了吃饭的时候，小和尚随即送来菜馍面汤。

老和尚说道："连年灾荒，寺中缺粮，我们常以野菜充饥。今日以菜馍相待，实属不恭，请施主原谅。"

薤白又饥又渴，也不品味，一口气把两个菜馍吃光了，然后说道："长老用野菜做的饭菜胜过美味佳肴，真乃佛地皆宝啊！"

老和尚笑道："哪里，哪里，这是山中小蒜做的饼子，并非稀奇之物，只是你饥不择食罢了。"说罢二人哈哈大笑起来，老和尚又问，"施主不在京城，来到寒寺，有何贵干？"

薤白说明来意之后，老和尚又说道："施主若不嫌寒寺清苦，我愿帮你解除病苦。"

于是，薤白就在丹霞寺住下了。

和尚们每天挖山小蒜掺米面做饭，薤白吃惯了，便习以为常。加之每天早晨随和尚习拳练功，又与和尚一起登山挖野菜，渐觉四肢有力，病情渐为好转。八九个月后，薤白身体康复，便和老和尚告别，下山回京找朝中太医复诊。

此时，太医正为皇上的胸痹症发愁，看到薤白神采奕奕地回来了，非常吃惊。

薤白笑着说道："太医曾断言我的病难以医治的呀！"接着，他向太医讲述了在山中八九个月的生活。

太医听后说道："那时你在朝中日理万机，寝食无常，当然服药无效，难以好转。此去丹霞寺休养，身安心静，每天又吃山小蒜，我想这小蒜定是通胸阳之良药。"

薤白听罢，忙说："既然小蒜有如此效能，你何必为皇上的胸痹症发愁呢？"

太医说："按皇家规定，药未入书，朝廷忌用。"

薤白劝道："你可将我的情况向皇上禀报，听听皇上的旨意。"

于是太医奏本皇上。皇上一听，龙颜大悦，忙下旨，让太医命人速采来小蒜。太医亲自煎好药，让皇上服下。几天后，皇上的病情好转了许多，立即降旨将小蒜以"薤白"为名载入药书，以供医用。

【功效应用】 通阳散结，行气导滞。用于胸痹疼痛，脘腹痞满胀痛，泻痢后重。

5. 檀香

【药材来源】 檀香为檀香科檀香属植物檀香 Santalum album L. 树干的心材，又名白檀、白檀木、黄檀等。始载于《名医别录》。

【性味归经】 辛，温。归脾、胃、心、肺经。

【传说故事】 檀香树原产自东印度群岛的一些岛屿上。它的心材呈棕褐色，就是檀香木；边材香气很淡，几乎无用。檀香的香味持久，是重

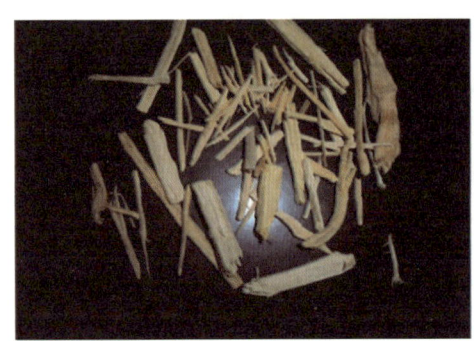
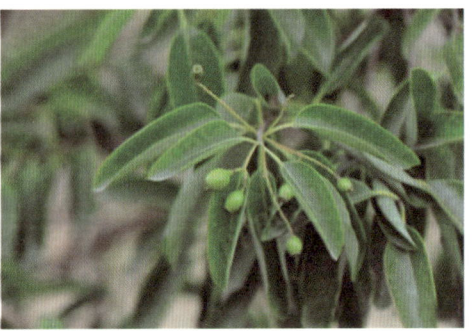

要的香料之一。"檀"是梵语的音译词，意为"布施"，燃檀香原是警示学人，以此布施法严戒身心，助众生出轮回城，入涅槃海，被后人赋予为自己求福报、为求诸佛护佑之意。

传说，印度古波罗王朝西元时期（西元750—1150年），统治者勤政爱民，深得百姓爱戴。恰逢祭祀盛典之日，手下工匠从很远的地方寻得一棵千年老檀香，国王立刻让能工巧匠将此树雕刻成释迦牟尼神像，并安奉于多普罗寺内，命人每日供奉祭祀物品，让百姓参拜，并让高僧按时在此地讲佛。

大约十几年过去了，印度古波罗王朝遭遇百年一遇的瘟疫，大批百姓感染，每日都有数十人死去。瘟疫慢慢蔓延至军队，不少士兵被感染了。就在此时，朱罗王朝便派军队准备大举进攻波罗王朝。面对内忧外患，统治阶级忧心忡忡。

一日，国王来到多普罗寺对着释迦牟尼神像说出了目前面临的困境，并许愿：如若佛祖保佑王国度过此浩劫，他将终生信奉佛教。

第二天，王都的百姓闻到一股淡淡的檀香味，循着香味，来到了多普罗寺，原来是释迦牟尼神像散发出的香味。又过了一天，感染瘟疫的人发现自己不再呕吐了。没过几天，连重症患者都康复了。

朱罗王朝的军队听到这个消息后撤兵了，并重新遣使前往波罗王朝，表示愿意重归于好。就这样，波罗王朝凭借着释迦牟尼神像散发出的神奇的檀香味，不仅拯救了黎民百姓，还挽救了整个波罗王朝。

【功效应用】 行气温中，开胃止痛。用于寒凝气滞，胸膈不舒，胸痹心痛，脘腹疼痛，呕吐食少。

6. 甘松

【药材来源】 甘松又为败酱科植物甘松 *Nardostachys jatamansi* DC. 的干燥根及根茎，又名香松、甘香松、甘松香等。始载于《本草纲目》。

【性味归经】 辛、甘，温。归脾、胃经。

【传说故事】 传说，凤凰降生500年后，在棕榈树顶端的木枝上为自己搭建了一个巢后,外出收集肉桂、甘松和没药等香料,衔入巢内,垫在自己的身下。它点燃巢穴,让自己在火焰中燃烧,最后再从灰烬中重生,从此变得异常美丽,不再死亡。这就是传说中的凤凰涅槃。在凤凰涅槃时,高达10米的烈焰从山顶喷薄而出,瀑布从山顶飞流直下,在水与火的交融中,有一颗甘松的种子落在了今四川阿坝境内,自此丛生山野,其叶细如茅草,根极繁密,总散发着清凉的香气。

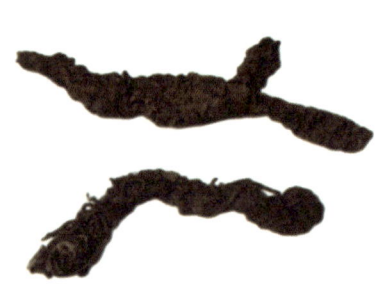
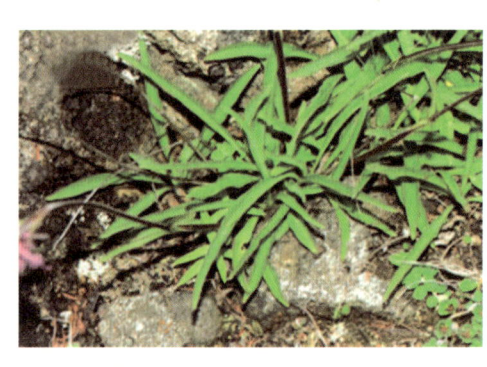

若干年后,唐朝文成公主进藏,途经这里。这支队伍除了携带着丰厚的嫁妆外,还带着大量的书籍、乐器、绢帛和粮食种子。他们中除了有文成公主的陪嫁侍婢外,还有一批文士、乐师和农技人员。因此地海拔高,气候异常,他们突然出现了心慌、失眠、胃痛、胸腹胀满、头痛等症状。文成公主查遍随身携带的古籍,仍不知该怎么办。想起临走时唐太宗的嘱托,文成公主满面愁容。

因为当时吐蕃击溃了吐谷浑,俨然成为西南举足轻重的强大民族。唐太宗深谋远虑,觉得只有对吐蕃加强笼络,才能保证大唐西南边陲的稳定,因此才千方百计地对他们从经济和文化上予以资助,使吐蕃追随大唐。文成公主正是肩负着这项和睦邦交的政治任务而远嫁的,这支送亲的队伍就是前去协助她完成这个使命的。

公主信步走到一片疏林边,低头沉思。突然,她看见一种矮小的、开着粉红色花朵的植物,凑近可以闻到一股淡淡的清凉香气,令人心旷神怡,这就是甘松。公主见此植物满地根茎,品尝后带甘味,遂命人煎汤服用,很快大家的胃痛腹胀减轻了。公主大喜,命人将它们采集回来,制成香料,大家头痛的症状果然改善了许多,睡眠也好多了。护送文成公主的队伍接着上路了。

经过长期使用，人们才发现甘松的根茎有极高的药用价值，它能理气止痛、醒脾健胃，可以缓解乃至消除心慌、失眠、胃痛、胸腹胀满、头痛等症。后来，李时珍在《本草纲目》中收录了这味药。

【功效应用】 理气止痛，开郁醒脾；外用祛湿消肿。用于脘腹胀满，食欲不振，呕吐；外用治牙痛，脚气肿毒。

7. 香橼

【药材来源】 香橼为芸香科植物枸橼 *Citrus medica* L. 或香圆 *Citrus wilsonii* Tanaka 的干燥成熟果实，又名枸橼、西柠檬、西柠、香泡树、香圆、臭橼、枳、枸橼李、钩缘干、香橼柑枸橼等。始载于《本草纲目》。

【性味归经】 辛、苦、酸，温。归肝、脾、肺经。

【传说故事】 香橼似橘非橘，干可入药。《本草图经》中载："香橼，如小瓜状，皮若橙，而光泽可爱，肉甚厚，生绿熟黄，切如萝卜，木似朱栾而叶尖长，枝间有刺，植之近水乃生，其味甚佳清香袭人，大胜柑橘之类。"

相传，有个郎中得知邻乡突发疫病，便邀同乡郎中共往援助。其妻甚是担心，坐立不安。郎中知其妻生性忧郁，平日郎中在乡里为乡亲看病若是晚点回来，妻子定在庭外等待或是到处找寻，更不用说这次离家少则10余天，多则数月。

在忙着准备药材器具时，郎中还想着如何让妻子安心。妻子一个人

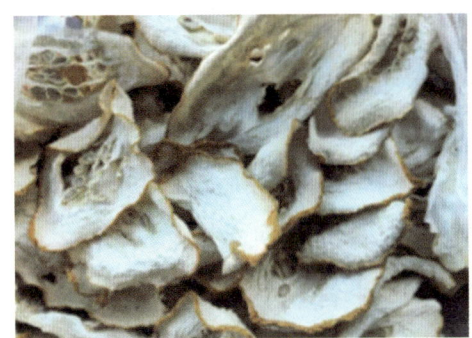
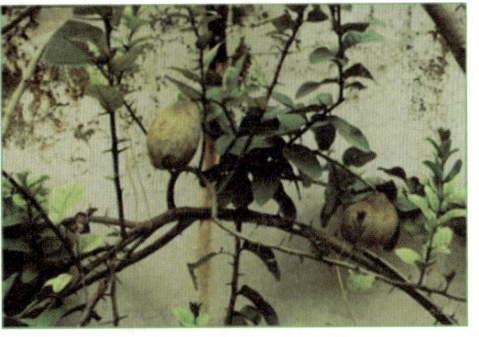

在家无事可做，无聊时定会胡思乱想。于是，郎中对妻子说："平日里无事时帮我照看这些药材吧。"郎中故意多采集了些药材放在家里，一来备用，二来让妻子有事可做，不至于整天瞎想。郎中告诉妻子哪些药材需要切片炮制，哪些需要定时晒太阳等。以前郎中干这些活时妻子也没少看，时常帮些忙，因此郎中一说，她大致也懂了。再说郎中也没要求妻子做得多好，而且交给她的多是一些温和的、没有刺激性的药材，只要她不感到无聊就行。

一个月后，郎中忙完归来，发现妻子开朗了许多，也胖了点，不像以前那么郁郁寡欢了，整日忙着照看那些药材。吃饭时，郎中发现菜的味道有点怪，像是加了什么中药一样。一问才知是妻子在菜里加了中药粉末，她说非常喜欢这种药材的味道，后来她试着往菜里加了点儿药材，这样做出来的菜味道好极了，不由得就想多吃几口，饭量也就大了许多。郎中看了看妻子加的药粉，原来是香橼。郎中心想：难道香橼还有疏肝解郁的功效？平日里，妻子多愁善感，不思饮食，原来是肝气郁结所致。

后来郎中在行医时遇见肝气郁结的患者，就用香橼治疗。李时珍在《本草纲目》中收录了此药。

【功效应用】 疏肝理气，宽中，化痰。用于肝胃气滞，胸胁胀痛，脘腹痞满，呕吐噫气，痰多咳嗽。

8. 刀豆

【药材来源】 刀豆为豆科植物刀豆 *Canavalia gladiata*（Jacq.）DC. 的干燥成熟种子，又名挟剑豆、刀豆子、大戈豆、大刀豆、刀鞘豆、刀凤豆、刀板仁豆、马刀豆、刀培豆、卡肖、刀巴豆、刀把豆等。始载于《救荒本草》。

【性味归经】 甘，温。归胃、肾经。

【传说故事】 《本草纲目》中载，刀豆，"以荚形命名也"。《酉阳杂俎》中载："乐浪有挟剑豆，荚生横斜，如人挟剑。即此豆也。"

易祓，湖南名士，长沙宁乡人，南宋中后期著名学者，为孝宗、宁宗、理宗三朝重臣，与同郡汤璹、王容并称"长沙三俊"，与著名词人姜夔有

"折节之交"。

传说,易袚一直在太学读书,一去就是10年,他的妻子曾寄给他一首词《一剪梅·染泪修书寄彦章》苟责他,"染泪修书寄彦章。贪做前廊,忘却回廊。功名成就不还乡,铁做心肠,石做心肠。红日三竿懒画妆。虚度韶光,瘦损容光。不知何日得成双,羞对鸳鸯,懒对鸳鸯。"

于是,易袚怏怏不乐地回到家中。宋孝宗淳熙十三年(1186年),他终于获得殿试机会。他既兴奋又紧张,呃声连连,全家束手无策。邻居有位大娘见了,从家中菜园里摘了把外形似刀的豆荚煮汤让他喝下,呃声居然止住了。豆荚因形态像刀,故名,俗称"大刀豆",也叫"挟剑豆",在乡间早有人食之,当地农村家家都种。妇女们还采摘鲜嫩的刀豆,制成刀豆蜜饯,俗称"刀豆花",其为迎宾待客、馈赠亲友的珍品。

第二天上殿,易袚对答如流,殿试第一。孝宗大喜,召见于便殿,询及楚沟风物,易袚盛赞邑中妇女做的刀豆花,形、色、味、艺无不绝妙。后易袚官至礼部,曾把刀豆花敬献给孝宗,孝宗大悦。自此,刀豆花一直被列为贡品。

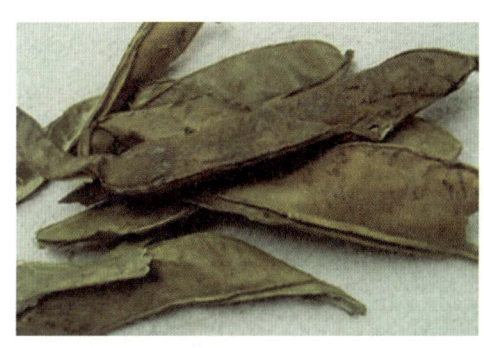 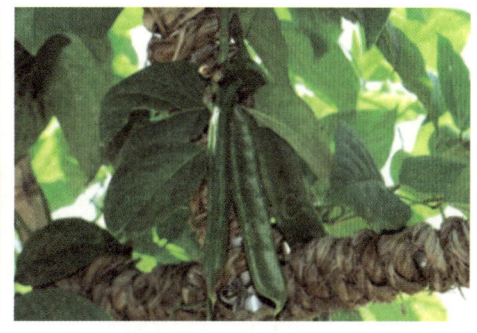

【功效应用】 温中,下气,止呃。用于虚寒呃逆,呕吐。

9. 九香虫

【药材来源】 九香虫为蝽科昆虫九香虫 *Aspongopus chinensis* Dallas 的干燥体,又名黑兜虫、瓜黑蝽、屁板虫等。始载于《本草纲目》。

【性味归经】 咸,温。归肝、脾、肾经。

【传说故事】 九香虫是一种会飞的青黑色昆虫，指甲般大小，外形与水黾相似。春夏季节，它趴在农作物的茎叶上吸食浆液，人不小心碰到它，它会放出一股奇臭无比的气体，所以又叫"臭板虫""屁巴虫""打屁虫"。九香虫的尾部含有九香虫油，炒熟后是一道可口的药用美食。

传说，三国鼎立时期，战争连年，兵荒马乱。一年春天，一队士兵来到贵州赤水河附近。天气乍暖还寒，赤水河上弥漫着浓浓的雾气。

不知是什么原因，突然士兵们都感到有气无力，还肚子疼。许多士兵愈发想家了，一时间军心涣散。

将军望着赤水河，眉头紧蹙，心想：当务之急，只有治好士兵们的病，才能重拾信心，打胜仗回家啊。可现在该怎么办呢？唉！

"哎哟！"这时有位村民担柴走过，不小心摔了一跤，打断了将军的沉思。

将军急忙上前扶起他，村民连说"谢谢"，准备担起柴继续赶路，但他看到将军似有难言之隐，便问道："将军可有何难事？"

"哎！"将军欲语还休，接着问道，"此地可有医术高明的大夫？"

村民问道："将军有何不适？"

"不是我，是我的士兵。"于是将军一五一十地把士兵患病的事告诉了他，"我还要带他们打胜仗回家呢，他们的亲人都盼着呢。"

"噢，是这样。"村民想想将军领兵对老百姓秋毫无犯，于是说道："我有办法。"

将军大喜。

村民急忙带领士兵来到赤水河边，只见他翻开河边的卵石，卵石下有

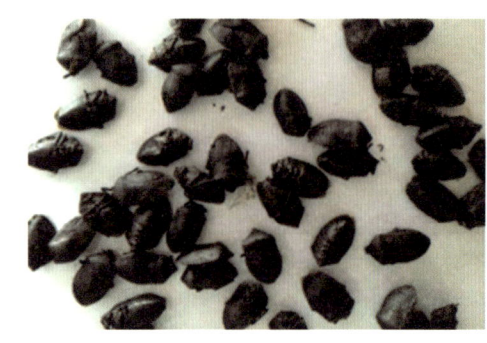
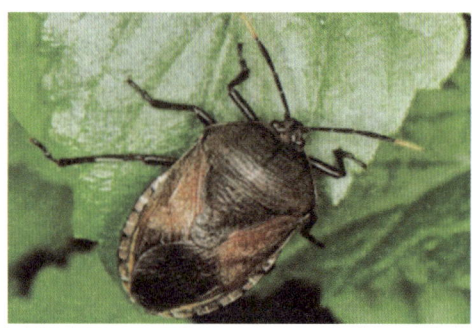

一窝窝像胡豆似的虫子飞了出来。

村民告诉士兵们："这种虫子叫臭屁虫，将其放入盛温水的盆里，等虫子在盆里挣扎到飞不动时，体内的臭屁也就放尽了。然后把虫子烤熟了吃，便可解决腹痛的问题。"

士兵们正饿得前胸贴后背，于是不管三七二十一，立刻动手抓虫子，烤着吃了。没想到，吃完后他们的精神立刻变好了，腹痛也消失了。

后来，大家给臭屁虫取了个好听的名字，即"九香虫"，还将它入了菜谱。四川、贵州、江浙等地都有"香酥九香虫"这道名菜，大人、小孩都爱吃。尤其是那些爱酒之人，买上一碟香酥九香虫，细嚼慢咽，浅斟慢酌，别有一番滋味。九香虫又名瓜黑蝽，以四川、云贵一带产的为佳。

【功效应用】　理气止痛，温肾助阳。用于胃寒胀痛，肝胃气痛，肾虚阳痿，腰膝酸痛。

（段云）

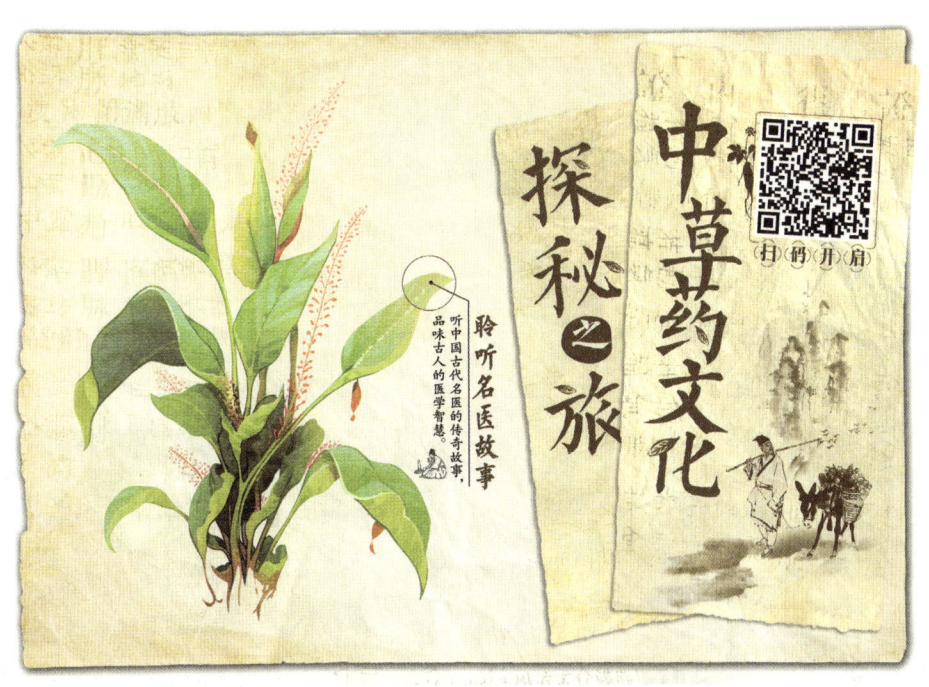

第九章　消导药

以消化饮食、导行积滞为主要作用的一类中药,称消导药。消导类药物辛散行滞、甘平和中,主入脾、胃二经,有消化饮食、导行积滞、行气消胀、健运脾胃、增进食欲的功效。部分药物还有降气消痰、止咳平喘、回乳消胀、活血化瘀、行气散结、固精止遗等作用。

1. 山楂

【药材来源】　山楂为蔷薇科植物山里红 *Crataegus pinnatifida* Bge.var. *major* N.E.Br. 或山楂 *Crataegus pinnatifida* Bge. 的干燥成熟果实,又名朹、梁梅、朹子、鼠查、羊梂、赤爪实、棠梂子、海红、赤枣子、山里红果、山里果子、映山红果、酸枣、鼻涕团、柿楂子、茅楂、猴楂、山梨、酸梅子、酸查等。始载于《新修本草》。

【性味归经】　酸、甘,微温。归脾、胃、肝经。

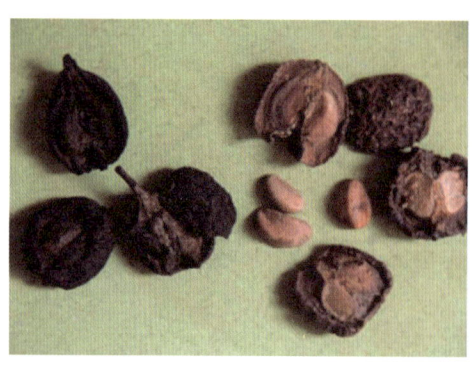
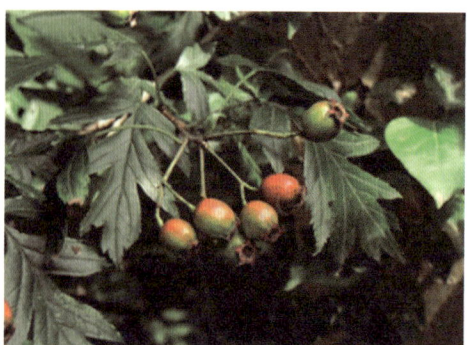

【传说故事】 相传，远古时期，在山东费县境内的塔山下住着一位眉清目秀、勤劳贤淑的姑娘，名叫石榴，她楚楚动人、多愁善感。石榴与一位名叫白荆的小伙子相爱了，此人虎背熊腰、老实本分。两人同住一座山下，心心相印，情深意长。

天有不测风云，皇帝听闻塔山下住着一位美若天仙的女子，便派人将其抢走了。石榴宁死不屈，骗皇帝要为驾鹤西去的母亲守孝100天，伺机逃出。皇帝发觉后只好安排了一处幽静的院落让其独居，将其软禁。

石榴被抢走以后，悲愤的白荆追至葫芦崖，日夜伫立在山巅守望。他终日茶饭不思，天长日久竟变成了一棵小树。

石榴逃离皇宫后找到白荆的化身，怀抱着丈夫，悲痛欲绝。悲伤的石榴也幻化成一棵小树，树上结满了小红果。人们为了表达对石榴姑娘的怀念，便为这棵小树起名为"石榴"。

皇帝得知此事后气急败坏，命人把此树砍掉，并下令不准叫它"石榴"，改叫"山渣"——山中渣滓。人们敬佩对爱情忠贞不渝的石榴，便称其为"山楂"。

【功效应用】 消食健胃，行气散瘀，化浊降脂。用于肉食积滞，胃脘胀满，泻痢腹痛，瘀血经闭，产后瘀阻，心腹刺痛，胸痹心痛，疝气疼痛，高脂血症。焦山楂消食导滞作用增强，用于肉食积滞、泻痢不爽。

2. 神曲

【药材来源】 神曲为辣蓼、青蒿、杏仁等药加入面粉或麸皮混合后，经发酵而成的加工品，又名六曲、陈曲、六丁曲、百草曲、麦曲、炒神曲、焦神曲等。始载于《药性论》。

【性味归经】 甘、辛，温。归脾、胃经。

【传说故事】 中药神曲是汉代名医刘义研制出的一种治消化不良的名药。

相传，曾经有一段时间，刘义发现自家鸡窝里的鸡蛋经常丢失，还以为家里进了小偷，于是便留心观察，结果发现是一条火炼蛇所为，他决定惩罚一下这条蛇。

他用石灰裹着石子做了几枚假蛋，又在假蛋外面涂了一层鸡蛋清，放在鸡窝里面。不久，他看到那条蛇爬进鸡窝里，将那几枚假蛋吞下了。不大一会儿，蛇在地上痛苦地挣扎起来，它慢慢地爬进草丛里，拼命地吞食一种毛茸茸的小草。又过了一会儿，它排出了一堆粪便后，居然飞快地爬走了。

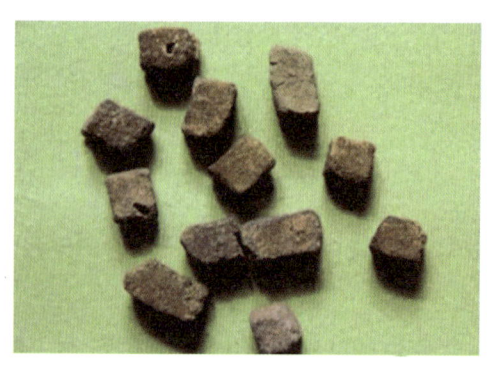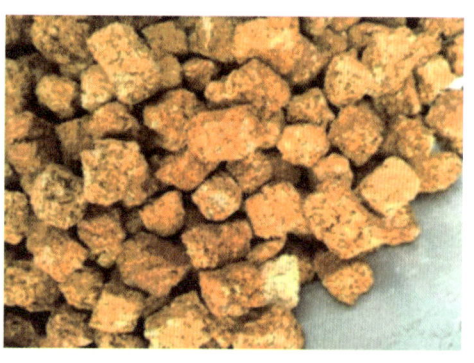

刘义想：这种草一定能治消化不良。于是，他以这种草为主药，研制出了治疗消化不良的名药——神曲。

为什么这种药叫神曲呢？大概有两个方面的原因：一是标榜它的功效神奇，神曲对急性肠胃道疾病有独特的功效；二是说明它的原始配伍神奇。古人将最早制造神曲的六种原料（辣蓼、青蒿、苍耳草、赤小豆、苦杏仁、麦麸）配属古代六神（六个星座的名字，即青龙、朱雀、勾陈、白虎、腾蛇、玄武）的名号，所以神曲又称"六神曲"，并提倡在每年阴历六月初六制作神曲，有六神会聚之寓意。

【功效应用】 健脾和胃。用于饮食停滞，消化不良，脘腹胀满，食欲不振，呕吐泻痢。

【鉴别用药】 山楂与神曲：均具消食和中、健胃之功。山楂能治各种饮食积滞，尤其为消化油腻肉食积滞的要药；神曲长于治疗酒食陈腐之积。

3. 麦芽

【药材来源】 麦芽为禾本科植物大麦 *Hordeum vulgare* L. 的成熟果

实经发芽干燥的炮制加工品,又名麦蘖、大麦蘖、大麦芽、大麦毛、扩麦蘖、草大麦等。始载于《药性论》。

【性味归经】 甘,平。归脾、胃经。

【传说故事】 传说,南宋高宗赵构亲生儿子早夭,只有赵琢和赵昚两个养子。虽然是养子,但是赵构对他们十分疼爱。赵琢因为每天养尊处优得了一种怪病,不喜欢吃东西,也不爱玩耍,总感觉浑身无力。宫中的御医开了几个方子,但总是吃几服药病症就轻了,停药后病就又重了。

赵构特别担心赵琢,他听说民间的许仙医术高超,便召许仙和其妻白素贞进宫看病。许仙给赵琢开了一服药,用神曲、麦芽、山楂、鸡内金、黄连、肉蔻、使君子、槟榔、木香等九味药研磨成粉末,与鲜猪肝汁一起制成小丸,让赵琢服用。赵琢服后效果非常好,很高兴,要留许仙在宫里当御医。但是许仙心系百姓不愿入朝为官,可他又不敢抗旨,只好找妻子白素贞商量。白素贞笑道:"你不用急,明天面见皇上时,一切都交给我吧。"

第二天,许仙与白素贞在大殿上面见皇上,赵构要封许仙做御医,白素贞道:"皇上且慢,许仙医术平平,不堪担此重任。"

赵构不信,说:"爱卿的药丸药到病除,怎么能说医术平平呢?"

白素贞笑答:"许仙的丸子虽好,但是味道苦涩,太子是小孩子,一定不喜欢服用。草民有一药方不仅甘甜可口,而且可以经常服用,让皇子不再犯病。"

赵构惊奇地问道:"竟有如此奇方?"

白素贞回答:"不错,草民愿献出此方,只愿皇子康复后能让草民夫

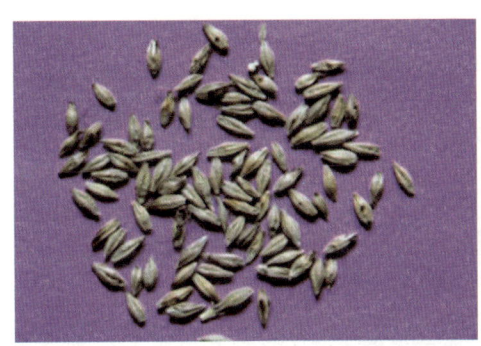
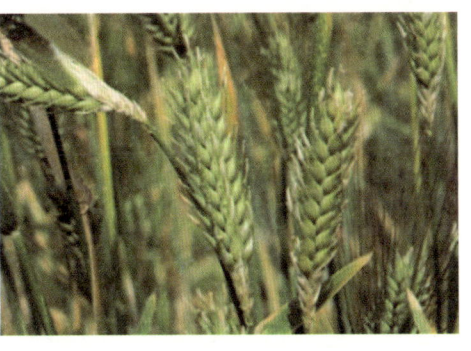

妻还乡。"

赵构道："若有如此良药，朕一定答应你的要求。"

白素贞道："这药也不难寻，只需成熟大麦水浸约一日，取其发出的黄棕色短芽，以色黄、粒大、饱满、芽完整者为佳，煎服或研末服用均有效。此方不仅适用于食积不化、胸闷腹胀、食欲不振，还适用于脾胃虚弱、乳房胀痛等症。"

赵构开始时不太相信，但是赵琢服用后，果真再也没有犯过病。于是赵构赏赐了许仙夫妇许多金银，让他们还乡。

许仙和白素贞回到家乡后，就用皇上赏赐的金银在宝芝林为贫苦人民义诊，救死扶伤，传为佳话。

【功效应用】 行气消食，健脾开胃，回乳消胀。用于食积不消，脘腹胀痛，脾虚食少，乳汁郁积，乳房胀痛，妇女断乳，肝郁胁痛，肝胃气痛。生麦芽健脾和胃，疏肝行气，用于脾虚食少、乳汁郁积；炒麦芽行气消食回乳，用于食积不消、妇女断乳。焦麦芽消食化滞，用于食积不消、脘腹胀痛。

4. 稻芽

【药材来源】 稻草为禾本科植物稻 Oryza sativa L. 的成熟果实经发芽干燥的炮制加工品，又名稻蘖、生谷芽、炒谷芽、焦谷芽、陈仓米等。始载于《名医别录》。

【性味归经】 甘，温。归脾、胃经。

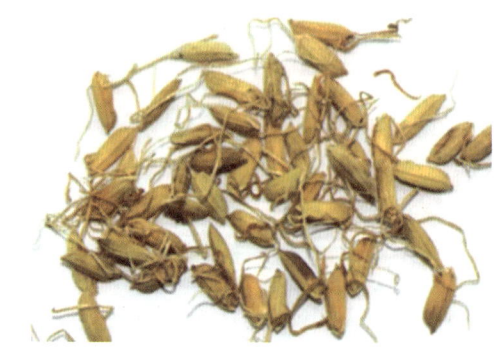
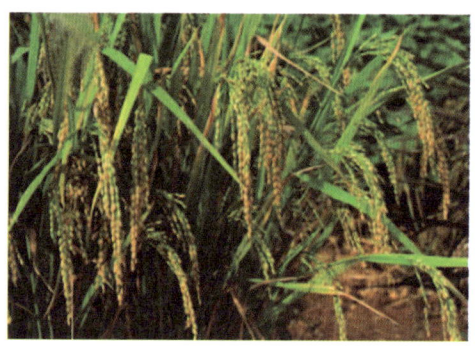

【传说故事】 传说，东汉末年，战乱频发，在长沙，有一个农夫为了躲避战乱，和妻子隐居山林，开荒拓土，过着惬意的田园生活。虽然生活不算富裕，但是两人勤劳肯干，每天辛苦劳作，生活也能自给自足。夫妻俩唯一的遗憾就是年过四十，膝下未有子嗣，两人十分想要一个孩子。可喜的是，农夫在45岁那年，妻子终于生下了一个孩子。农夫觉得这个孩子是上天赐予他们的礼物，于是给孩子取名叫天赐。

转眼间，天赐就三岁了，得了这样一种病，吃不下东西，频繁夜醒，夜间总是哭闹，很少大便，小便少且色赤黄。于是，农夫赶紧跑到镇上去给天赐抓药。他跑了几十里山路抓回了药，妻子煎好后喂天赐喝，可是天赐把药都吐了，这可急坏了夫妻俩。

妻子对农夫说："进山之前，听说太守张仲景医术高超，又乐于助人，你快去请他来给孩子看看吧！"

农夫听后到长沙城四处打听，终于进了太守府见到了张仲景。张仲景听完农夫的讲述后，十分乐意去他家给天赐看病。

张仲景来到农夫家，一番望闻问切后准备开药。

农夫问道："神医呀，不知道这个药要多久才能见效。你也知道我家离镇上远，抓药不便呀！"

张仲景捋了捋胡须道："这个你不必担心，我给你开的这几种药这山中都有。"

农夫拿过药方一看，只有稻芽、薏苡仁、山楂、淡竹叶、钩藤、蝉蜕、甘草七种药，果真山中都有。

张仲景说："稻芽健脾消食，薏苡仁利尿化湿，这两种药是君药，其他五种也能辅助清热除烦、补肝益气，一起煎服代茶饮，小孩子也容易喝下去。因为此药方由七种药组成，与北斗七星之数相吻合，所以叫作'小儿七星茶'。"

农夫听后放心了，他没想到稻芽、竹叶也能治病，赶忙谢过医生并送他下山。

天赐喝了小儿七星茶，两三日后病就好了，一家人又过上了幸福的生活。

【功效应用】 和中消食，健脾开胃。用于食积不消，腹胀口臭，脾胃虚弱，不饥食少。炒稻芽偏于消食，用于不饥食少。焦稻芽善化积滞，用于积滞不消。

【鉴别用药】 麦芽与稻芽：均具消食和中，健胃之功，主治米面薯芋类食滞证及脾虚食少症。稻芽力较弱，故稻芽更宜于轻症，或病后脾虚者；麦芽消食健胃力较强。二药应相须为用。

5. 莱菔子

【药材来源】 莱菔子为十字花科植物萝卜 *Raphanus sativus* L. 的干燥成熟种子，又名萝卜子、萝白子、菜头子等。始载于《日华子本草》。

【性味归经】 辛、甘，平。归肺、脾、胃经。

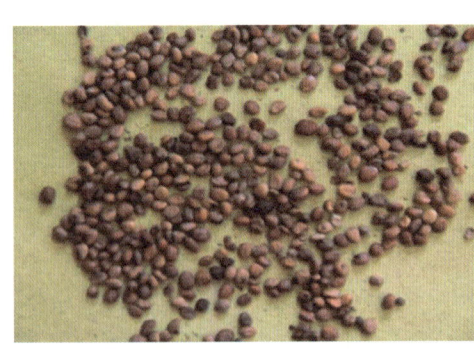
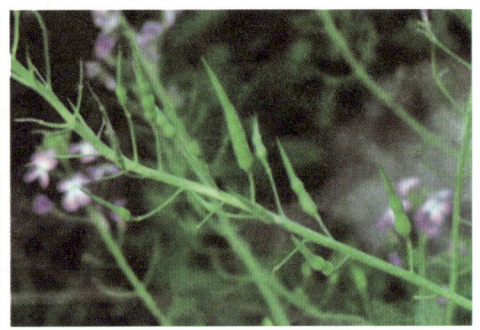

【传说故事】 传说，清朝乾隆年间，苏州府有一位富家公子，已经30岁了，还每天沉溺于酒色。

一次，他因偷了家里1000多两银子，挨了父亲一顿责骂。公子本就身体虚弱，被父亲责骂后竟然病倒了，开始时像得了伤寒，后来渐渐神志不清，卧床不起了。

其父请来一位郎中，每日用参汤为其治疗，但愈补痰火愈结，最后竟身僵如尸，皮下还生了上千个痰核。

此时，有位好心人对其父说："叶天士是当代名医，何不去请他诊治？"

其父请来了叶天士，叶天士细心诊视后说道："你们是不是认为他没救了？我看，若现在重打他四十大板也死不了。"

其父一听叶天士出言不逊，对他说："我儿子得病后，光人参就花了1000多两银子。你要是能治好他的病，我愿拿出1000两银子作为酬谢。"

叶天士摇头说道："银子能让别人动心，对我却不然。我还是先治病要紧。"说罢，便开了一张清火安神之类的普通药方，又留下了随身带着的莱菔子研成的药末，让病人一起服用。

病人服药之后，三天能讲话，五天能坐起，一个月便如常人。

【功效应用】 消食除胀，降气化痰。用于饮食停滞，脘腹胀痛，大便秘结，积滞泻痢，痰壅喘咳。

【鉴别用药】 山楂与莱菔子：均有消食化积的功效，主治食积证。山楂长于消积化滞，治疗肉食积滞；莱菔子长于消食行气，治疗食积气滞之证。莱菔子有两种：一种是生莱菔子，一种是炒莱菔子。两种不一样。张锡纯认为：生莱菔子药性上升的力量强一些，往上走，能够把痰往外清，把痰涌出去。比如说过去中医想让这个人把痰吐出来，应用生莱菔子。如果是要顺气，让气往下走，然后通便，通肠，用炒莱菔子，炒莱菔子往下走的力量强。两种药的药性是截然相反的。一生一熟，一上一下，把这气积打开，中医称开郁结。

（段云）

第十章 驱虫药

以驱除或杀灭肠道寄生虫为主要作用的一类中药,称驱虫药。此类药物多具毒性,主入脾、胃、大肠经,对多种肠道寄生虫有麻痹、分解、杀灭虫体或刺激虫体,使其排出体外,而起到驱虫作用。主要用于肠道寄生虫病,如蛔虫病、蛲虫病、绦虫病、钩虫病、姜片虫病等。

1. 使君子

【药材来源】 使君子为使君子科植物使君子 Quisqualis indica L. 的干燥成熟果实,又名留球子、史君子、五梭子、索子果、冬均子、病柑子等。始载于《开宝本草》。

【性味归经】 甘,温。归脾、胃经。

【传说故事】 《开宝本草》中载,使君子主治"小儿五疳,小便白浊,杀虫,疗泻痢"。

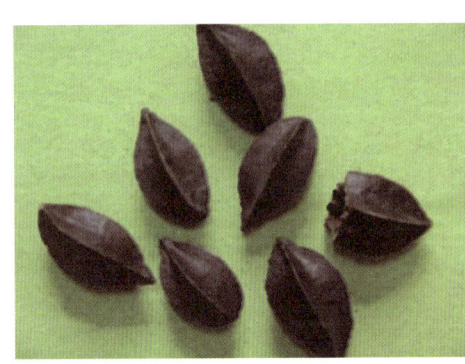
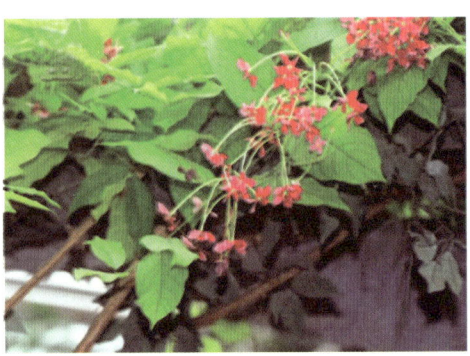

宋朝时期，潘州一带有个叫郭使君的郎中，他精通医道，深得乡邻敬重。

一天，郭使君上山采药时被一种结在藤状植物上的果实所吸引。这种果实形如山栀，又似诃子，去壳尝之，其味甘淡，气芳香，于是他摘下一些带回家研究它的药性。

几天后，郭使君见这些果实未干透，怕久放发霉，就放到锅中炙炒。不一会儿，浓郁的香气扑鼻而来，年幼的孙子闻到香味后嚷着要吃，他就拣出三枚炒熟的果实给孙子吃。

没想到次日早晨，孙子解大便时竟排出了几条蛔虫。他想：莫非这果实能驱虫？于是就又给孙子吃了八九枚。这下可把孙子折腾坏了，又是一个劲儿打嗝，又是呕吐。他断定是过量服用而引起的中毒，忙用甘草、生姜等给孙子解毒。

几天后，他再次给孙子吃了三四枚，果然孙子又排出了几条蛔虫。孙子本来偏食，面黄肌瘦，这下不仅驱了虫，而且食欲大增，身体也渐渐强壮起来。

此后，郭使君在行医时，遇到疳积、虫积的患儿，就酌量使用这种果实，效果都不错。人们问起它的名字，他一时想不出，最后为其取名为"使君子"。

【功效应用】 杀虫消积。用于蛔虫、蛲虫病，虫积腹痛，小儿疳积。

2. 苦楝皮

【药材来源】 苦楝皮为楝科植物楝 *Melia azedarach* L. 或川楝 *Melia toosendan* Sieb.et Zucc. 的干燥树皮及根皮，又名苦楝、楝树果、楝枣子、苦楝树、森树、翠树、紫花树、川楝皮等。始载于《名医别录》。

【性味归经】 苦，寒；有毒。归肝、脾、胃经。

【传说故事】 相传，在古代，蜀地有一个寡妇，夫家姓张，以打猎为生。丈夫在30岁那年不慎跌落山崖而死，只留下妻子和一个5岁的孩子，孤儿寡母相依为命。丈夫的哥哥想让张寡妇改嫁，把儿子过继给他，但是张寡妇疼惜儿子，决定一个人把儿子拉扯大。张寡妇平时给邻居缝洗衣服补贴家用，亲戚们再接济一些，日子勉强过得去。

张寡妇房前东头有一棵苦楝树，每年发出的幼枝上有星状的绒毛，邻居觉得十分丑陋，劝她找人砍掉，可张寡妇不愿意。她对着苦楝树感叹道："苦楝啊苦楝，你全身都苦，可也没有我们娘俩命苦呀！我们可以算是同病相怜，我怎么忍心砍掉你呢？"春末夏初，苦楝树开出淡紫色的小花，像一层薄薄的紫云笼在枝头，甚是好看。到了秋天，苦楝也会结出黄绿色的圆形果实，十分可爱。

儿子8岁那年得了一种病，经常肚子疼，张寡妇给他揉几下就稍微好些。儿子食欲倒是很好，但是越来越瘦。本来生活就拮据，哪还有钱给孩子看病啊？看着面色发白的儿子一天天消瘦下去，张寡妇心急如焚，每天以泪洗面。

一天晚上，张寡妇在床上翻来覆去睡不着，迷迷糊糊感觉有个人站在床前。她定睛一看，只见一位女子头戴紫金八宝攒珠髻，上身穿着翠绿小袄，下身穿着翡翠碎花裙，脚上还穿着一双紫褐色的小鞋，宛若天仙。

张寡妇赶忙起身拜见，"是何方仙女来到我家？"

那女子也不回答她的问题，只是说："我是来救你儿子的，他肚内有蛔虫，需用你家东头苦楝树的皮来驱虫。"女子说完，张寡妇就醒了，原来是一场梦。

第二天，张寡妇在苦楝树上刮了一点皮，用刀剁碎给儿子服下。谁知儿子服用后不但病情没有缓解还感觉头痛，呕吐了几次。张寡妇不敢给儿子再服用苦楝皮了，她心中恼怒，决定明天就把这棵苦楝树砍掉。

当天夜里她又梦见了那位绿衣女子，张寡妇道："我不知道你是谁，

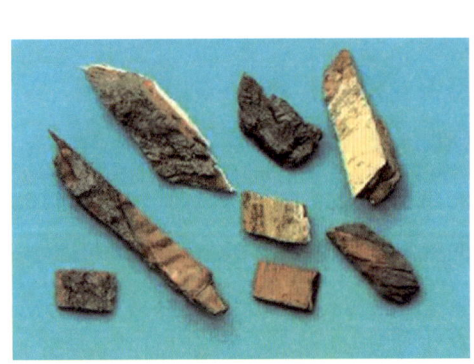
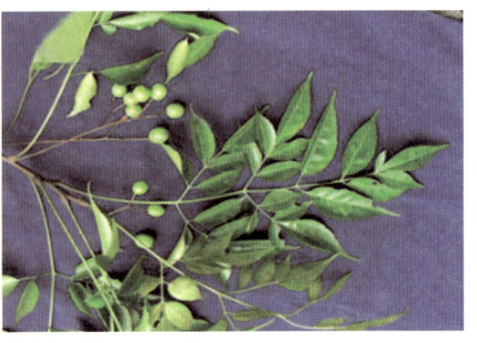

你为什么要来害我的孩子?"

那女子却说:"大婶,您误会我了,我本是你家东头那棵苦楝树,感念你当年不砍之恩特来帮助你。我的皮可以驱虫,只是你的方法不对。你须采我的树皮或者根皮,晒干后用小火煎水两个时辰以上才能把有效成分煎出,连续服用两三天就会有效果。"

张寡妇醒了之后按照女子所说的做了。两天之后,儿子就排出两条蛔虫,身体也慢慢好了起来。张寡妇为了感谢苦楝树,在树前焚香祭拜。

【功效应用】 杀虫,疗癣。用于蛔虫、蛲虫病,虫积腹痛;外治疥癣瘙痒。

3. 槟榔

【药材来源】 槟榔为棕榈科植物槟榔 Areca catechu L. 的干燥成熟种子,又名槟榔玉、榔玉、青仔等。始载于《名医别录》。

【性味归经】 苦、辛,温。归胃、大肠经。

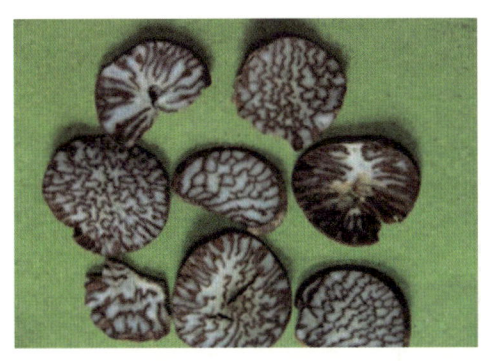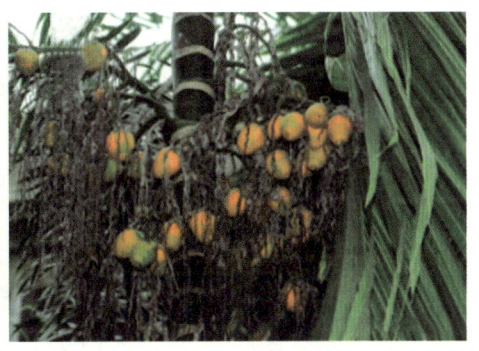

【传说故事】 相传,在云南傣族人家有个美丽善良的姑娘,名叫兰香。她勤劳贤惠,寨里的小伙子都格外喜欢她,但姑娘只爱象脚鼓舞跳得最好的岩峰。兰香和岩峰相爱了,在甜蜜的日子里,意外的事情发生了。

不知什么原因,兰香的肚子一天天鼓了起来,于是,风言四起:"哼!还说像玉石一样洁白无瑕呢!谁知是长尾巴山鸡冒充凤凰。"

岩峰怒气冲冲对兰香直嚷:"你,草鸠抹上红泥会装锦雀,算是我看错了人!"

兰香痛苦地望着岩峰,"你真的不相信我吗?"

岩峰不屑地说:"以前相信你,现在还有什么话好说?"

阿爹难过极了,跟跟跄跄地跑到林边,摘来了一串槟榔,掷向兰香,怒吼道:"我家从没出过你这样的丑事,你吃了这东西,死了清静!"

兰香战战兢兢地跑到阿爹面前,泣不成声:"我……我有苦难言呀!我像天上的白云一样干净,像池塘里的莲藕一样洁白。阿爹……你多保重。岩峰呀!我为你祝福。"说着,一狠心将槟榔嚼碎,一股脑儿吞进了肚里。

人们绝望地等待着兰香死辰的到来。只见兰香痛苦地捂着肚子,挣扎着爬到树丛中。

然而,不到一刻钟的工夫,兰香奇迹般地从树林中走了出来,肚子也不鼓了。人们跑进树林一瞧,原来她排出一条像长蛇一样的虫子,兰香哪里是怀孕啊,是肚子里有了虫子。

从此,人们更加怜爱兰香,也知道了槟榔是一味驱虫良药。

【功效应用】 杀虫,消积,行气,利水,截疟。用于绦虫、蛔虫、姜片虫病,虫积腹痛,积滞泻痢,里急后重,水肿脚气,疟疾。

4. 南瓜子

【药材来源】 南瓜子为葫芦科植物南瓜 *Cucurbita moschata*(Duch.)Poiret 的种子,又名南瓜籽、白瓜子、金瓜米、番撒、金瓜子、北瓜子、窝瓜子、倭瓜子等。始载于《现代实用中药学》。

【性味归经】 甘,平。归胃、大肠经。

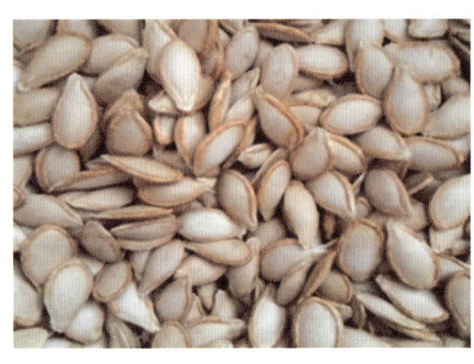
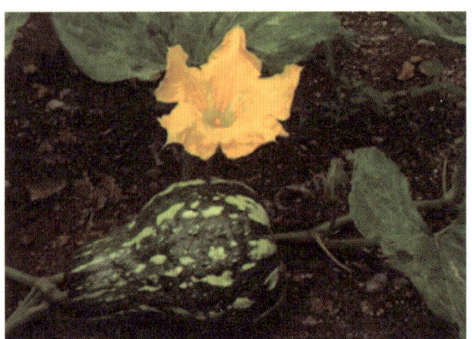

【传说故事】 相传，古代有一户农家，家中有六个孩子，以种地为生，勉强度日。每年到了秋收的季节，夫妻俩起早贪黑，忙得不亦乐乎。

一年秋天，又到了收获的季节。可是不巧，小儿得了腹痛病，疼起来抱着肚子哇哇叫，不疼时像没病一样，活蹦乱跳的。夜里还磨牙，说梦话。农夫凭借多年的生活经验，断定孩子肚子里生虫子了，准备秋收后再带孩子去看病。

老农家地里种着小麦、玉米，还有瓜果蔬菜，几乎自给自足。每年除了供一家人吃，还要留一部分籽种。庄稼地里也种一些南瓜，吃南瓜时，就把南瓜子挖出来，晾晒在窗台上，以便来年再种。

秋收时节，大家都到地里去干活了，小儿留在家中，由他的小哥哥照看。家人早出晚归，两个孩子没有饭吃，就翻着看有什么可吃的。忽然他们看到了晾晒在窗台上的南瓜子，就偷吃了一点，也不敢多吃，怕家人看出来挨打。

第二天，小儿大便时，就便出了一条三尺多长的虫子来。两个孩子吓坏了，忙告诉了刚从地里回来的父亲。老农一看，认得这是绦虫，就告诉孩子，如果再便出虫子来，一定要告诉他。

偷吃南瓜子的事情没被人发现，第三天，他们又偷吃了一些。结果，小儿大便时便出了好几条大虫子，他们又告诉了父亲。父亲觉得奇怪，问他们在家里吃了什么东西。两个儿子以为偷吃南瓜子的事被父亲发现了，于是告诉了父亲。老农心想：难道与吃南瓜子有关？不管怎样，小儿便出虫子以后就再也不腹痛了。

秋收结束后，几个老农在一起聊天时，得知老张家的小女儿也腹痛、磨牙，老农就告诉老张，不妨用南瓜子试一试。老张听了以后，就将南瓜子炒熟了，让小女儿吃，结果第二天也便出了虫子。

后来，村民们知道南瓜子可以驱虫，每有肚子里生虫子的病人，就吃南瓜子杀虫。

【功效应用】 杀虫。用于绦虫、血吸虫病。

5. 鹤草芽

【药材来源】 鹤草芽为蔷薇科植物龙芽草 Agrimonia pilosa Ledeb. 的地下冬芽,又名金顶龙牙、龙牙草、老鹤嘴、毛脚茵、仙鹤草芽、龙牙草芽、狼牙草根芽、龙牙草根芽等。始载于《中华医学杂志》。

【性味归经】 苦、涩,凉。归肝、小肠、大肠经。

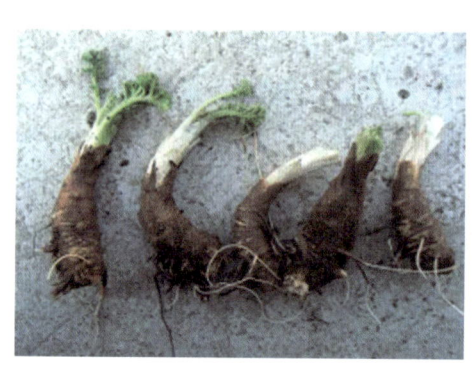 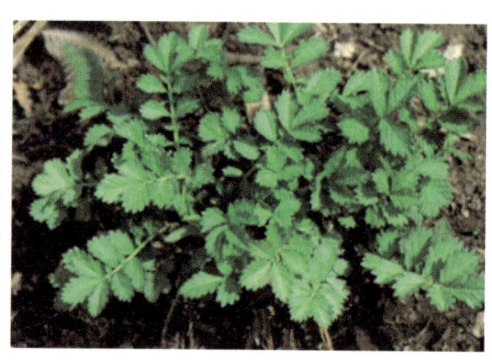

【传说故事】 从前,在江苏盐城有一个渔夫,只要不下雨每天都去河边打鱼,从他家去小河边的路上有一片芦苇地。

一天傍晚,渔夫收网回家,正是初秋时节,芦苇地里起了淡淡的薄雾,在夕阳的映照下格外美丽。见到如此美景,渔夫不禁驻足欣赏。这时两只野鸭在草丛中腾空而起,飞向远方。在一天的辛劳过后沉浸在大自然的美景中,渔夫感到心旷神怡。

突然,他听到两声鹤唳,循声望去,只见芦苇深处有一个草窝,里面有两只棕羽黄喙的小鹤,可能是大鹤出去觅食了。渔夫再仔细一看,只见一条三尺多长的黑蛇正在草窝旁虎视眈眈,吐着长长的信子。渔夫赶忙拿出随身携带的腰刀朝黑蛇刺去,那蛇被惊后窜入草丛中逃之夭夭了。渔夫捡回腰刀,这时两只大鹤也从天空中翩然降下,它们对渔夫很警惕,和小鹤交流后便向渔夫低头示意,仿佛是在感谢渔夫救了它们的孩子。渔夫也觉得自己做了一件好事,高兴地回家了。

这年冬天,渔夫的儿子突然肚子疼,接着又开始恶心呕吐,感觉肚子里有东西在动。渔夫找来村里的女巫,女巫说:"你儿子的肚子里有妖怪,待我做法把他赶走。"女巫在渔夫家里做了法事,又给了渔夫一碗圣水,说孩子喝了圣水病就会好。可是,折腾了一天,孩子的病还是没有好,渔夫心里特别担心。

第二天早上,渔夫在睡梦中被几声鹤唳声惊醒,起床一看,只见两只仙鹤在屋前盘桓。渔夫赶忙出门。那两只仙鹤见到渔夫,便把衔在嘴里的草根一样的东西放下后飞走了。渔夫一看是一种植物的根茎,上面还有一些幼芽,他心想:难道仙鹤是来给孩子送药的?于是将幼芽取下研磨成粉给儿子服下。

一天后,孩子竟排出一条三尺长的虫子,从此病就好了。

由于这草是仙鹤衔来的,人们便将此草叫作"仙鹤草",将其幼芽叫作"鹤草芽"。

【功效应用】 杀虫。用于绦虫病。

(段云)

第十一章 止血药

凡以制止体内外出血为主要功效,治疗各种出血证的药物,称止血药。此类药物多味苦涩或甘,其性寒、温有异,主入心、肝二经,兼入脾经,均入血分。苦既可清泄血分之热,又能散瘀血之阻滞;涩能收敛血流而止血;甘可缓和药性,具有减缓血行、制止体内外出血之功。主要适用于各部位出血病证,如咯血、衄血、吐血、尿血、便血、崩漏、紫癜及创伤出血等。

1. 小蓟

【药材来源】 小蓟为菊科植物刺儿菜 Cirsiurn setosum (willd.) MB. 的干燥地上部分,又名小刺盖、刺菜、刺儿茶、猫蓟、青刺蓟、千针草、刺蓟、青刺蓟、野红花、刺蓟菜、刺草、刺萝卜、刺杆菜、刺刺菜、姜泽、曲曲菜、青青菜、荠荠菜、刺角菜、白鸡角刺、子鸡角刺、小牛扎口等。始载于《名医别录》。

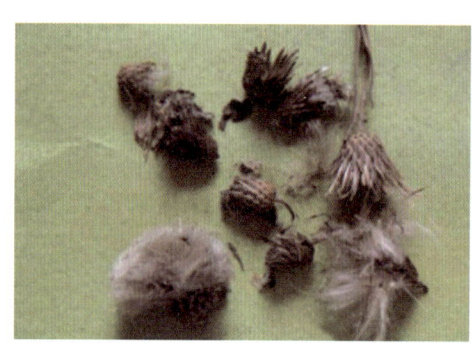
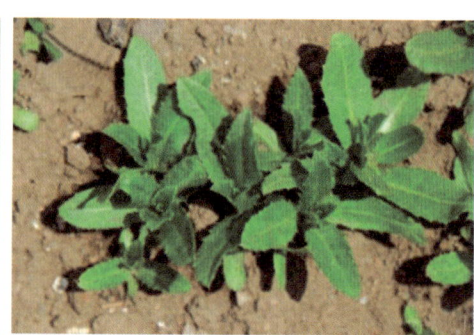

【性味归经】 甘、苦，凉。归心、肝经。

【传说故事】 从前，有一个书生，他年幼时父亲就去世了，母亲一个人含辛茹苦地把他带大。书生对母亲十分孝顺，家里虽穷，但有什么好吃的，他一定要给母亲留着，母亲让他吃，他总是骗母亲说自己吃过了。

这年夏天，书生母亲的腿上长了一个痈。由于天气热，不到一天腿就溃烂流脓了，脓液流过的地方又长了几个痈，连衣服上都粘上了脓液。书生不嫌脏，为母亲洗干净。晚上，母亲热得睡不着觉，伤口又痒又痛，书生就整夜为母亲扇风。书生找来郎中为母亲看病，煎了一些汤药，但是效果不明显，书生心里十分着急。他听说村西边的仙隐山上有灵芝仙草能治百病，便准备上山试试运气。

第二天，书生带上药锄来到仙隐山下。仙隐山雄伟巍峨，山峰拔地而起，山顶上云雾缭绕，宛若仙境。走进山中又是另一番景象，只见古木成荫，遮天蔽日，林中又多生奇花异草。书生在山中苦苦寻觅，终于看到一块崖壁上长着灵芝。那块崖壁上方二丈高的地方有一块岩石凸起，那株灵芝就长在上面。书生小心翼翼地往上攀爬，眼看就要摘到灵芝了，谁知脚下一滑就从崖壁上摔了下来。这下可好，灵芝没摘到，腿被山石划开一道口子，不停地流着血。书生疼痛难忍，看见脚边有一些草，开着紫色的小花，叶子上面有细细的白色绒毛。他想：听说山里的一些药草可以止血，不妨试一试。于是书生摘了一些草嚼碎，一部分敷在伤口上，一部分自己吞了下去，没想到过了一会儿血就止住了，伤口也没有那么疼了。书生想：要想再爬上去采灵芝是不可能的了，不过这种药草如此神奇，也许能治好母亲的病。于是他采了一些药草回家了。

书生把药草捣碎敷在母亲的患处，一天以后创口就不再流脓了，两天以后创口就愈合了，周围的红肿也消退了。

治好母亲的病后，书生更加发奋读书，后来考中进士，步入仕途，让母亲安享晚年。

书生在山中采摘的既能凉血止血又能散瘀消痈的神奇药草就是小蓟，小蓟的功效从此传开了。

【功效应用】 凉血止血，散瘀解毒消痈。用于衄血，吐血，尿血，血淋，便血，崩漏，外伤出血，痈肿疮毒。

2. 大蓟

【药材来源】 大蓟为菊科植物蓟 Cirsium japonicum Fisch.ex DC. 的干燥地上部分，又名大蓟草、大蓟姆、牛戳嘴、牛触嘴、牛刺穷、鸡项草、鸡姆刺、恶鸡婆、戳人蓟、草马蓟、虎蓟、刺蓟、山牛劳、鸡脚刺、野红花、苶芥、鼓椎、马刺刺、刺萝卜、穷菜、鸟不扑、飞廉叶等。始载于《名医别录》。

【性味归经】 甘、苦，凉。归心、肝经。

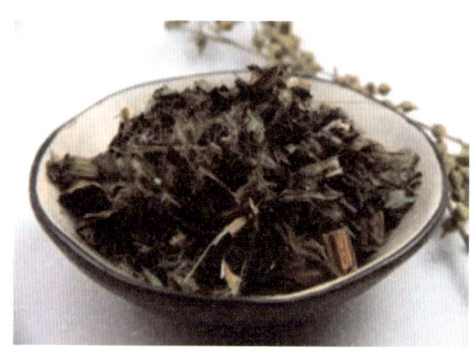
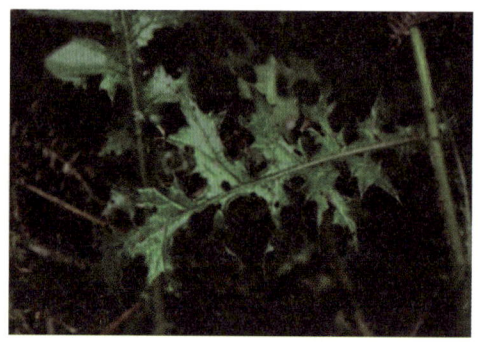

【传说故事】 传说，在三国时期，庞统在一次战斗中身中数箭，跌落马下。士兵中有知医识药者，忙从道旁扯来一把药草，揉搓后抹在他的伤口上，很快止住了血。这种药草的茎干直立生长，高逾尺许，开着紫红色的小花，与小蓟相似，但植株要比小蓟高大一些，叶片尤其是基生的叶片也要大一些，故起名为"大蓟"。

【功效应用】 凉血止血，散瘀解毒消痈。用于衄血，吐血，尿血，便血，崩漏，外伤出血，痈肿疮毒。

【鉴别用药】 小蓟与大蓟：均能凉血止血，散瘀解毒消痈，广泛用治血热出血诸证及热毒疮疡。小蓟兼能利尿通淋，故以治血尿、血淋为佳；大蓟散瘀消痈力强，止血作用广泛，故对吐血、咯血及崩漏下血尤为适宜。

3. 地榆

【药材来源】 地榆为蔷薇科植物地榆 Sanguisorba officinalis L. 或长叶地榆 Sanguisorba officinalis L.var.longifolia（Bert.）Yü et Li 的干燥根，后者习称"绵地榆"。地榆又名黄瓜香、玉札、白地榆、鼠尾地榆、赤地榆、红地榆、紫地榆、涩地榆、花椒地榆、线形地榆、马连鞍薯、山红枣根、枣儿红、岩地技、水橄榄根、水槟榔、山枣子、山枣参、黄根子、蕨苗参等。始载于《神农本草经》，列为中品。

【性味归经】 苦、酸、涩，微寒。归肝、大肠经。

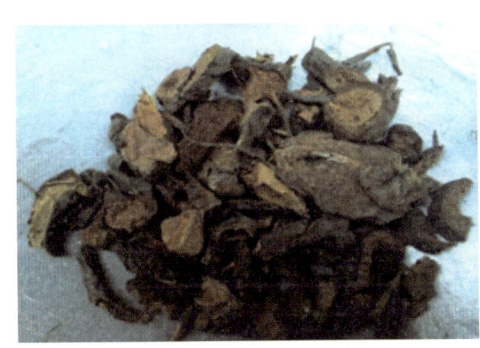
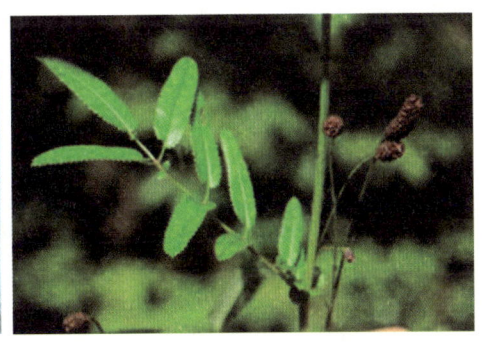

【传说故事】 《本草纲目》引陶弘景之言："其叶似榆而长，初生布地，故名。"民间有这样一段顺口溜："家有地榆皮，不怕烧脱皮；家有地榆炭，不怕皮烧烂。"可见地榆治疗烧伤有着独特的疗效。关于地榆还有一个美好的爱情故事。

从前，苏州城有一个张员外，家财万贯，在他的大宅旁住着苏州知府陆志远。知府大人有个儿子叫陆逍遥，张员外家有个女儿叫张鸣翠，陆逍遥比张鸣翠大两岁，两人从小一起长大，青梅竹马，双方父母就约定等到逍遥成年就把鸣翠娶回家。

陆逍遥18岁那年，皇帝为了建宫殿，要各地增税。苏州虽是富庶之地，但知府陆志远觉得随意增加赋税会加重老百姓的负担，于是上书反对。皇帝没有采纳陆志远的建议，但陆志远还是按以前的标准向朝廷交税。皇帝知道后大怒，把陆志远发配到西北去充军，并下令陆家的后人以后不能入朝为官。陆志远在充军的路上就病死了。陆逍遥因为不能参加科举考试，只好去药店当学徒，陆家从此衰落。

陆逍遥20岁那年去张家提亲。张员外觉得陆逍遥是罪臣之后，不能参加科举，现在又家徒四壁，当然不愿意把女儿嫁给他。陆逍遥只好沮丧地回家了。

其实，张家小姐早已钟情于陆逍遥，家里给她说了几门亲事她都不予理睬。张家人怕她和陆逍遥私奔，便把她软禁在闺房之中。

这年冬天，由于隔壁家的孩子燃放烟花时不小心点燃了张家马棚的草料，马棚着火了。火势越来越大，把张家的大宅子也引燃了。张家人忙着救火和逃命，慌乱中忘记了闺房中的大小姐。陆逍遥听说张家着火了，也赶忙来救火。他看到狼狈不堪的张员外就问："张小姐逃出来没有？"张家人这才想起小姐还在闺房，赶忙跑到闺房前。闺房的火势很大，已经点燃了房梁，房子随时都有倒塌的危险。只听见张小姐在里面呼救的声音越来越小，陆逍遥心急如焚，披上一床浇过水的棉被就往里面冲。过了一会儿，他抱着奄奄一息的张小姐逃了出来。两人虽都有不同程度的烧伤，但并无生命危险。来不及找郎中，陆逍遥先把张小姐抱回家中。张小姐手上脸上都被烧伤了，陆逍遥只受了点轻伤。陆逍遥用地榆研磨成的粉和麻油调匀，用纱布包扎好，敷在张小姐的伤口上。

张小姐因为脸被烧伤了十分伤心，几度想寻死，还好被家人发现救了下来。当张家人正在为大小姐的伤势发愁时，陆逍遥又上门来提亲了。张员外想：本来和陆家就有婚约，现在他又救了女儿的命。女儿的脸烧伤了，恐怕没办法嫁给大户人家了，况且女儿已钟情于他，不如顺水推舟，就把女儿嫁给他。于是张家同意了这门婚事，并出钱为他俩办了婚礼。

新婚前夜，张小姐拆下了纱布，对着镜子一照，发现受伤的地方并没有留下疤，心里十分高兴，没想到地榆治烧伤的疗效如此显著。

后来张家资助陆逍遥开了一家药店，夫妻俩辛勤劳作、相敬如宾，过上了幸福美满的生活。

【功效应用】　凉血止血，解毒敛疮。用于便血，痔血，血痢，崩漏，水火烫伤，痈肿疮毒。

4. 三七

【药材来源】 三七为五加科植物三七 *Panax notoginseng* (Burk.) F.H.Chen 的干燥根和根茎，又名参三七、田七、血山草、蝎子草、昭参、血参、人参三七、长寿草等。始载于《本草纲目》。

【性味归经】 甘、微苦，温。归胃、肝经。

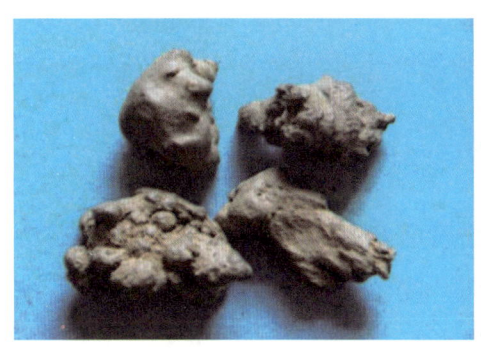 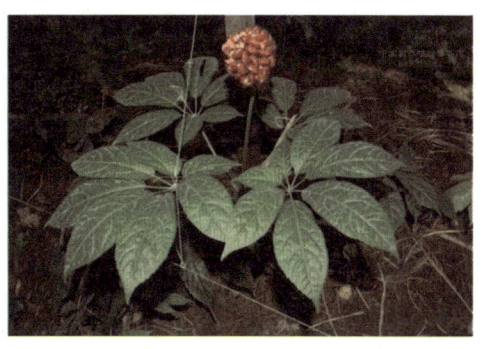

【传说故事】 在我国西南边陲文山壮族苗族自治州的深山密林中，生长着一种春苗如翠、秋实似火的神草。关于这种神草，有这样一个故事。

传说，古时候，一个叫张二的青年得了一种病，经常口鼻出血，虽经多方医治仍无效果。

一天，一位姓田的医生路过，他取出一种草药的根，研磨成粉末让张二服下，不大一会儿，血竟然止住了。张二一家非常感激田医生，并让医生留下了这种药草的种子。

一年后，张二家的药草长得非常茂盛。恰巧，知府大人的独生女患了出血症，多方治疗不见好转，只好贴出告示：能治好女儿病的人，就招其为婿。张二听闻后带上自己种的药草来到知府大人家，二话没说，拿出药草研成粉末给小姐服下。谁知不到一个时辰，小姐竟死了。知府大怒，命人将张二捆起来严刑拷打。得知是田医生给的配方，知府即命人捉拿了田医生，定了个谋害杀人的罪。

临刑之日，田医生向监斩的知府解释道："此药草对各种血症都有疗效，但须长到三至七年才有效。张二所用之药，仅长满一年，本无药性，当然救不了小姐。"说罢，他从差役手中要过利刀，在自己大腿上划了一刀，鲜血直流。他从自己的药袋中取出药粉，内服外敷，即刻便血止痂结。在场的人都惊讶不已，知府后悔极了，只好放了田医生。

为了让人们记住这个惨痛的教训，有人就为该药起名为"三七"，表示必须生长到三至七年才会发挥药效，又因是田医生留下的种子，所以又叫"田七"。

【功效应用】 散瘀止血，消肿定痛。用于咯血，吐血，衄血，便血，崩漏，外伤出血，胸腹刺痛，跌扑肿痛。

5. 茜草

【药材来源】 茜草为茜草科植物茜草 Rubia cordifolia L. 的干燥根及根茎，又名茹藘、茹卢本、茅搜、蘆茹、搜、茜根、蒨草、地血、牛蔓、芦茹、血见愁、过山龙、地苏木、活血丹、红龙须根、沙茜秧根、五爪龙、满江红、九龙根、红棵子根、拉拉秧子根、小活血龙、土丹参、四方红根子、红茜根、入骨丹、红内消等。始载于《神农本草经》，列为上品。

【性味归经】 苦，寒。归肝经。

【传说故事】 在秦汉以前，茜草用作染料，染纺织品，能将衣物染成大红色。古长安城有一家人专卖一种中药汤剂，不管什么人得什么病，给上几个钱，就可以买上一碗。

一天，一位大官人忽然流起鼻血，怎么也止不住，全家人急得团团转。一个随从说："听说城东有一家的汤药包治百病，何不买一些回来试试？"

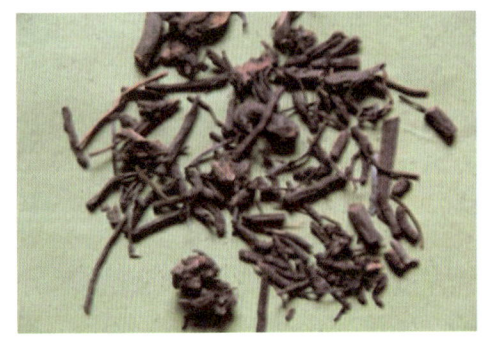
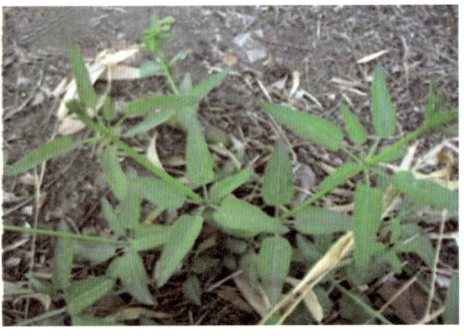

这位大官本来不相信这种传言，可是在这紧急关头，也就勉强同意了。

随从飞马来到城东，见这家院子里放着一口大锅，锅里的药汤已经卖得只剩下一点点了。他取出罐子，盛了药就走。没想到快到官府时，一不小心，罐子翻倒在地，药汤洒光了。他急忙跳下马，心想：如果返回去恐怕来不及了。他忽然看见附近有一家染坊，想起这里有一个朋友常吃药，如果朋友有熬好的药汤，不妨要一些回去应付差事。他走进染坊，一眼看见一口染缸里有半缸红水，和刚才那一罐药汤的颜色差不多，便舀了一罐回去。

大官人看到药汤取回来了，接过来仰起脖子几口就喝完了。随从站在一旁瞅着，后背直冒冷汗。谁知过了一会儿，大官人的鼻血居然止住了，他笑眯眯地对随从说："真是妙药！"

后来，随从经朋友介绍，才知那染料水是用茜草根熬成的，可以把布染成红色。从此，人们知道茜草不仅可以染色，还可以止血。

【功效应用】 凉血，祛瘀，止血，通经。用于吐血，衄血，崩漏，外伤出血，瘀阻经闭，关节痹痛，跌扑肿痛。

6. 白及

【药材来源】 白及为兰科植物白及 *Bletilla striata*（Thunb.）Reichb. f. 的块茎，又名甘根、连及草、白根、白给、白芨、冰球子、白乌儿头、地螺丝、羊角七、千年棕、君球子、一兜棕、白鸡儿、皲口药、利知子、扣子漆、连及草、白鸡娃、白及子、白鸡儿、甘根等。始载于《神农本草经》，

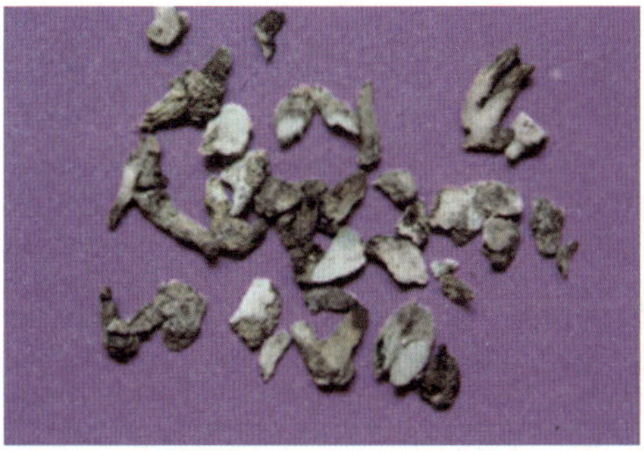

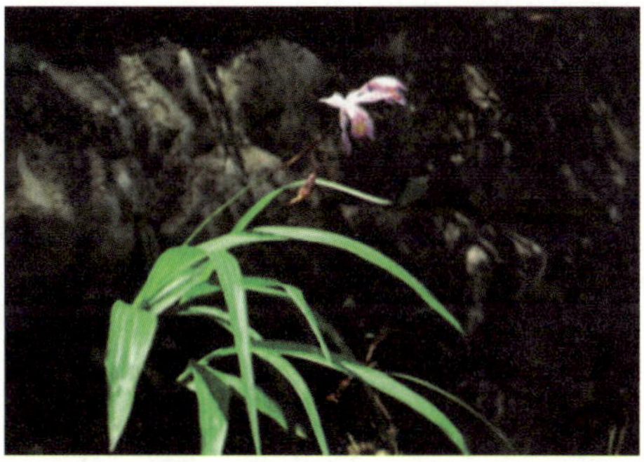

列为下品。

【性味归经】 苦、甘、涩，微寒。归肺、肝、胃经。

【传说故事】 南宋著名文学家洪迈所著的《夷坚志》中记载着这样一个故事。

在台州一个县衙大牢里关押着不少犯人。看管他们的老狱卒为人正派，心眼儿好，对犯人从来没有打骂过，还时常与犯人谈心，关心他们的疾苦。

一天，一个叫白及的死囚忽然病危，老狱卒忙去禀告县官。县官听后微微一笑说："再过一个月，白及就要被砍头了，现在死了，也省了我们一刀！"老狱卒听了心想：虽说白及被判了死刑，但还没有到死期，有病还是要给看的。于是他瞒着县官，从外面请来一个郎中，到大牢里给白及治病。没过几天，白及的病就好了，白及为此很受感动。

一晃 20 多天过去了，白及的死期快到了，他告诉老狱卒："我七次犯重罪，屡遭刑讯拷问，肺部受伤以至于呕血。幸亏我有一个秘方，皆靠此药止血恢复。把白根研成粉末，用米汁调服，其效如神。"

后来白及被砍头处死，其胸部被剖开后，只见肺部有 10 余处受伤的窍穴，都被填补起来了。

老狱卒牢记此方，后转告其友张郎中。张郎中用此方救治一位咯血不止、生命垂危的病人，果然有效，一日即止血，挽救了性命。

一天，张郎中问老狱卒这药叫什么名字，老狱卒因年老记性差，只记得是白及献的方，就顺口说了一句："白及！"就这样，白根从此就有了"白及"这个名字。

【功效应用】 收敛止血，消肿生肌。用于咯血，吐血，外伤出血，疮疡肿毒，皮肤皲裂。

7. 仙鹤草

【药材来源】 仙鹤草为蔷薇科植物龙芽草 *Agrimonia pilosa* Ledeb. 的干燥地上部分，又名龙牙草、施州龙牙草、龙头草、寸八节、脱力草、刀口药、大毛药、地仙草、蛇倒退、狼牙草、黄牛尾、蛇疙瘩。始载于《滇南本草》。

【性味归经】　苦、涩，平。入心、肝经。

【传说故事】　传说，很久以前，有两个秀才进京赶考。因怕误了考期，他俩马不停蹄地赶路，累得气喘吁吁。

一天，他们走进了一片荒滩，又渴又饿，无处歇脚。其中一个秀才因连日劳累火气上升，突然鼻子流血不止。另一个秀才急忙用布条帮他塞住鼻孔，可血又从嘴里流了出来。两人不知所措，心想：有点水或一块湿润的石头该多好呀！

当他们口渴难耐的时候，突然他们听到一声鸟叫，只见一只仙鹤从头上飞过。

口鼻流血的秀才张开双臂喊道："仙鹤啊，把你的翅膀借我一用，让我飞出这个鬼地方吧！"

仙鹤受惊，一张嘴，叼在嘴里的一根野草掉了下来。

另一个秀才捡起野草说："没有翅膀就先用这根野草润润嗓子吧。"

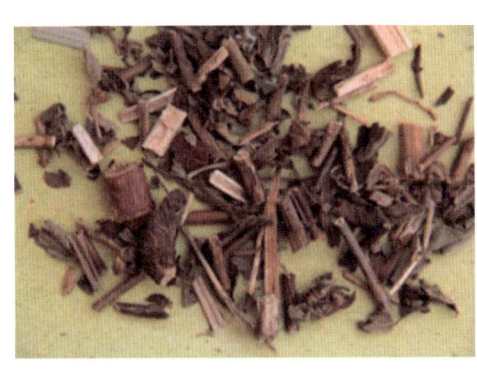 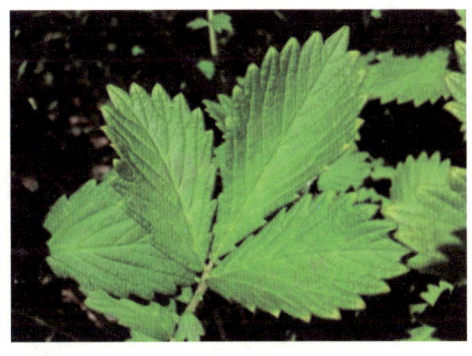

口鼻流血的秀才接过野草，塞进嘴里嚼了起来。嚼了不大一会儿，血竟然止住了。两人高兴极了，"哈哈，仙鹤送仙草来了！"

后来，这两个秀才总算没有耽误考试。几年后，他们都做了官。

有一天，两人见面，想起赴京途中在荒滩的遭遇和仙鹤送来的仙草，他们问了许多医生都不知此草为何物。他们想了个办法，把这种草的样子画在纸上，命人照图寻草。找了好多年，总算找到了。为了纪念送药的仙鹤，他们就把这种草命名为"仙鹤草"。

【功效应用】　收敛止血，截疟，止痢，解毒，补虚。用于咯血，吐血,崩漏下血,疟疾,血痢,痈肿疮毒,阴痒带下,脱力劳伤。

8. 棕榈炭

【药材来源】 棕榈炭为棕榈科植物棕榈 Trachycarpus fortunei（HooK.f.）H.Wendl 的干燥叶柄,又名棕毛、棕树皮毛、棕皮等。始载于《本草拾遗》。

【性味归经】 苦、涩,平。归肺、肝、大肠经。

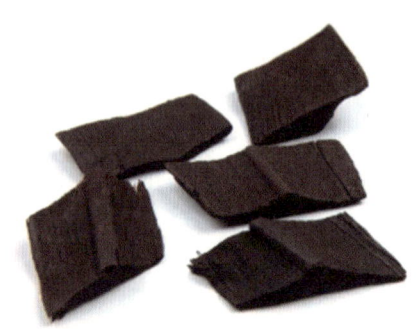
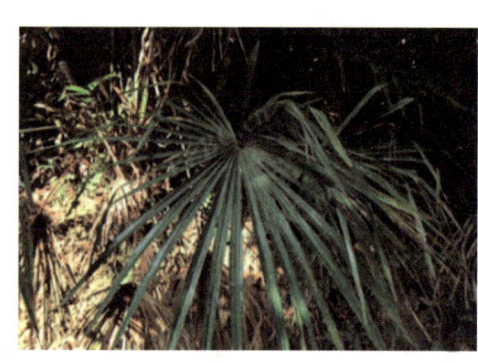

【传说故事】 相传,古时候,有一个叫朱三的农民,他心灵手巧,农闲时做些棕床。由于他为人诚实又勤奋好学,他做的棕床又比别人的漂亮耐用,所以方圆百里的百姓都喜欢到他这里来买棕床。朱三还乐于助人,凡是老弱妇孺前来购买棕床,他总是热心地为顾客送货到家,从不多收分文。

一日,有一位老者前来为他的孙子购买结婚用的棕床。朱三看到老者年事已高,又是独自一人,便驾着牛车将棕床送到老者家中。朱三出门帮忙送棕床时,他年仅三岁的儿子一人在家。孩子玩火时,不慎将家中晒干的棕毛点着了。等朱三送完棕床回来时,才发现自家的房子着火了。见此情景,朱三不顾一切地冲进火场去救儿子。在救儿子的过程中,他的脚不慎被砍柴的刀划伤了,当时就流血不止,但朱三救子心切,已经顾不得那么多了。等他将儿子从火场里救出来时,才感觉到受伤的脚很疼。可令他奇怪的是,虽然受伤的部位很疼,但是并没有继续往出流血。仔细一看,他发现原来脚上沾满了烧焦的棕毛炭灰,就是这种炭灰止住了血。从此,左邻右舍受了伤出了血,朱三都会给他们一些棕榈炭来止血,效果显著。

【功效应用】 收敛止血。用于吐血,衄血,尿血,便血,崩漏下血。

9. 艾叶

【药材来源】 艾叶为菊科植物艾 Artemisia argyi L é vl.et vant. 的干燥叶,又名艾蒿、蕲艾、香艾等。始载于《名医别录》。

【性味归经】 辛、苦,温;有小毒。归肝、脾、肾经。

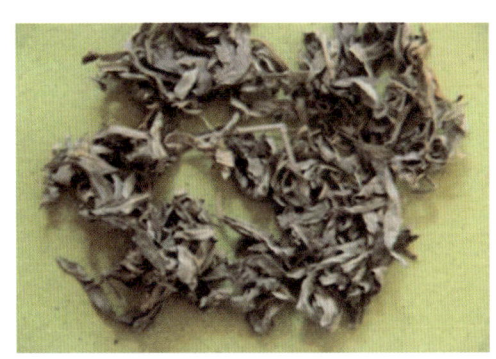 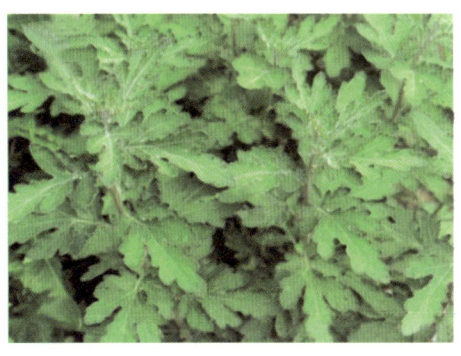

【传说故事】 传说,唐朝名医孙思邈自幼好学,五岁开始跟随父亲走街串巷给人看病,经常到山上采集药草。

一天,孙思邈和几个小伙伴到山上一起玩耍,有个小伙伴一不小心摔了一跤,把脚崴了,脚肿得很厉害,动弹不得。小伙伴疼痛难忍,坐在地上哇哇直哭。怎么办?孙思邈灵机一动,从地上拔了一把草放在嘴里嚼烂抹在小伙伴受伤的脚上。过了一会儿,小伙伴不哭了,肿痛也逐渐消失了。其他小伙伴问孙思邈那是什么药。孙思邈思索片刻,他想,小伙伴哭的时候总是哎哎地叫,就把这种药草叫"艾叶"吧。

艾叶主产于湖北蕲春,习称"蕲艾叶"。药用时可分为生艾叶、艾绒、艾卷、艾叶炭,具有消肿止痛、通经活络的作用。

【功效应用】 温经止血,散寒止痛;外用祛湿止痒。用于吐血,衄血,崩漏,月经过多,胎漏下血,少腹冷痛,经寒不调,宫冷不孕;外治皮肤瘙痒。醋艾炭温经止血,用于虚寒性出血。

(段云)

第十二章 活血化瘀药

以通利血脉、促进血行、消散瘀血为主要作用的一类中药，称活血化瘀药，简称活血药。活血药物多具有辛、苦味，部分动物类药物具有咸味，辛能行血，苦能泄滞，咸以入血，性多偏温，温通气血，主入心、肝经，心主血、肝藏血，偏行血分，使血脉通畅，瘀滞消散而解，具有活血化瘀作用。活血药有疏通血脉、促进血行、活血化瘀、破血消症、调经止痛、散瘀消肿及化瘀止血、祛瘀生新等作用。部分活血化瘀药还有清心安神、利尿消肿、凉血祛风、通便下乳、利胆退黄等作用。

1. 川芎

【药材来源】　川芎为伞形科植物川芎 Ligusticum chuanxiong Hort 的干燥根茎，又名芎䓖、抚芎、小叶川芎等。始载于《神农本草经》，列为上品。

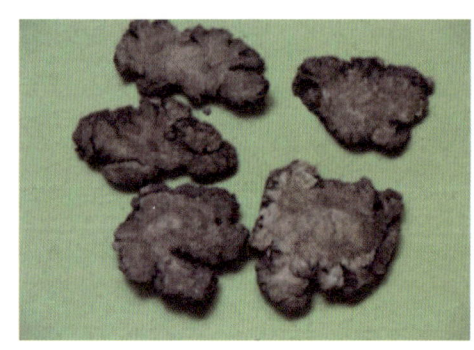
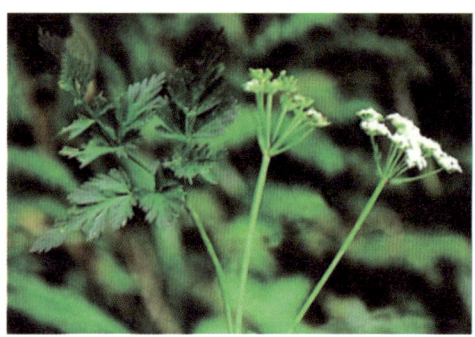

【性味归经】 辛，温。归肝、胆、心包经。

【传说故事】 相传，"药王"孙思邈带着徒弟到四川青城山上采药。师徒二人在混元顶青松林休息时，发现一只雌鹤带着几只小鹤在山涧里嬉戏。突然，它低下了头，不断哀鸣，两腿颤抖，翅膀和尾巴下垂。孙思邈见此情景，觉得雌鹤应该是患了急病。

第二天，他又领着徒弟去了那里，听到那只患病的雌鹤在巢内发出呻吟声。过了一会儿，他们看见从混元顶飞来几只白鹤，从它们嘴里掉下几片叶子，像胡萝卜叶似的。孙思邈让徒弟捡起来保存好。

第三天，他们又见白鹤从混元顶飞来，从嘴里又掉下几朵小白花，还有一些拳形团块。他们都将其捡起来保存好。

没过几天，雌鹤病好了，又领着小鹤在水中嬉戏。原来白鹤是在给病鹤衔药草治病。

孙思邈和徒弟拿着前几天捡到的药草，到混元顶对照着采了一些。经过临床试验，他才知道这种药草具有活血通经、祛风止痛的作用。孙思邈感慨地吟了一首诗："川西青城天下幽，神仙洞府第一流。奇草仙鹤巧衔递，来自穹苍顶上药。"吟完诗后，他又为这种药草起名为"川芎"。

【功效应用】 活血行气，祛风止痛。用于胸痹心痛，胸胁刺痛，跌扑肿痛，月经不调，经闭痛经，癥瘕腹痛，头痛，风湿痹痛。

2. 延胡索

【药材来源】 延胡索为罂粟科植物延胡索 *Corydalis yanhusuo* W.T.Wang 的干燥块茎，又名玄胡索、元胡、元胡索、延胡等。始载于《雷公炮炙论》。

【性味归经】 辛、苦，温。归肝、脾经。

【传说故事】 延胡索又叫元胡。关于元胡的来历，有这样一个颇具神话色彩的传说。

相传，在汉元帝时，王昭君出塞嫁给匈奴单于，当时还有一个名叫陈兰的宫女陪同昭君出塞。塞北胡地盛产山楂，王昭君和陈兰十分爱吃，陈兰就常常到山上去摘一些带回来吃。

有一次，陈兰上山摘山楂，碰见了一个胡兵。胡兵见陈兰长得如花似玉，就一把抱住了陈兰，要陈兰嫁给他。陈兰不同意，拼命挣脱逃走了。胡兵在后面一个劲儿地追陈兰。陈兰拼命地跑，不知不觉逃出了胡地。这时，陈兰知道已经摆脱了胡兵的追赶，却不知道自己应该去哪里。

陈兰心想：原路返回，怕被胡兵发现；回到皇宫里，又怕因擅自逃离匈奴被皇上治罪；回到家乡，父母已被选美的官兵打死，家乡已没有一个亲人。正在她走投无路时，突然一只雄鹰飞到她的面前。

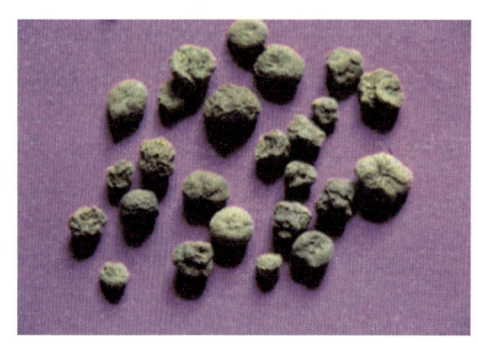 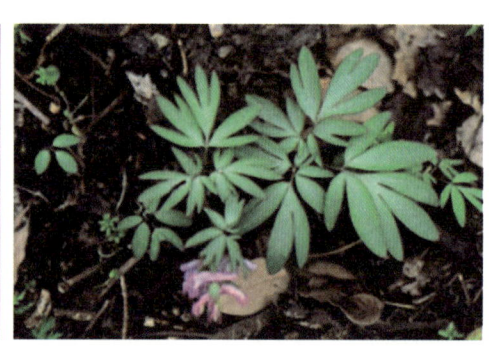

陈兰吓了一跳，那鹰居然开口说话了，"姑娘何去何从，任凭一阵大风。姑娘何去何从，全凭我的神功。"说完，雄鹰就用嘴啄住陈兰的衣领往背上一甩，呼的一声飞上了天。

雄鹰飞呀飞呀，不知飞过了多少山川河流，终于在一座圆形的山岭上落了下来。突然间，雄鹰变成了一个英俊的少年。陈兰认为这是命中注定，就与少年结为夫妻，在圆岭坑上结庐安身。

那时，圆岭坑一带还没有五谷种子，陈兰就把从胡地带来的三颗山楂果种在了自己开垦的土地上。第一年，三棵山楂全都抽出了青苗，并很快结出了果实。后来，陈兰又把结出的山楂果种在了地里，可是，这次果实不是结在枝头上，而是结在地下的块根上，并且从地面长出的青苗没有主茎，全是纤细的叶子，开的花也是粉红色的小花。

有一次，陈兰上山砍柴扭伤了脚。回到家后，她吃了自己种的几颗山楂果后，伤很快就好了。这时，陈兰发现这种在泥土里结果的山楂是一味治疗筋骨扭伤的良药，决定给它另取一个名字。因它的籽粒呈圆形，种子来自胡地，在圆岭坑变成了另一种植物，所以就为它取名为"圆胡"。后来，人们因"圆"字书写太麻烦，就把"圆胡"改写成"元胡"了。

【功效应用】 活血，利气，止痛。用于胸胁、脘腹疼痛，胸痹心痛，经闭痛经，产后瘀阻，跌扑肿痛。

3. 乳香

【药材来源】 乳香为橄榄科植物乳香树 *Boswellia carterii* Birdw. 及同属植物 *Boswellia bhaw-dajiana* Birdw. 树皮渗出的树脂。分为索马里乳香和埃塞俄比亚乳香，每种乳香又分为乳香珠和原乳香，又名滴乳香、熏陆香、马尾香、乳头香、塌香、西香、天泽香、摩勒香、多伽罗香、浴香等。始载于《名医别录》。

【性味归经】 辛、苦，温。归心、肝、脾经。

【传说故事】 乳香为香熏原料，又可做药用。乳香还有"沙漠的珍珠""基督的眼泪""白色黄金"等美称。

传说，公元前200年，有位阿拉伯夫人得了产后瘀血证，经常腹痛。一次，在诵经时，忽然腹痛不已。正好寺院焚烧乳香，她闻着乳香的香气，渐渐地小腹舒服多了。后来，她发现只要闻到乳香的香气，腹痛就会有所缓减。于是她向寺院住持要了些乳香，在家里也焚烧起乳香来。后来她的肚子不痛了。再后来，每遇到腹痛的病人，夫人就让病人焚烧乳香闻其香味，病情都会有所缓减，直至消除。

乳香的使用历史颇为悠久，古代阿拉伯的医生还常用乳香治疗心脏、肾脏疾病，出诊前也常用浓烈的乳香熏衣以预防疾病。

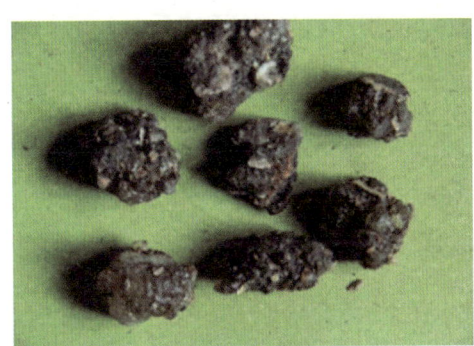
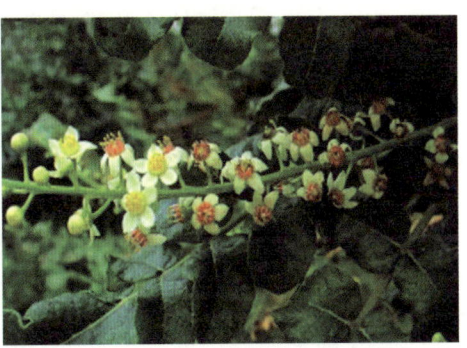

【功效应用】 活血止痛,消肿生肌。用于胸痹心痛,胃脘疼痛,痛经经闭,产后瘀阻,癥瘕腹痛,风湿痹痛,筋脉拘挛,跌打损伤,痈肿疮疡。

4. 马鞭草

【药材来源】 马鞭草为马鞭草科植物马鞭草 Verbena officinalis L. 的干燥地上部分,又名铁马鞭、紫顶龙芽草、野荆芥、马鞭、凤颈草、狗牙草、马鞭梢等。始载于《名医别录》。

【性味归经】 苦,凉。归肝、脾经。

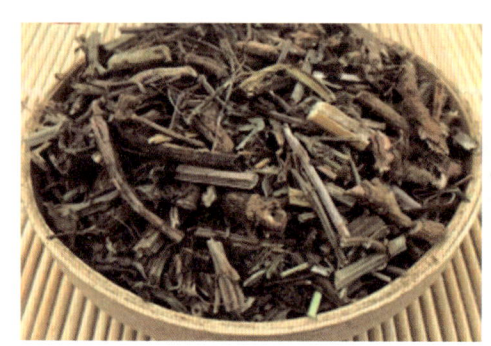
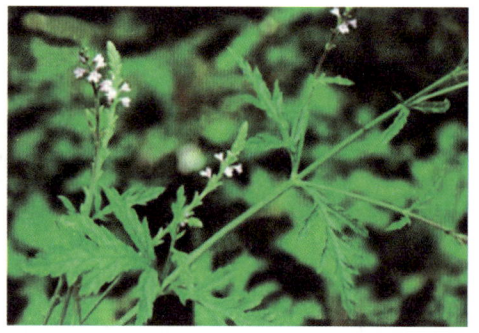

【传说故事】 炎帝尝百草,后人尊为"药王",马鞭草就是炎帝第一个品尝的药草。

在原始社会母系氏族公社晚期向父系氏族公社早期过渡时期,人们还不知道有医药,更没有主动治病救人的意识,一旦生病,只能听天由命。

炎帝成为部落首领后,看到被疾病折磨的族人痛苦地死去,他心急如焚。可是,当时炎帝还不懂得运用药草治病救人,这该怎么办呢?

一年冬天,炎帝从峤梁岭上打柴回来,在经过洣水河时不小心掉了进去。寒风凛冽,河水冰冷刺骨,四周是悬崖峭壁,他一时半会儿无法从河里脱身。湍急的河水把他冲到一里开外的矮基岭下游的河滩边时,他才勉强爬上了岸。

上岸后,他在呼啸的北风中瑟瑟发抖。突然,他觉得肚脐眼周围揪心地疼痛,像有一头公牛在拼命地顶着肚子。他想弯下腰来缓解疼痛,可直到他躺在地上疼痛依然没有丝毫缓解,他疼得打起滚来。这时,一蔸野草顶在了他的背上，他顺手一抓，就扯住了一把花蕾。他觉得肚子更疼了，上下牙直打架。他把手中的野草塞进嘴里，不知道是因为牙齿在抖动，还是他的牙齿在咀嚼着，他感觉花蕾里的汁液流进了自己的肚子里。

没过多久，疼痛在一点点地减轻，最后一点儿也不疼了。他连忙站起来，拍了拍肚皮，没觉得一点儿不舒服。炎帝满心疑惑，他反复问自己："怎么嚼了一些花蕾后，肚子就不疼了？"他觉得这些花蕾非常神奇，于是把那蔸野草挖出来带回了家。

炎帝的妻子听訞是赤水氏部落的女首领，贤淑端庄、美丽大方。她从小生活在贵州高原的大山里，山里的花花草草，她大多能叫出名字来。

听訞一边把浑身湿漉漉的炎帝拉到火塘边烤火，一边将炎帝带回家的野草拿过来。她低下头仔细查看：其基部为木质化的四方形茎，倒卵形或长椭圆形的叶子整整齐齐地对生，叶子的边缘还有三个深裂，淡紫色唇形的花穗直开到顶梢，像一根漂亮的马鞭。"这不就是马鞭草吗？"听訞哈哈大笑起来。

炎帝对听訞会心一笑，他感觉一天劳顿的困乏像满天的乌云遇见了金灿灿的太阳，消失得无影无踪。炎帝在火塘边又扯了些马鞭草的花蕾放到嘴里咀嚼，发现它又苦又凉。

后来，炎帝尝试着用马鞭草治好了几个肚子疼的族人。他觉得马鞭草是上天送给人间救苦救难的仙草，是一味具有神仙一样魔力的药草。他想：马鞭草可以治疗肚子疼，也许别的草也可以治病呢？从此，他决心"尝百草"以寻求祛病良药。

马鞭草成为炎帝尝试的第一种药物，被后人称为"百草之源"。炎帝每次都是亲自品尝过后，用已明确药性的药草为族人治病。他敢为人先为民造福的精神开创了华夏医药文化的先河。

【功效应用】　活血散瘀，解毒，利水，退黄，截疟。用于癥瘕积聚，痛经经闭，喉痹，痈肿，水肿，黄疸，疟疾。

5. 没药

【药材来源】 没药为橄榄科植物地丁树 *Commiphora myrrha* Engl. 或哈地丁树 *Commiphora molmol* Engl. 的干燥树脂,又名末药、明没药等。始载于《开宝本草》。

【性味归经】 辛、苦,平。归心、肝、脾经。

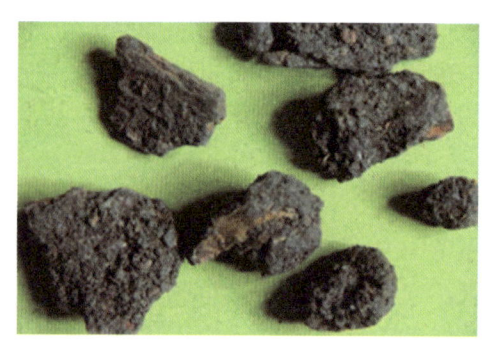
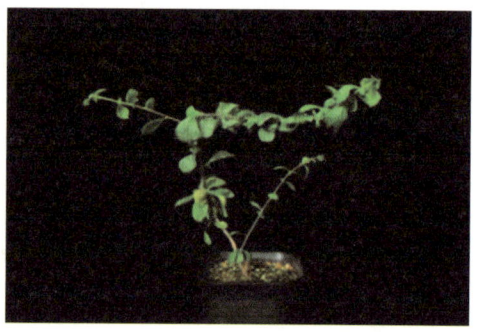

【传说故事】 没药源自"没"地,因此得名。"没"意为"苦"。

传说,没药的树脂汁液呈鲜红色,滴入容器后变为深棕色。正因如此,萃取精油的工人们称其为"圣母玛利亚的宝血"。

据欧洲历史典籍记载,古波斯王常戴着由没药木制成的花冠,祈求来自大地母亲的力量;希腊妇女们将没药粉放在加热的铁盘上,让没药的香气渗入脸部皮肤,以期返老还童,永葆青春。

相传,古代有一位传教士从印度来到中国,一边传教,一边为百姓治疗疾病。有一天,传教士来到一户贫苦人家,发现家里的人都在痛哭。他心生怜悯,上前询问原因。

原来这家的孩子在山上割草时不慎掉落到半山腰上,家中男人听到孩子的呼救声后,拿起绳索前去救援。找到孩子后,男人发现孩子身受重伤,就连忙背起孩子往山顶爬。男人艰难地向上攀爬,他不断晃动绳索,变换角度。然而,由于绳索与凸起的尖锐石壁不断摩擦,绳索被越磨越细。

眼看即将到达山顶,男人充满喜悦地用力拉绳索。就在这时,男人感觉自己整个人仿佛飘了起来,眼前似乎还有云朵飘过,紧接着,剧痛袭来,他失去了知觉。家人赶来时,他们已经奄奄一息。家人找来医生,可医生看后摇了摇头就离开了。

传教士听完家人的叙述,又看了看躺在床上的大人和孩子的眼睛,并摸了摸他们的颈部动脉。他从自己的包中摸出一些不规则、颗粒状、类似琥珀的透明胶状物,吩咐家人煮水给他们喝,每天三次。

几天后,沉睡的父子终于苏醒,浮肿的伤口也开始愈合。消息传开后,周围的邻居相互告知,传教士身上有一种神奇的药物,能够使重伤者起死回生。

县太爷得知此事后,召见传教士,向他讨要神药。传教士说:"没药。"之后,县府从传教士身上搜出了一种类似琥珀、透明胶状的东西。自此,人们就称其为"没药"。

【功效应用】 散瘀定痛,消肿生肌。用于胸痹心痛,胃脘疼痛,痛经经闭,产后瘀阻,癥瘕腹痛,风湿痹痛,跌打损伤,痈肿疮疡。

6. 五灵脂

【药材来源】 五灵脂为鼯鼠科动物复齿鼯鼠 *Trogopterus xanthipes* Milne-Edwards 的干燥粪便,又名药本、寒号虫粪、寒雀粪、灵脂、糖灵脂、灵脂米、灵脂块等。始载于《开宝本草》。

【性味归经】 苦、咸、甘,温。归肝经。

【传说故事】 相传,古时候,飞狐岭上居住着一种奇特的鸟儿,名叫寒咕。这种鸟在冬天来临时,全身的羽毛会脱落,非常可怜。

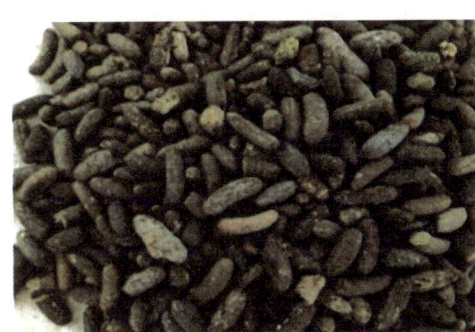
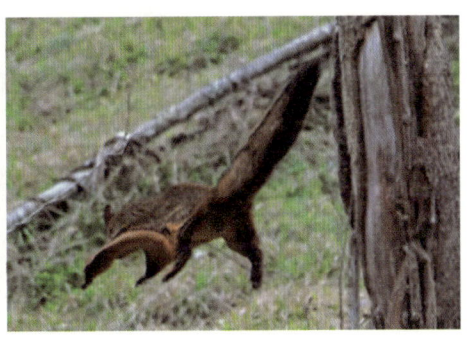

一天，一只凤凰路过飞狐岭，看到浑身光秃秃的寒咕鸟在山崖上冻得瑟瑟发抖，产生了深深的怜悯之情。于是，凤凰号令百鸟前来，每只鸟都捐献一根羽毛给寒咕鸟，使其不再受冻。

寒咕鸟得到众鸟的羽毛后，立刻变得美丽动人。它每天自由自在地飞翔，对每个见到它的动物都自夸道："瞧啊！我的羽毛多么漂亮！我集聚了百鸟之羽，我的美丽无人能及，我比天上的凤凰还要美丽！"其他鸟类见到寒咕鸟如此美丽的羽毛，都心生羡慕，寒咕鸟越发骄傲起来。

不久之后，凤凰听到了寒咕鸟的高傲言辞，非常愤怒。凤凰心想："当初我见你遭受严寒，十分可怜，没想到你不但没有感激报恩，反而与我比美！"于是，她命令百鸟收回各自捐献的羽毛。转眼间，寒咕鸟身上所有的羽毛都被拔光了，哭都来不及了。

随着冬天的来临，天气越来越冷，寒咕鸟只能躲在巢里不敢出来，也没有食物可吃。它只好吃下自己排泄的粪便，吃了再拉，拉了再吃，如此循环以维持生命。当地的居民将这种粪便给肚子痛的人服用，肚子竟然不疼了，简直是一种灵丹妙药，于是人们将其命名为"五灵脂"。

明末元初的文学家陶宗仪在《南村辍耕录》中记载："五台山有鸟，名寒号虫，四足，有肉翅，不能飞，其粪即五灵脂。"传说中的神奇中药方剂"失笑散"主要由五灵脂和蒲黄两种药物组成，古人认为其可治愈所有由血瘀引发的疼痛。人们使用这个方剂后，疾病在不知不觉中消除，犹如一笑了然，因此得名"失笑散"。

【功效应用】 活血止痛，化瘀止血。用于心腹瘀血作痛，痛经，血瘀经闭，产后瘀血腹痛；炒炭治崩漏下血；外用治跌打损伤，蛇、虫咬伤。

7. 丹参

【药材来源】 丹参为唇形科植物丹参 *Salvia miltiorrhiza* Bge. 的干燥根和根茎，又名红根、紫丹参、血参根等。始载于《神农本草经》，列为上品。

【性味归经】 苦，微寒。归心、肝经。

【传说故事】 丹参以其色红似参而得名。

相传，在很久以前的东海岸边，有一个渔村，这个村庄住着许多渔民和一个霸道的渔夫。

有一天，渔夫的妻子患了重病。他们请来了许多医生，花费了大量的金钱，却无法治愈她的病。正当他们束手无策之时，有人告诉他们，东海中有一座无名岛，上面生长着一种药草，可以治渔夫妻子的病。

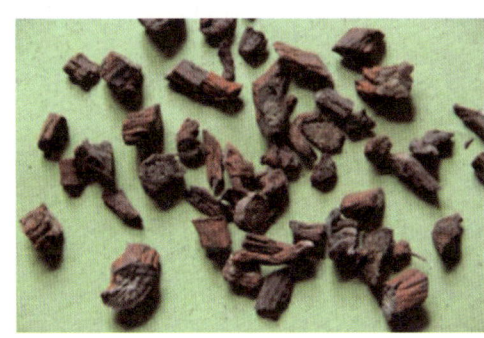
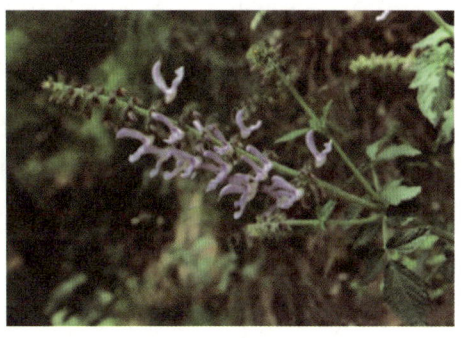

渔夫满怀希望，但很快希望就破灭了。因为人们称那座无名岛为"鬼门关"，那里暗礁密布，狂风凛冽，水流湍急，船只难以靠岸，登岛更是困难重重。渔夫思来想去，突然眼前一亮，想起了一个叫阿明的年轻人。

阿明从小失去了父亲，是在风浪中长大的。他自幼练就了一身好本领，水性好，人称"水蛟龙"。渔夫派人将阿明叫来，逼他去采药。

阿明说："我的母亲也生病了，医生说她淋漓漏下。我得在家照顾她。"

渔夫听了大怒，对阿明喊道："你这家伙，给我立刻去无名岛采药，五天之内必须将岛上的草药取回来。如果你不去，以后别想再出海捕鱼，你和你的母亲都会被饿死！"

阿明听后非常愤怒，但又敢怒不敢言。他转念一想，母亲目前正等待着药物治疗，与其与渔夫对抗到底，不如将计就计，顺便也给母亲采些草药。于是他对渔夫说："我愿意去采药，但你必须找人来照顾我的母亲，还要为我准备船只、干粮和足够的盘缠。"

渔夫满口答应，立即按照阿明的要求去做了。

第二天，阿明驾着船出海了，凭借高超的水性，他绕过一个个暗礁，冲过一个个巨浪，通过了一个个急流险滩，最终成功闯过"鬼门关"，登上了无名岛。他迅速上岸，四处寻找那些开着紫色花朵、根部呈紫红色的药草。找到之后，他迅速将其连根拔起，不大一会儿就挖了一大堆。他把草药藏在船舱里，准备离开时，还采摘了一些野草，准备用来应付渔夫。

阿明按照约定的时间返回了渔村。刚一靠岸，渔夫就派人抢走了他采来的野草，立即让人为自己的妻子煎服。然而，令人意想不到的是，渔夫的妻子吃了药后，并没有见到任何效果，病情反而一天比一天恶化，没过几天就命归黄泉了。而阿明的母亲服药后很快康复了。阿明将剩下的药草分给了同村的渔民。他知道渔夫不会轻易罢休，于是决定带着母亲离开这个地方。

阿明不畏艰险采药救母，人们非常钦佩他，都说这种药草凝结了阿明的一片赤诚之心，因此将它命名为"丹心"。后来，在流传过程中，"丹心"就变成了"丹参"。

【功效应用】 活血祛瘀，通经止痛，清心除烦，凉血消痈。用于胸痹心痛，脘腹胁痛，癥瘕积聚，热痹疼痛，心烦不眠，月经不调，痛经经闭，疮疡肿痛。

8. 红花

【药材来源】 红花为菊科植物红花 Carthamus tinctorius L. 的干燥花，又名草红花、杜红花等。始载于《新修本草》。

【性味归经】 辛，温。归心、肝经。

【传说故事】 传说，红花原本是一位美丽的女子，却因忧郁而患上

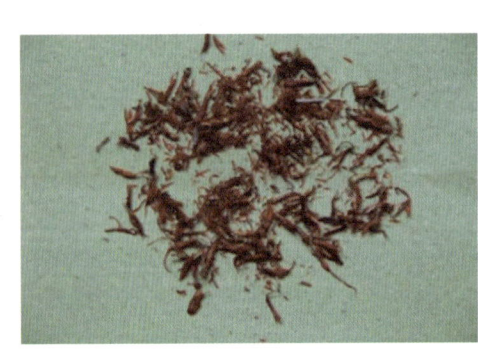
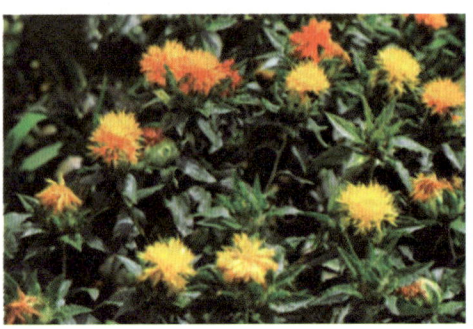

了疾病，月经不调，面色黯淡，身体虚弱，最终不幸逝世。然而，她死后化身为红花，成为专治女性疾病的灵草，使女性恢复健康和美丽。为了自我保护，红花从叶子的边缘长出各种锯齿状的针刺，使人们很难采摘。

在宋代顾文荐所著的《船窗夜话》中，记载了这样一个故事：有一位姓徐的妇女产后病危，家人请来了名医陆日严前来诊治。当陆日严赶到病人家时，病人已经奄奄一息，只能感觉到胸口微热。陆日严经过诊断后说道："此乃血闷之病，速购数十斤红花方可奏效。"于是家人按照他的要求购买了红花。陆日严将大锅烧开，然后将红花倒入三个木桶中，将窗格放在木桶上，让病人躺在窗格上用药气熏蒸。待药汤冷却后再加热倒入桶中，如此反复进行。一会儿，病人僵硬的手指动了动，仿佛恢复了知觉。过了大约半天的时间，病人渐渐苏醒，脱离了危险。家人对陆日严无比感激。有人问他："为什么这药如此神效？"陆日严答道："盖以红花活血之故也。"

据记载，在古代埃及，只有贵族阶级拥有使用红花的特权。当法老下葬时，人们会用红花来为其寿衣染色，以显示其贵族的身份。据说埃及王后克巴特拉也曾用红花做化妆品。早在罗马帝国时期，红花已做药用，人们将其视为一种"护身灵药"。

【功效应用】 活血通经，散瘀止痛。用于经闭，痛经，恶露不行，癥瘕痞块，胸痹心痛，瘀滞腹痛，胸胁刺痛，跌扑损伤，疮疡肿痛。

【鉴别用药】 红花与番红花：红花又称草红花，菊科，味辛、性温，归心、肝经，活血通经，祛瘀止痛；番红花又称藏红花、西红花，鸢尾科，味甘、性平，归心、肝经，具有活血祛瘀、散郁开结、凉血解毒的功效。二者都可用于经闭、跌打损伤、产后恶露不尽等，但番红花效果较好，不能用红花代替番红花，尤其不能用加倍剂量的红花代替番红花。

9. 桃仁

【药材来源】 桃仁为蔷薇科植物桃 *Prunus persica*（L.）Batsch 或山桃 *Prunus davidiana*（Carr.）Franch. 的干燥成熟种子，又名桃核仁、桃核

人等。始载于《神农本草经》，列为下品。

【性味归经】 苦、甘，平。归心、肝、大肠经。

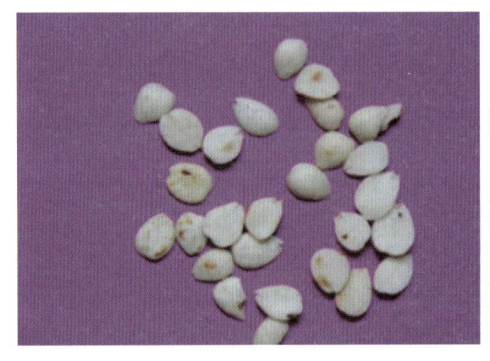
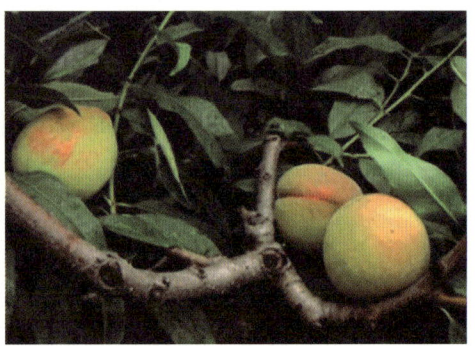

【传说故事】 从前，在一个靠近山林的地方，有一个果农拥有一片果园，里面种满了桃树。春天，桃花盛开，漫天飞舞的花瓣散发出沁人心脾的香气，果农辛勤地为桃树浇水施肥。在风雪交加的冬天，果农也顶着寒风修剪桃树枝丫。

果农的妻子善良能干，无论春夏秋冬都会把衣服洗得干干净净，把房间打扫得一尘不染，并做好可口的饭菜等待果农回家。

夏天是桃子收获的季节，尽管果农辛勤劳作了一整年，但收成并不理想，因为山里有一群猴子经常来偷吃桃子。果农无法抓住它们，赶也赶不走，对此束手无策。不过，即使有部分桃子被偷吃，果农仍然把剩下的卖掉，勉强能维持生计。

一年初夏，农夫的妻子怀孕了，果农既高兴又担忧，因为仅凭他种桃子赚来的钱，连给妻子买些肉吃都不够，必须想办法增加收入。于是，他从猎户那里借来几个捕兽夹挂在桃树上，希望能吓走或者捕捉到偷桃子的猴子。这个方法果然见效，没过多久，果农就抓住了一只被捕兽夹夹住的猴子，用麻袋装了起来。

果农回到家里，妻子打开麻袋，看到猴子奄奄一息，觉得它非常可怜，对果农说："我们把它的腿治好后放它走吧，同时把树上的捕兽夹都撤下来吧。天有好生之德，就算是为了我肚子里的孩子积点德。"果农原本不情愿，但看到妻子哀求的眼神，只好答应了。

妻子用布包扎好猴子受伤的腿，并给它喂了些东西。几天后，猴子的腿伤好了，夫妻俩就把它放归了山林。从此以后，偷桃子的猴子渐渐减少。

到了10月，农夫的妻子顺利生下了一个健康可爱的男孩，却得了产后腹痛的病。果农家里没有钱，妻子觉得这种病忍忍就好了，没有去看医生。有时痛得脸色苍白，冷汗直流，几个月下来人也消瘦了。

一次，妻子不小心摔伤了腿。此时正是桃子收获的季节，果农在果园辛勤劳作，妻子因腿伤只能待在家里照顾孩子。

一天，几只猴子突然来到果农家，它们捧着一些桃核扔在果农家的桌子上，并叫着朝果农的妻子示意。晚上，果农回到家抱怨道："唉！山里那群猴子估计又没东西吃了，最近又开始来偷桃子了。"

他发现桌子上的桃核，询问妻子是怎么回事。妻子把下午发生的事告诉了果农。果农生气地说："这群猴子不但不知恩图报，吃完桃子还把桃核扔到我家里来，太可恶了！"

第二天，大雨倾盆而下，几只猴子再次来到果农家，它们手里拿着一块石头，把带来的桃核砸开，将桃仁和一种植物一起捣碎，然后捧着送到在床上休息的果农妻子面前。果农的妻子感到非常惊讶，"难道它们是要我吃下这些东西？"她将信将疑地将其吃下后，就躺下休息了。醒来时，她发现腿伤有所好转，而且一天都没有腹痛。

接下来的几天，猴子们每天都会为果农的妻子送来"药"。几天后，她的腿伤完全好了，行动自如，同时产后腹痛的症状也消失了。原来桃仁有活血祛瘀的功效，山中的猴子非常聪明，平时跌伤就吃桃仁和药草，看到果农的妻子受伤了就为她送来了药。没想到这不仅治愈了她的腿伤，还缓解了产后腹痛。

这天，果农回家见妻子行动自如，并做好了可口的饭菜在家等着他，于是问道："你的病看起来好多了，不知道是什么原因呀？"

妻子把这几天发生的事告诉了果农，果农叹息道："果然是好人有好报。"

从此以后，果农每年都会把一些桃子留在树上供山中的猴子食用。

【功效应用】 活血祛瘀，润肠通便，止咳平喘。用于经闭痛经，癥瘕痞块，肺痈肠痈，跌扑损伤，肠燥便秘，咳嗽气喘。

10. 益母草

【药材来源】 益母草为唇形科植物益母草 Leonurus japonicus Houtt. 的新鲜或干燥地上部分,又名益母蒿、益母艾、红花艾、坤草、茺蔚、三角胡麻、四楞子棵等。始载于《神农本草经》,列为上品。

【性味归经】 苦、辛,微寒。归肝、心包、膀胱经。

【传说故事】 相传,许多年前有一对相依为命的母子。母亲患有产后淤滞病,常常腹痛,面黄肌瘦。儿子长大后,对母亲十分孝顺,他到处求医,希望能治好母亲的病。

一位采药人听闻他的困境后,卖给他几包草药。母亲食用后竟然连续十几天都没有发病,这让儿子非常开心。于是他恳求采药人再给他几服草药。考虑到他极度渴望医治母亲的心情,贪婪的采药人让他出 500 斤大米并付 10 两银子。儿子感到非常惆怅,家里连锅都揭不开了,哪有这么多的粮食和钱?他苦思冥想,最终想出一个解决办法。他让采药人前去配药,自己去筹这笔钱。

采药人出去配药后,他悄悄地尾随其后。过山坡,涉小河,他看到采药人采了药草,并偷偷地将药草的花朵和叶子扔进河中后,返回村庄了。他立即跳入河中,捞起那些被采药人丢弃的花朵和叶子,并在荒地上进行对比寻找。终于,他找到一种像手掌一样的叶子,有的开着红花,有的开着白花。他赶紧挖出药草,将其藏在怀中回了家。

到家后,正好遇上采药人上门送药。他接过药一看,虽然药已经被研

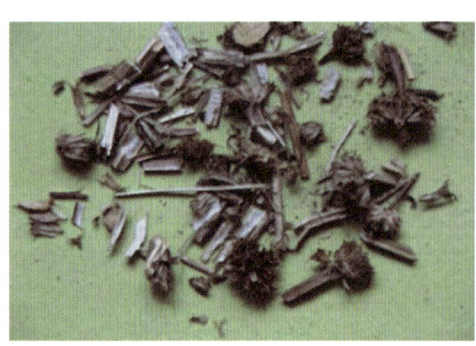
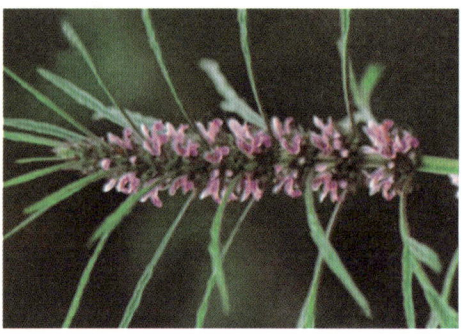

碎，但气味与自己所挖到的药草一模一样。此后，他就将自己挖到的药草煮成汤让母亲服用。

过了两天，采药人再次造访。他假装伤心地告诉采药人，尽管他四处借钱，但仍未筹够那笔药费，只能放弃为母亲治病。采药人听后愤愤地离开了。

服药后，母亲的病竟然奇迹般地痊愈了。他想到这种药草为母亲解除了病痛，于是将其命名为"益母草"。他还用益母草为左邻右舍患病的妇女们治病。有些人将益母草晾干研成粉末，称之为"产母药"；还有人将其制作成膏剂，称之为"益母膏"。

【功效应用】 活血调经，利尿消肿，清热解毒。用于月经不调，痛经经闭，恶露不尽，水肿尿少，疮疡肿毒。

11. 牛膝

【药材来源】 牛膝为苋科植物牛膝 Achyranthes bidentata Bl. 的干燥根，又名怀牛膝、牛踝膝、山苋菜、对节草、百倍、铁牛膝、杜牛膝、山苋菜、牛茎怀夕、怀膝、淮牛膝等。始载于《神农本草经》，列为上品。

【性味归经】 苦、甘、酸，平。归肝、肾经。

【传说故事】 牛膝的结节膨大，如同牛的膝关节，因此得名。

传说，从前有一个郎中，采药行医多年，没有结婚，只收了四个徒弟。他用一种上好的药草治愈了很多病人，但没有把药方传授给徒弟。后来年纪大了，他想把这个药方传给一个心地善良、医德高尚的徒弟。但四个徒

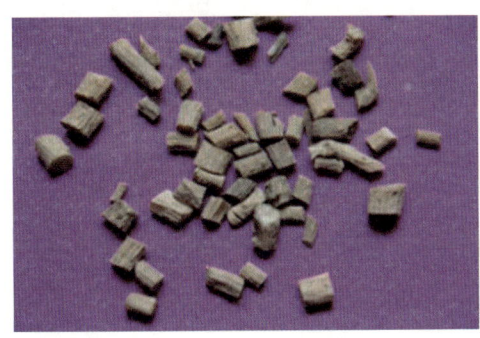
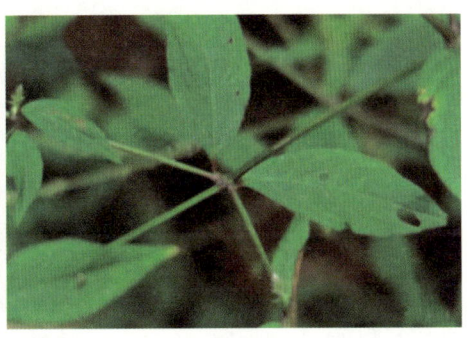

弟究竟谁是最合适的人选，他心里不确定，便决定试一试。

一天，郎中把四个徒弟叫来，语重心长地对他们说："我如今年老多病，以后恐怕不能再采药行医了。你们几个都学会了本事，各自谋生去吧！"

大徒弟听后，心里打起了小算盘，心想：师傅挖了一辈子药，给人看了一辈子病，准攒下不少钱。他无儿无女，这些钱理应归我。于是他对师傅说："师傅呕心沥血，教我学会了很多本事，我应该给您养老。您就搬到我那里住吧，我会照顾好您老人家的。"其他三个徒弟也都这么说。

郎中听了非常高兴，于是搬到了大徒弟家住下了。过了一段时间，大徒弟偷偷查看了师傅的包袱，发现师傅根本没有钱，只有一种没卖出去的药草。于是他对师傅变得冷淡起来，整天讽刺挖苦师傅。郎中看出了大徒弟的真面目，伤心地离开了大徒弟家，搬到了二徒弟家。谁知二徒弟也和大徒弟一样，先是献殷勤，等发现师傅一无所有时也变得非常冷漠。无奈之下，师傅只得搬到三徒弟那里。没想到三徒弟更是个财迷，当他知道师傅只是个穷郎中时，只让师傅住了三天，就把他赶走了。最小的徒弟得知后，立刻把师傅接到了自己家中。

郎中问小徒弟："我身无分文，还能白吃你的饭吗？"

小徒弟说："师傅如同父母，我当然应该供养师傅，您尽管放心！"

师傅见小徒弟说得真心实意，便安心住下了。

过了没多久，郎中病倒了。小徒弟整天守候在床前，里外侍奉着，像对待亲生父母一样。郎中看在眼里，解开随身携带的小包袱，拿出一种药草对小徒弟说："这种药草是个宝贝，用它制成药品，可以补肝肾、强筋骨，疗效显著。我现在传给你吧！"不久，郎中去世了，小徒弟伤心地将他安葬了。

后来，小徒弟凭借师傅传下的秘方成了一位有名的郎中。有人问起药草的名字，小徒弟见其形状特别，茎上有棱节，非常像牛的膝关节，于是给它起名为"牛膝"。

【功效应用】　逐瘀通经，补肝肾，强筋骨，利尿通淋，引血下行。用于经闭，痛经，腰膝酸痛，筋骨无力，淋证，水肿，头痛，眩晕，牙痛，口疮，吐血，衄血。

12. 鸡血藤

【药材来源】 鸡血藤为豆科植物密花豆 *Spatholobus suberectus* Dunn 的干燥藤茎，又名血风、血藤、大血藤、三叶鸡血藤、九层风、活血藤等。始载于《本草纲目拾遗》。

【性味归经】 苦、甘，温。归肝、肾经。

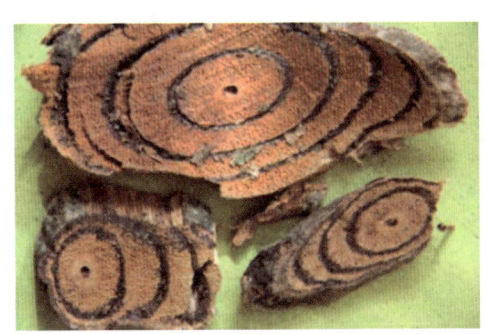 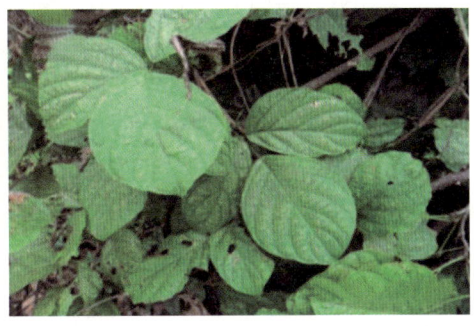

【传说故事】 鸡血藤因其含有红棕色树脂样分泌物而得名。

古时，有一个后生叫李富。他给财主放牛，风里来雨里去，渐渐手足麻木，肢体半瘫，被财主赶出了家门。虽然行走不便，但为了生计，他跟随寺庙中采药的和尚上山采药，以卖药为生。李富非常善良，爱帮助人，遇到穷人生病，就将药免费送给他们。

夏季的一天，李富采药到很晚。在朦胧的月光下，他把头和腿架在攀缘的粗藤上，不知不觉就睡着了。刚入睡，他梦见一只特别大的公鸡，长着大大的白冠和长长的脖颈，死死地将他缠绕，使他动弹不得，只觉得全身透麻，血液凝固，四肢酸疼。他想张嘴呼救，但嘴无力张合。这时，那个庞然大物却向他的脸上、嘴上喷洒鲜红的血液，鲜血灌满了他的肚子，他的肚子大得像个圆球……

他被这个恐怖的梦惊醒了，醒来时已经满头大汗，心慌不已，浑身麻木。他定了定神，感觉全身逐渐轻松下来，用手擦了擦脸，只觉得口中很苦。这时天已经快亮了，他抬头望去，只见这藤子被他压断的地方流出像血液一样的汁液，染红了他的脸，灌饱了他的肚子。

后来他将这件事原原本本地告诉了和尚，和尚说："你心肠好，有高人点化，你就将这藤子砍回家煮水喝吧。"李富就按照和尚的意思，天天砍一段藤子回家煮水喝。

两个月后，李富全身麻木、酸疼的症状全部消失了，活动自如。别人问起原因，他就将事情的经过告诉了人们。就这样，一传十，十传百，很多有相似症状的病人都得到了治愈。由于这种藤的液体颜色酷似鸡血，并受到李富做的那个梦的影响，人们就把这种药称作"鸡血藤"。

【功效应用】 活血补血，调经止痛，舒筋活络。用于月经不调，痛经，经闭，风湿痹痛，麻木瘫痪，血虚萎黄。

13. 王不留行

【药材来源】 王不留行为石竹科植物麦蓝菜 *Vaccaria segetalis* (Neck) Garcke 的干燥成熟种子，又名留行子、王牧牛等。始载于《神农本草经》，列为上品。

【性味归经】 苦，平。归肝、胃经。

【传说故事】 传说，药王邳彤发现了一种神奇的草药，经过实验证明它具有舒筋活血、通乳止痛的效果。然而，在那个时候，这种草药还没有名字，邳彤苦思冥想，希望给它起一个合适的名字。他忽然想起了当年王莽和王郎曾来过这里的事情。

当时，王郎率领军队追杀刘秀，黄昏时分来到了邳彤的家乡。他们声称自己是真正的汉室后裔，认为刘秀只是一个伪装的汉室子弟，要求村民

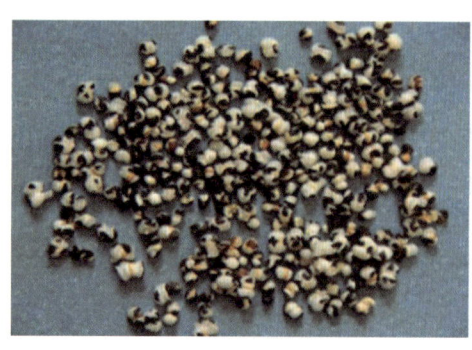
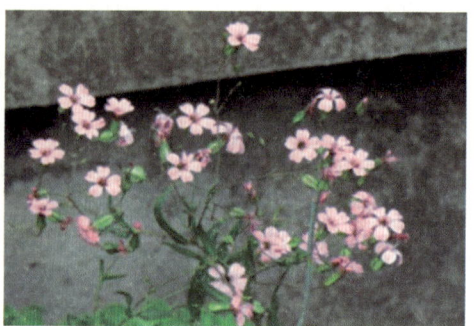

给他们提供食物,并让村民空出房屋供他们居住。然而,聪明的村民们都知道他们是祸乱天下的奸贼,根本不理会他们的要求。

天黑了,王郎看到村民们仍然没有把食物送来,内心愤怒不已,便带领手下进村催促。他走遍了整个村子,发现每家每户都紧闭大门。王郎气急败坏,宣称要夷平整个村庄,将所有人都赶尽杀绝。这时,一位参军上前进谏道:"这个地方有茂密的丛林和高大的树木,农作物和村民都在黑暗之中,我们根本找不到。而且就算我们夷平村庄也解决不了军队的吃饭问题,还是赶紧离开这里吧,另找其他地方安置,这样才能保留实力,继续追杀刘秀。"王郎听后,下令离开了村庄。

邳彤想起这段历史,就给这种草药起名为"王不留行",寓意为这个村子不留王莽和王郎,通过这个名字,让人们明白"得人心者得天下"的道理。

明代医药学家李时珍在《本草纲目》中也引用了一首歌谣:"穿山甲、王不留,妇人服了乳长流。"他说,这首歌谣说明了"王不留行"的特点就是"行而不住也"。还有人认为,"王不留行"的含义在于此药使产妇乳汁持续流出,就算是帝王也无法阻止。

【功效应用】 活血通经,下乳消肿,利尿通淋。用于经闭,痛经,乳汁不下,乳痈肿痛,淋证涩痛。

14. 泽兰

【药材来源】 泽兰为唇形科植物毛叶地瓜儿苗 *Lycopus lucidus* Turcz. var.*hirtus* Regel 的干燥地上部分,又名地瓜儿苗、地笋、提娄等。始载于《神农本草经》,列为中品。

【性味归经】 苦、辛,微温。归肝、脾经。

【传说故事】 从前,有一对婆媳住在大别山的一个幽静的山谷中。婆婆常常指责童养媳兰姑娘好逸恶劳,经常不给她吃喝,甚至还罚她干重活。

有一天早上,兰姑娘正在门外舂米,这时家中灶台上的一块糍粑被一只猫叼走了。恶毒的婆婆毫不怀疑地指责兰姑娘偷食,逼迫她招供。兰姑娘死不承认，婆婆便狠狠地打了她一顿，并罚她在一天之内舂出九斗米。兰姑娘只得拖着疲惫不堪的身子不断地踩动那沉重的石碓。

太阳落山了，一整天滴水未进的兰姑娘又饥又渴，累倒在石碓旁。她随手抓起一把生米放入口中咀嚼。

婆婆听到石碓没有声响，急忙跑出来看，气得直跺脚。她愤怒地说道："你这该死的贱骨头，不仅偷吃糍粑，还偷吃白米！"随即拿起木棒狠狠地打兰姑娘，兰姑娘晕了过去。

恶毒的婆婆仍然不满意，她认为兰姑娘只是装死吓唬她。于是，她撕下兰姑娘的裹脚带，将她紧紧地捆在石碓的扶桩上，然后掰开她的嘴，拽出她的舌头，拔出她头上戴的簪子，狠狠地在她的舌头上乱戳一气，直到血肉模糊……

可怜的兰姑娘就这样无声无息地死去了。

也不知过了多少年，在兰姑娘死去的山谷中长出了一朵朵小花，淡香素雅，青枝绿叶，无声无息地吐露着清香。人们都说这些花是兰姑娘的化身，卷曲的花蕊像舌头，花蕊上缀满的红斑点像斑斑的血痕。

事实上，"泽兰"这个名字的由来与它的生长环境和形态有关。泽兰通常生长在沼泽湿地附近，其叶子的形状像兰花，因此得名。泽兰辛散温通，不寒不燥，性较温和，行而不峻，能舒肝气、通经脉，有祛瘀散结而不伤正的特点，因此被作为活血通经的常用药。

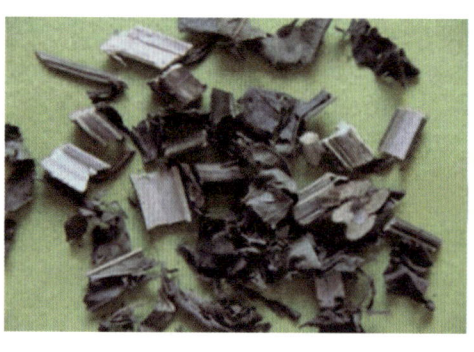 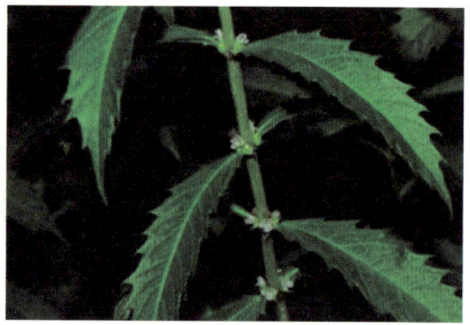

【功效应用】　活血调经，祛瘀消痈，利水消肿。用于月经不调，经闭，痛经，产后瘀血腹痛，疮痈肿毒，水肿腹水。

【鉴别用药】　益母草与泽兰：均能活血调经、祛瘀消痈、利水消肿，常用于妇科经产血瘀病证及跌打损伤、瘀肿疼痛、疮痈肿毒、水肿等症。益母草辛散苦泄之力较强,性寒,又能清热解毒,其活血、解毒、利水作用较泽兰强,临床应用亦更广。

15. 干漆

【药材来源】 干漆为漆树科植物漆树 *Toxicodendron vernicifluum*（Stokes）F.A.Barkl. 的树脂经加工后的干燥品,又名漆渣、漆底、漆脚、续合简、黑漆等。始载于《神农本草经》,列为上品。

【性味归经】 辛,温;有毒。归肝、脾经。

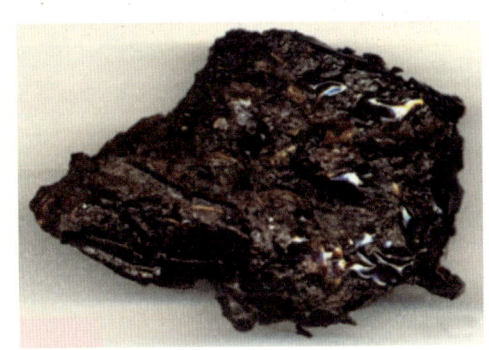 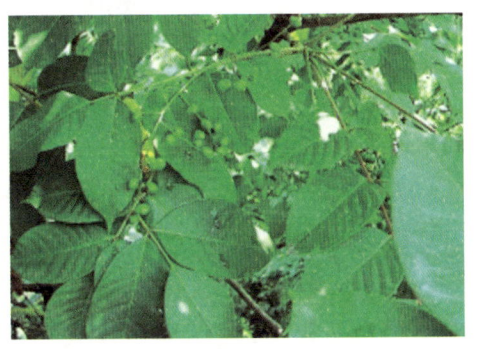

【传说故事】 《本草纲目》中载:保升曰:"漆树高二三丈余,皮白,叶似椿,花似槐,其子似牛李子,木心黄。六月、七月刻取滋汁……"

传说,有一次,神农进入一片树林,发现一棵漆树脱皮爆裂,流出了白色的乳汁。他用嘴吮吸,突然感觉肚子非常疼痛。神农意识到自己中毒了,于是立刻用身上携带的茶叶进行解毒。但过了一会儿,他觉得想要排便,于是就跑到树林深处排便。结果却排出了许多虫子,原来漆树的乳汁具有杀虫的功效。神农想把这种乳汁带给他的族人,但液体很难携带,于是他找到了一些已经流出很久并变黑的干燥漆。后来,当族人中有人遭受虫积腹痛时,就会服用一些干燥漆。这种干燥漆作为一种药物传承了下来。

【功效应用】 破瘀通经,消积杀虫。用于瘀血经闭,癥瘕积聚,虫积腹痛。

16. 土鳖虫

【药材来源】 土鳖虫为鳖蠊科昆虫地鳖 *Eupolyphaga sinensis* Walker. 或冀地鳖 *Steleophaga plancyi*（Boleny）的雌虫干燥体，又名蟅虫、土元、地鳖虫、地鳖、簸箕虫等。始载于《神农本草经》，列为中品。

【性味归经】 咸，寒；有小毒。归肝经。

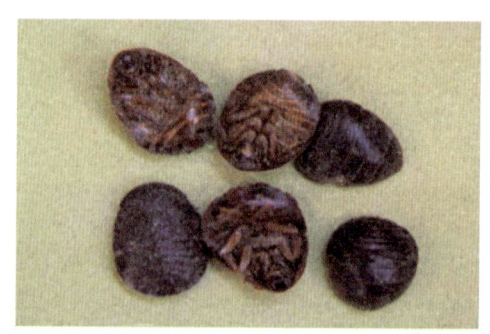
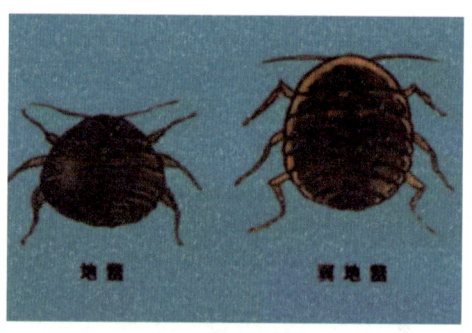

【传说故事】 关于土鳖虫的药效，有一个有趣的民间传说流传至今。

相传古时候，有一家榨油的油坊。油坊里雇了很多干活的工人，其中有位名叫王老大的老人负责烧火。

一天早上，王老大正在灶下生火，忽然看到灰堆里爬出了几只土鳖虫。他急忙放下手中的火锹去捉它们，但这些土鳖虫很敏捷地爬回了灰堆中。过了一会儿，灰堆里又爬出几只土鳖虫，在他急切地挥动火锹尝试抓住它们时，却一个也没有抓住。王老大十分生气地连声咒骂。他低头一看，才发现地上还有一只土鳖虫，他赶紧用火锹向下砸去，结果将这只小土鳖虫劈成了两截。

此时，锅里正炒着菜籽，由于王老大急于捕虫，竟然忘记了锅里的菜籽，结果菜籽全都炒黑了。

第二天，王老大扫地的时候无意中发现昨天被劈成两截的土鳖虫竟然还活着。他仔细一看，原来这只土鳖虫自己将身体重新连接起来，连切开的痕迹都没有。他再仔细观察，发现只有雌性土鳖虫才能自己连接起来。

有一次，王老大的孩子不小心从山坡上摔了下来，摔断了腿，请了几个医生都没能治好,王老大焦急万分。突然,他想起了土鳖虫的特性,于是抓了几只雌性土鳖虫,晒干后磨碎并与香油混合敷在孩子的伤处。几天后,孩子的腿伤竟然神奇地愈合了。

自此之后,关于土鳖虫治瘀血和骨折的传闻就在民间流传开来。

【功效应用】 破血逐瘀,续筋接骨。用于跌打损伤,筋伤骨折,血瘀经闭,产后瘀阻腹痛,癥瘕痞块。

17. 自然铜

【药材来源】 自然铜为硫化物类矿物黄铁矿族黄铁矿,主含二硫化铁(FeS_2)。始载于《雷公炮炙论》。

【性味归经】 辛,平。归肝经。

【传说故事】 自然铜的有效成分是二硫化铁(FeS_2),在矿物中被称为黄铁矿。由于含有硫,它与铜一样呈现出黄色,因此过去人们错误地将其视为自然铜。

赶秋节是苗族传统节日,在湖南、湘西和贵州松桃一带的苗族地区流行,通常在农历八月二十四日举行,为期三天。节日期间,青年男女会聚集在村寨口、山坡上,唱歌跳舞,庆祝丰收。

人们穿着古老的民族服装,其中一男一女扮成秋公、秋婆,手持饱满的玉米棒和金黄的稻穗,来到秋千架下,向人们报告这一年的收成,祝贺农作物获得丰收。接着,年轻人争先恐后地涌上秋千。秋千架呈纺车状,由相互错开的八支木梁组成,每个支架可供一人坐在上面。送秋人用力推

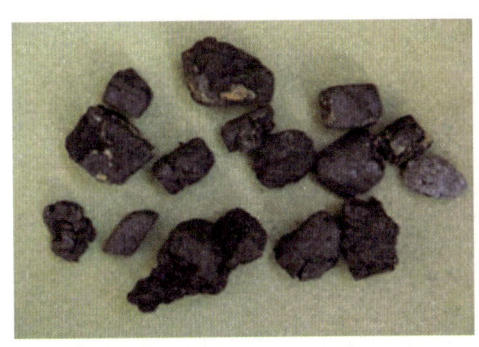
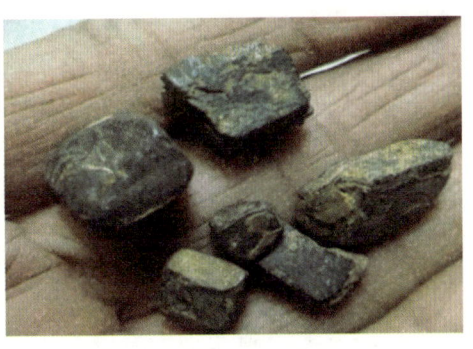

动秋千,秋千开始旋转,越来越快,人们发出欢呼声。

秋千架有10米多高,从这么高的地方跳下来,他们不怕摔伤吗?苗族年轻人并不害怕,因为即使摔伤了,顶多喝几碗苗医自制的"药水"就可以治愈。那么,这种神奇的药水究竟是什么呢?

原来,这一带山川交错,物产丰富,苗族人民热爱劳动,累了就喝几口溪水。有一次下大雨,道路泥泞,一个年轻人匆忙回家时不小心摔断了腿。当时,他非常口渴,于是捧起溪水喝了几口。他没有注意到水中有些碎"石头",被他喝进了肚子里。他稍微休息了一会儿,慢慢地回到了家。

他家境不富裕,没有钱请大夫,劳作一天后感到非常疲累,很快就入睡了。

第二天早上醒来,他的腿没有昨天那么疼了。他告诉家人他很渴,想要喝昨天喝的溪水,家人就给他打了一些溪水。几天后,年轻人的腿伤痊愈了。

邻居们都非常惊讶,苗族医生也听说了这个消息,一群人来到年轻人喝水的溪边。苗族医生一下子明白了其中的奥秘,原来溪水中那些碎"石头"竟然是自然铜。从此,苗族医生就有了一种神奇的药物——自然铜。

【功效应用】 散瘀止痛,续筋接骨。用于跌打损伤,筋骨折伤,瘀肿疼痛。

18. 苏木

【药材来源】 苏木为豆科植物苏木 *Biancaea sappan* 的干燥心材,又名苏枋、苏方、苏方木、窊木、棕木、赤木、红柴等。始载于《新修本草》。

【性味归经】 甘、咸,平。归心、肝、脾经。

【传说故事】 传说唐代有一家染坊,其中一位员工名叫苏三娘。苏三娘有产后腹痛的毛病,但为了生活,她仍然坚持在染坊工作。苏三娘的丈夫很心疼她,多次劝她离开染坊回家休息,但苏三娘不听劝告,继续留在染坊工作。

一次,苏三娘在染衣时感到小腹刺痛,她蜷缩在角落里。其他同事见

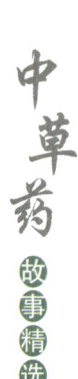

状，一边扶着她，一边让旁边的小女孩舀了一瓢热水给苏三娘喝，希望能缓解她的腹痛。当时苏三娘痛得浑身大汗淋漓，没有过多考虑，便拿起热水就喝了下去。片刻之后，她感到疼痛逐渐减轻，于是站起身继续工作。工作时，她才意识到刚才喝水的瓢上挂满了红色染料，于是问小女孩刚才的热水是从哪里舀的。小女孩指了指刚刚煮开的染锅。苏三娘明白了，慌乱中她竟然将染料喝进了肚子里。奇怪的是，这染料却能止痛。苏三娘回想起以前腹痛时也是喝热水缓解，但效果没有今天这么好。于是，每次腹痛难耐时，她就喝一些染料。渐渐地，她的病情得到了改善。

后来，苏三娘遇到了其他患有同样病症的人，便告诉她们用苏木煮水喝，效果很好。苏木就这样成了一味中药。

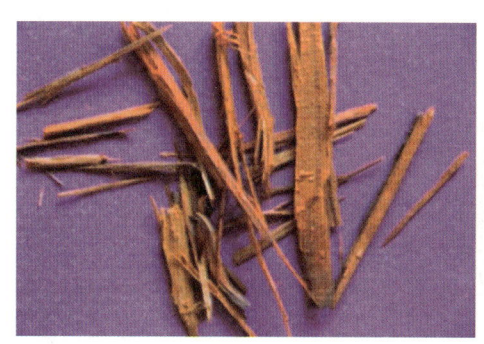 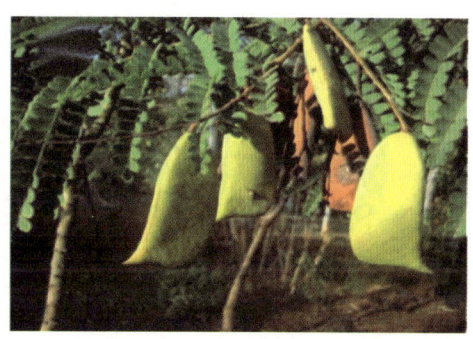

【功效应用】 活血祛瘀，消肿止痛。用于跌打损伤，骨折筋伤，经闭痛经，产后瘀阻，胸腹刺痛，外伤肿痛。

19. 骨碎补

【药材来源】 骨碎补为水龙骨科植物槲蕨 *Vaccavia segetalis*（Neck.）Garcke. 的干燥根茎，又名肉碎补、石岩姜、猴姜、毛姜、申姜、爬岩姜、岩连姜。始载于《药性论》。

【性味归经】 苦，温。归肝、肾经。

【传说故事】 从前，凤阳山上住着一个以采药为生的老人。他养了一只聪明伶俐的猴子，整天与猴子为伴。

一天，他带着猴子上山采药。当猴子攀爬到悬崖顶上摘药草时，不慎跌了下来，前后肢都骨折了，痛得直叫唤。老人把猴子抱回草棚，并找来各种草药给它医治。可是，情况并没有好转。

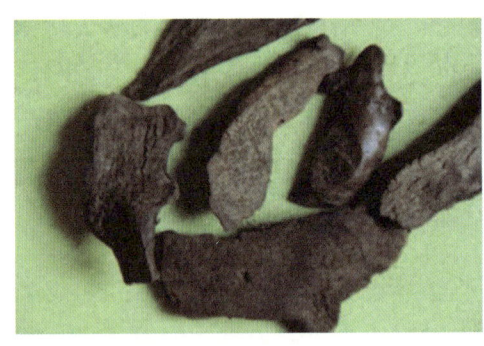 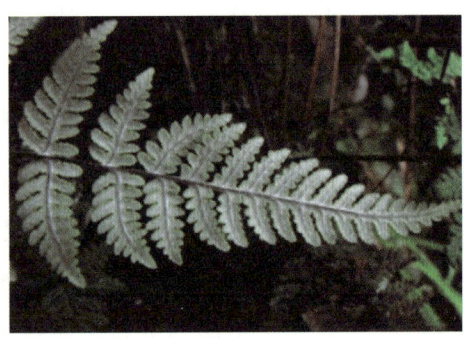

一天夜里，老人刚刚入睡，突然听到一阵声响。他睁眼一看，发现七八只猴子从草棚的破窗口跳了进来。老人偷偷观察着，发现它们悄悄地走到伤猴的旁边，看看它，摸摸它，又轻声呼喊了几声。然后，一只老猴子发出一声叫唤，猴子们就跳出窗外离开了。不一会儿，这只老猴子又从窗口跳了进来，嘴里衔着一根藤蔓。藤蔓的叶子有巴掌那么大，藤蔓下面结着一个鸡蛋大小的块根。它走到猴窝旁摘下块根，嚼碎后吐在伤猴的腿上，再用前爪涂抹均匀。接着，它又摘下藤蔓上的叶子贴在伤猴腿上，最后用藤蔓一圈圈地缠住伤腿。最后，老猴子在伤猴耳边轻轻地呼唤了几声，跳出破窗口离开了。过了几天，伤猴的腿竟然完全康复了。

老人照着藤蔓的样子，在山上终于找到了这种藤蔓。因为这藤蔓是老猴子带来的，且它的块根辛辣如姜，所以老人为它取名为"猴姜"。后来，由于猴姜能治疗跌打损伤、骨折等，人们便又称它为"骨碎补"。

【功效应用】 疗伤止痛，补肾强骨；外用消风祛斑。用于跌扑闪挫，筋骨折伤，肾虚腰痛，筋骨痿软，耳鸣耳聋，牙齿松动；外治斑秃，白癜风。

20. 血竭

【药材来源】 血竭为棕榈科植物麒麟竭 *Daemonorops draco* Bl. 果实渗出的树脂经加工制成，又名麒麟竭、海蜡、麒麟血、木血竭等。始载于《雷公炮炙论》。

【性味归经】 甘、咸,平。归心、肝经。

【传说故事】 血竭(古称麒麟竭)是一种颜色鲜红如血的珍贵药材,被明朝药学家李时珍称为"活血圣药"。

1500年前,在古丝绸之路上,来自西亚大食国(阿拉伯帝国)的使者跋山涉水来到古都长安,将麒麟竭等珍贵药材献给大唐皇帝。大食国使者手捧着鲜红的麒麟竭向大唐皇帝讲述了这个药物的来历。

在远古时期,大食国人以放牧为生,经常往来于悬崖峭壁和原始森林之间,人畜受伤流血的情况时有发生。

有一天,一头牛踩空掉下山崖,血流如注。牧人看见被牛压折的树干中流出了鲜红的汁液,伤牛将汁液舔敷在伤口上,没过多久血竟然止住了。牛又嚼食了一些树叶,不大一会儿竟奇迹般地站了起来。牧人急忙跑到山谷里,将树干上干燥的鲜红树脂涂抹在自己被岩石和干草划破、正在流血的手脚上,血止住了,疼痛也消失了。

牧人把干燥的鲜红树脂带回去,向人们讲述了它的神奇功效。人们将这种鲜红的液体视为天赐的神药,并称之为"麒麟竭"。

大食国使者向大唐皇帝献上麒麟竭后,麒麟竭成为一味珍贵的药材。

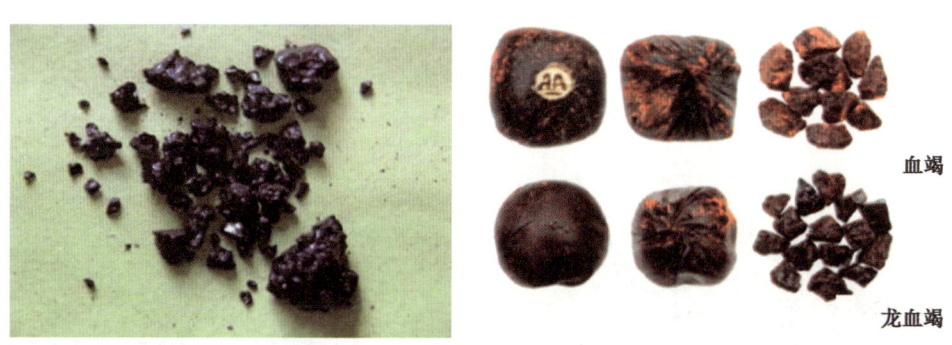

血竭

龙血竭

【功效应用】 活血定痛,化瘀止血,生肌敛疮。用于跌打损伤,心腹瘀痛,外伤出血,疮疡不敛。

21. 刘寄奴

【药材来源】 刘寄奴为菊科植物奇蒿 *Artemisia anomala* S.Moore 或

白苞蒿 Artemisia actiflora Wall.ex DC.的干燥地上部分，又名金寄奴、白花尾、炭包包、千粒米、斑枣子、细白花草、九牛草、苦速婆、六月雪、六月霜、化食丹等。始载于《新修本草》。

【性味归经】　辛、苦，温。归心、肝、脾经。

【传说故事】　宋武帝刘裕的小名叫刘寄奴。传说，刘寄奴小时候上山砍柴，看见了一条巨蛇，他急忙拉弓搭箭，射中了蛇的头部，巨蛇负伤逃跑。

第二天，他再次上山时，从远处传来一阵捣药声。他顺着声音找去，发现草丛中有几个穿着青衣的童子正在捣药。

他走上前问道："你们在这里给谁捣药？治什么病呢？"

其中一个童子回答："我们的王被刘寄奴射伤了，所以派我们来采药，捣碎后敷在伤口上就能好。"

刘寄奴听了，大声喊道："我就是刘寄奴，专程来抓捕你们的！"

几个童子吓得放下药就跑。刘寄奴随即把他们采集的草药和刚刚捣碎的药带回去，用它来给人治病，效果令人惊奇。

后来，刘寄奴领兵打仗，凡遇到枪箭所伤之处，便把此药捣碎，敷在伤口上，伤口很快就愈合了。然而，士兵们并不知道这种草药的名字，只知道它是刘寄奴射蛇得来的神奇草药，因此称之为"刘寄奴"。这是历史上唯一一种以皇帝的名字命名的中草药。

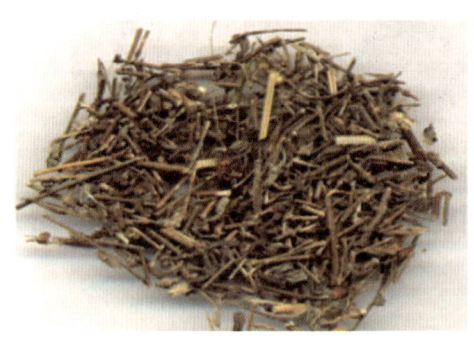 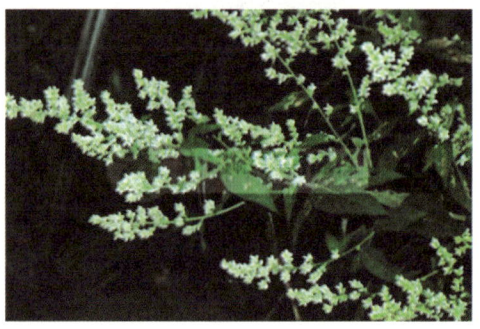

【功效应用】　散瘀止痛，疗伤止血，破血通经，消食化积。用于经闭癥瘕，胸腹胀痛，产后血瘀，跌打损伤，金疮出血，痈毒燚肿。

（杨彦茹）

第十三章　化痰止咳平喘药

凡以祛痰、消痰、制止和减轻咳嗽气喘为主要作用的一类中药，称化痰止咳平喘药。又可分为化痰药和止咳平喘药。在化痰药中，药性辛而燥者，多有燥湿化痰、温化寒痰的作用；药性甘苦微寒者，多有清化热痰、润燥化痰的作用。止咳平喘药中，由于药物性味的不同，分别具有宣肺、降肺、泻肺、清肺、润肺、敛肺，止咳平喘的作用。部分药物还有散结消肿、熄风定惊、清热利尿、润肠通便等作用。

1. 半夏

【药材来源】　半夏为天南星科植物半夏 *Pinellia ternata*（Thunb）Breit. 的干燥块茎，又名三叶头草、老鹳根、地巴豆、鸦芋头等。始载于《神农本草经》，列为下品。

【性味归经】　辛，温；有毒。归脾、胃、肺经。

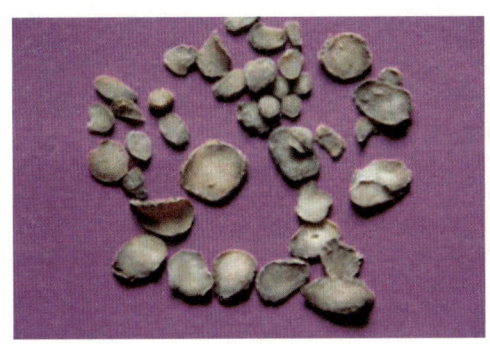
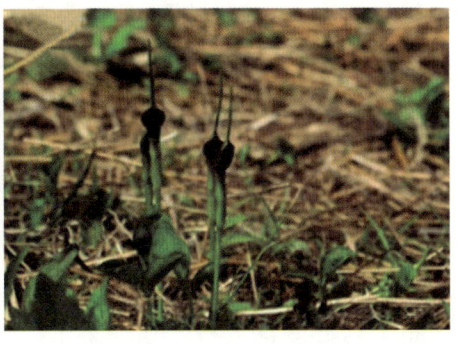

【传说故事】 半夏之名始见于《礼记·月令》："五月半夏生,盖当夏之半,故为名也。"

古时,中药半夏名为"白霞",有这样一个动人的故事。

相传,很久以前,有一位名叫白霞的姑娘因生活所需常常在田野里割草和挖菜。

一次,她在田地里发现了一种植物的地下块茎,将它放入口中咀嚼,希望能充饥。谁知道吃下后她却开始呕吐。她赶紧嚼了块生姜来止吐,结果不仅呕吐止住了,连长期困扰她的咳嗽也好了。

于是,白霞开始将这种植物和生姜一起煮汤,为乡亲们治疗咳嗽,竟然都治愈了。但是,这种植物的地下块茎含有丰富的浆液,需要多次清洗才能使用。一天,白霞在河边清洗草药的时候不慎滑入河中失去了生命。为了纪念她,当地人将这种草药命名为"白霞"。由于这种植物在五月底六月初生长,正好是夏天的中间时间,人们也称其为"半夏"。

关于半夏还有一个故事。

传说很久以前,赣南地区有个姓胡的樵夫。一天,胡樵夫卖完柴回到家中,感到非常饥饿,便急忙端起饭碗狼吞虎咽地吃了起来。然而,没吃几口,他突然口吐白沫倒地身亡。胡樵夫的妻子见状大声痛哭。

邻居们听闻后纷纷赶来,大家议论纷纷。地保说:"樵夫早上还在卖柴,怎么突然就死了,明显是这个淫妇下毒害死了他!"众人觉得有道理,于是将胡夫人送到了县衙。

县官看到胡夫人容貌出众,心想这个女人长得这么漂亮,肯定不会甘心做樵夫的妻子,很可能通奸并谋杀了丈夫。于是他一拍惊堂木,命令其招供。胡夫人大声喊冤。县官大怒,下令用刑,将胡夫人折磨得生不如死。最终,胡夫人被屈打成招,并被送入死囚牢中。

案子上报到知府那里时,王知府觉得疑点重重。既然胡夫人通奸,那奸夫是谁?为什么夫妻感情还很和睦?王知府决定重新审理此案。

经过详细审问,王知府得知原来胡夫人家境贫苦,当天下饭的蔬菜是她13岁的女儿采来的"野小蒜"。于是王知府让胡夫人给一个犯了死罪的犯人烹饪这种野草,让他吃下。果然,那个犯人很快就开始口吐白沫,翻滚在地，片刻后也死去了。至此，问题真相大白，胡夫人被无罪释放。

【功效应用】 燥湿化痰，降逆止呕，消痞散结。用于湿痰寒痰，咳喘痰多，痰饮眩悸，风痰眩晕，痰厥头痛，呕吐反胃。

【鉴别用药】 陈皮与半夏：均为辛温之品，皆能燥湿化痰，常相须为用，治湿痰、寒痰咳嗽气逆、痰多清稀、胸腔痞满。陈皮属行气药，辛行苦泄，长于理气和中，擅治脾胃气滞、脘腹痛、食少便溏；半夏属化湿痰药，温燥之性尤强，燥湿化痰之力更著，又能降逆止呕，消痞散结，消肿止痛，用治气逆呕吐、心下痞、结胸、梅核气、瘿瘤痰核等。

2. 川贝母

【药材来源】 川贝母为百合科植物川贝母 *Fritillaria cirrhosa* D.Don、暗紫贝母 *Fritillaria unibracteata* Hsiao et K.C.Hsia、甘肃贝母 *Fritillaria przewalskii* Maxim.、梭砂贝母 *Fritillaria delavayi* Franch.、太白贝母 *Fritillaria taipaiensis* P.Y.Li 或瓦布贝母 *Fritillaria unibracteata* Hsiao et K.C.Hsia var. *wabuensis*（S.Y.Tang et S.C.Yue）Z.D.Liu, S.Wang et S.C.Chen 的干燥鳞茎，按性状不同分别习称"松贝""青贝""炉贝"。始载于《神农本草经》，列为中品。

【性味归经】 苦、甘，微寒。归肺、心经。

【传说故事】 很久以前，四川金川地区有一位得了肺结核的孕妇，由于身体虚弱，生下孩子后就晕倒了。当她醒来时，孩子已经去世了。连续三次生育都是这样，她的公婆和丈夫都非常烦恼。

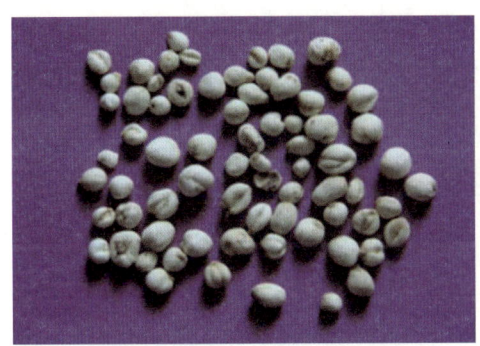
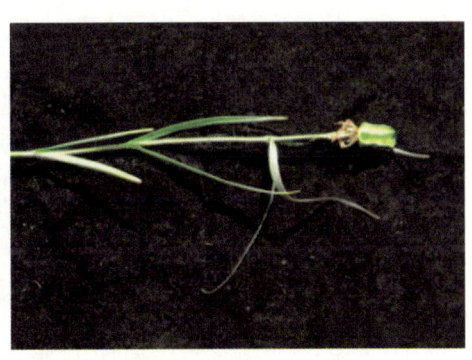

一天，一位盲人算命先生经过门前，婆婆叫他给媳妇算算命。

算命先生问道："算何事？"

婆婆将儿媳连生三胎却不幸夭折的事情告诉了算命先生。

算命先生掐指一算，说："你媳妇属虎，戌时出生，这是非常凶恶的虎。头胎属羊，二胎属狗，三胎属猪。猪、狗、羊都是虎嘴里的食，所以被他的妈妈吃掉了。"

婆婆问："有办法能保住下一胎吗？"

算命先生略微思考后说："确实有办法，只是担心你们觉得麻烦。"

婆婆说："不瞒先生说，我家三房就守着一个儿子，三家香火一炉烧。只要能生下一个活孩子，我们愿意做任何事情。请您告诉我们该怎么办。"

算命先生说："再生下孩子时，不要告诉孩子的妈妈。抱着孩子往东边跑，跑到东海边100里外，那里有一座海岛。爬上海岛后，就万事大吉了。虎害怕海水，下不了海，也不能上岛，因此无法吃掉孩子，孩子的性命就能保住。"

没过一年，媳妇又生了一个孩子。和以前一样，孩子刚出生，媳妇就晕倒了。丈夫不顾一切地抱起孩子朝东边跑去。然而，跑了10多里，孩子还是夭折了。全家人都非常伤心，"怎样才能保住孩子呢？"

这天，算命先生又来算命。婆婆告诉他孩子去世的事情。算命先生说："跑得太慢了！必须比虎跑得快，才能让虎追不上孩子，孩子才能保住。"

过了一年，媳妇又怀孕了，丈夫准备了一匹快马。孩子刚出生，他就用红被单包裹好，鞭策着快马朝东海边奔去，然后跳上一艘快船航行到海岛，并在那里安顿下来。然而，五天后，丈夫从海岛返回说："在海岛上只待了三天，孩子就去世了。"全家人都伤心地哭了起来。

这时，一位医生从门口经过，他走进屋问道："你们有什么难过的事情吗？"

媳妇将事情的经过告诉了医生。医生看到她面色苍白无血色，说："我有办法让你的孩子活下来。"

公婆和丈夫都不相信。

医生说："算命先生所说的都是胡言乱语，你们为什么相信他呢？你媳妇并不是因为命运不好,而是身体有病。肺部有毒素导致气力不足,加上分娩时用力过猛,所以生下的孩子不能长命。肝脏供血不足导致产妇晕倒。有一种草药,连续吃三个月,一年后保证能生出一个活泼健康的孩子。"

从此,丈夫每天按医生的指示上山采药,并煮成药汤给媳妇饮用。经过三个月的用药,媳妇怀孕了,10个月后顺利生下一个健康的男孩。产妇没有晕倒,孩子安全无恙,全家人欢喜不已。

孩子满百天的时候,他们带了许多礼物,敲锣打鼓来到医生家道谢。

医生高兴地问道:"我的草药有效吗?"

"有效,非常有效!"丈夫接着问医生,"这种草药叫什么名字?"

"这是一种野生草药,没有名字。"

"那我们给它取个名字吧!"

"好呀!"医生想了一会儿,问道,"你们想给它取个什么名字呢?"

"我们的孩子叫宝贝,母亲平安无事,就给它取名叫'贝母'吧!"

"好一个响亮的名字!对,就叫它'贝母'。"

因为四川高原地区所产的贝母最好,所以就有了"川贝母"这个名字。

【功效应用】 清热润肺,化痰止咳,散结消痈。用于肺热燥咳,干咳少痰,阴虚劳嗽,痰中带血,瘰疬,乳痈,肺痈。

3. 浙贝母

【药材来源】 为百合科植物浙贝母 *Fritillaria thunbergii* Miq. 的干燥鳞茎,又名象贝、象贝母、大贝母、元宝贝、珠贝等。始载于《本草正》。

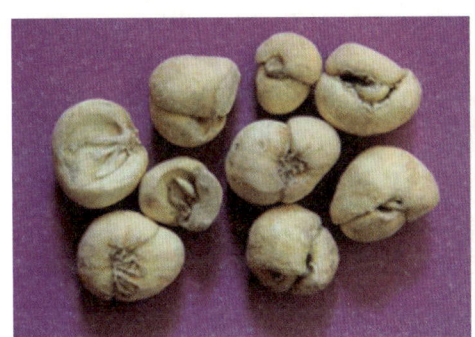
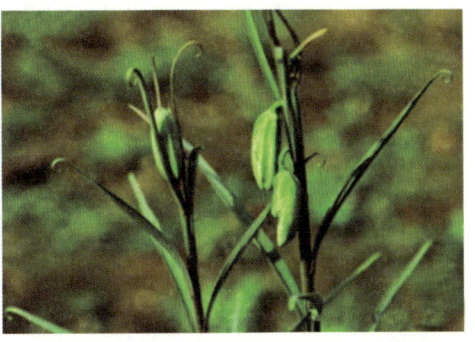

【性味归经】　苦，寒。归肺、心经。

【传说故事】　传说，南山里住着一户人家，只有孤儿寡母两个人。孩子瘦得皮包骨头，虽然已经四五岁了，但还不会走路。他患上了麻疹，又得了炭火病，咳嗽不止，身体弯曲得像张弓，整天喊着："娘，背背。"过了一段时间，他的名字便变成了"背背"。

一天，一个瘸脚的老头呼哧呼哧地来到背背的家门口，一屁股坐在门槛上，上气不接下气地说："行行好吧！讨点茶水喝。"

背背娘二话没说就到厨房里烧了壶开水，放了几片山茶叶，双手捧给瘸脚老头。

老头喝完茶，站起身来，喃喃地说："好心人啊，好心人啊！"说完就走了。

第二天，瘸脚老头又呼哧呼哧地来到门口讨茶喝。喝完茶后，他又说："好心人啊，好心人啊！"然后就走了。

一连六七天，天天如此。背背娘心想，可能老人没儿没女没人供养，多可怜啊！于是她天天烧好热腾腾的茶等老人来喝。

背背家隔壁住着石头一家，石头妈见瘸脚老头天天来要东西，感到很好奇。这天，她见瘸脚老头又来了，特地问："老爷爷，山里人的苞米粥要吃吗？"

老头点点头，笑呵呵地说："好好好。"

老头喝完茶，吃了苞米粥，便站起身来，喃喃地朝石头妈说："有心人呐，有心人呐！"说完又走了。

接下来的几天，老头每天都在同一个时间来，坐在同一个地方，说同样的几句话。背背娘和石头妈心里很好奇，但又不敢多问，担心会勾起老人的伤心事。

过了半个月，老头喝完茶，吃完粥，对背背娘和石头妈说："好心人啊，有心人啊，我要离开这里了。谢谢你们俩，我没有东西可以回报你们，只有两把秤，你们谁要大的？谁要小的？"

石头妈想，家里的粮食多，大秤用处大一些，便说："老爷爷，请给我大的。"

老头点点头。

背背娘说："老爷爷，请给我小的。"

老头又点点头，站起来用拐杖指着石头妈说："明天早上鸡叫头遍，你从村口桥东往东走七七四十九步，然后左转，再上山走七七四十九步，不能多走一步，也不能少走半步。大秤就放在那个地方。"

石头妈听了点点头，默默记住了。

老头用拐杖一指，对背背娘说："明天早上鸡叫头遍，你从村口桥东往西走七七四十九步，然后右转，再上山走七七四十九步，不能多走一步，也不能少走半步。小秤就放在那个地方。"

背背娘听了也点点头，默默记住了。

第二天清晨，石头妈约了背背娘一起上路了。一个向东，一个向西，一个左转，一个右转，到达目的地后就开始寻找。

石头妈仔细寻找，一棵树、一块草地，就算是一道石缝也不放过。然而，从日出到日落，她都没有发现秤的踪影，只好随手捡了几块石头回家。

背背娘同样也没有找到秤。她想，找不到秤，至少可以带些柴回去。于是，她开始砍柴。这时，她突然看见草丛中有几只小白兔在吃草根。背背娘仔细一看，这些草根白白的。她想，既然兔子能吃这种草根，为什么她不能挖些回去充饥呢？

从那时起，背背娘每次上山都会挖些草根回家煮着吃。奇怪的是，背背吃了这些草根后，不知不觉间咳嗽就好了，痰也没了，脸色也变得红润起来，还能跟着妈妈上山了。

石头妈见背背的病症好转，便去问背背娘给孩子吃了什么药。背背娘将事情的经过告诉了她，说她那天没有找到秤，但找到了草根。也许正是这些草根治好了背背的病。石头妈听后心中不满，觉得老人偏心，给背背娘的是宝贝，而自己只捡了些石头。她把那几块捡回来的石头扔在屋角的柴草堆中。然而，半夜的时候，柴草堆突然起火了，灶屋被烧了个精光。

石头妈只好再次修建灶屋。她拿起扫帚，东扫西刷，忽然发现角落里有一堆石灰，随手用扫帚往泥墙上一刷，嘿！黑色的泥墙竟然变成了雪白色的。石头妈高兴得合不拢嘴。

这件事传开后,四邻八乡的人都来购买石灰,石头妈忙得不可开交。石头妈和背背娘才明白:用大秤称石灰,用小秤称宝贝。

因为这种草根是背背娘找到的,所以人们把它叫作"背母"。经过一段时间,背母被称为"贝母"。大家都知道这种药材有止咳化痰的功效。江浙一带是贝母的重要产区,那里的贝母草茎肿大,形似贝壳,喜欢温和凉爽的环境,被称为"浙贝母"。

【功效应用】 清热化痰止咳,解毒散结消痈。用于风热咳嗽,痰火咳嗽,肺痈,乳痈,瘰疬,疮毒。

【鉴别用药】 川贝母与浙贝母:川贝母性凉而甘,兼有润肺之功,多用于肺虚久咳或肺热燥咳,痰少咽燥之症;浙贝母苦寒较重,开泄力大,偏重清火散结,用于外感风热或痰火郁结引起的咳嗽多以及疮疡肿毒、肺痈、乳痈及瘰疬等症。

4. 瓜蒌

【药材来源】 瓜蒌为葫芦科植物栝楼 *Trichosanthes kirilowii* Maxim. 或双边栝楼 *Trichosanthes rosthornii* Harms 的干燥成熟果实,又名天撒、苦瓜、山金匏、药瓜皮等。始载于《神农本草经》,列为上品。

【性味归经】 甘、微苦,寒。归肺、胃、大肠经。

【传说故事】 传说江南有座高山,山上有许多山洞,被云雾和密林遮掩着。人们说,这座山中居住着仙人。

一位樵夫经常上山砍柴。一天中午,他砍了满满的一担柴,感到又渴

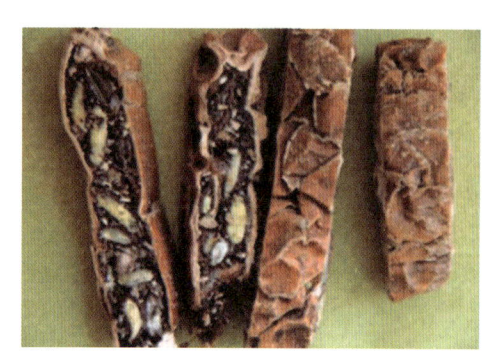
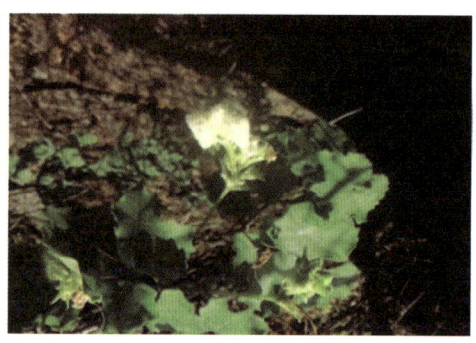

又累，于是寻着泉水的声音来到一个山洞外面。在那里，有几棵又高又粗的老树和一股山泉从洞口流出。樵夫放下柴担，用手捧着泉水喝了起来。之后，他进入了山洞。山洞很大，但走了几步就到了尽头。樵夫只好出来，在树荫下找到一块石板躺在上面休息。

正当他昏昏沉沉地睡着时，突然听到有人在说话。他歪着头看去，发现对面树下坐着两个老头，一个胡子白白的，另一个胡子黑黑的。樵夫心想：这深山里怎么会有人呢？大概是神仙吧！他一动不动，听着两位仙人的谈话。

黑胡子老头说："今年咱们的洞里结了一对大金瓜！"

白胡子老头说："小声点儿，那边躺着一个砍柴的人，如果他听见了，就会偷走那宝贝。"

黑胡子老头说："怕什么？即使他听见了也进不了山洞！除非七月七日午时三刻站在这里念一句：'天门开，地门开，摘金瓜的主人要进来！'"

白胡子老头说："少说几句，我们还是下棋吧。"

樵夫听到这里非常高兴，一不留神摔倒在地。这时他才睁开眼睛，哎呀！根本没有什么神仙，原来是个梦。他失望地挑着柴回了家。但他深深地记住了那几句话。

樵夫一直想验证一下那个梦。七月七日这天，他再次来到山洞。等到午时三刻，他走进洞口，念道："天门开，地门开，摘金瓜的主人要进来！"

只听嘎的一声，真的有一扇石门在面前打开了，山洞里金光闪闪的。樵夫走进去，看到一架碧绿的青藤，上面结着一对金瓜。他非常高兴，用柴刀将金瓜砍下来，捧在手中，一口气跑回家。但谁知道，回到家后仔细一看，那根本不是金瓜，只是两个普通的瓜。樵夫失落地把它们丢到了一边。

过了几天，樵夫再次上山砍柴，来到那个山洞外面，躺在石板上休息。刚闭上眼睛，那两个长胡子的仙人又来到大树底下。

白胡子仙人埋怨道："都怪你多嘴，洞里的金瓜被别人偷走了。"

黑胡子老头说："怕什么！他偷走也没用，又不是真金做的瓜。"

"怎么没用？那可是珍贵的药材啊，比黄金还要贵重呢。"

"嗨，那得把它们的皮晒成橙红色，才有润肺、清热的功效。"

樵夫再次从梦中醒来，急忙回家找那两个瓜。但可惜的是，瓜已经烂了。樵夫取出瓜子，等到第二年春天将它们全部种在院子里。几年后，一片金瓜长成。樵夫就用这种瓜来治疗病人。那些长期咳嗽、咳痰和哮喘的患者吃了这种瓜后都恢复了健康。人们无不感到惊奇，并纷纷讨论给这种瓜起个名字。樵夫想到这种瓜的藤茎需要支架，果实藏在高处，于是给它取了个名字叫作"瓜楼"。后来人们把它写成了"瓜蒌"或者"栝楼"。

【功效应用】 清热涤痰，宽胸散结，润燥滑肠。用于肺热咳嗽，痰浊黄稠，胸痹心痛，结胸痞满，乳痈、肺痈、肠痈，大便秘结。

5. 前胡

【药材来源】 前胡为伞形科植物白花前胡 *Peucedanum praeruptorum* Dunn 的干燥根，又名土当归、野当归、姨妈菜、罗鬼菜、水前胡、野芹菜、岩风、坡地石防风、鸡脚前胡、山芫荽、鸭脚板等。始载于《名医别录》。

【性味归经】 苦、辛，微寒。归肺经。

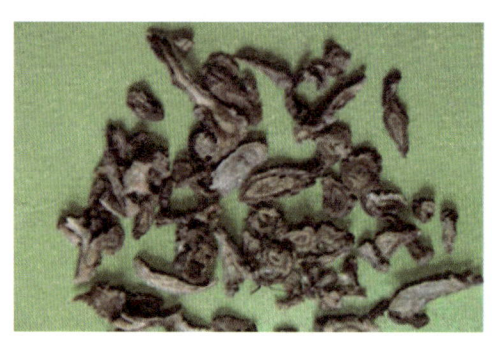
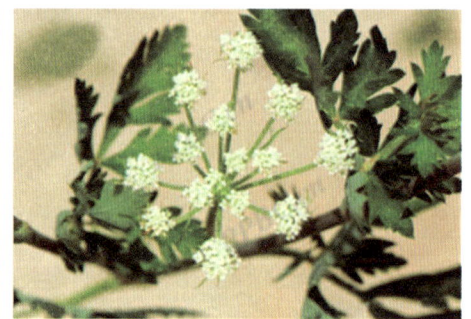

【传说故事】 传说，天目山北麓有一家药铺。由于周围方圆百里没有其他药铺，因此这个药铺的店主成了当地的霸主。不论是谁生病了都必须吃他的药，并且要按照他开出的价钱付费。

有一个穷人的孩子经常咳嗽，病情很严重，于是穷人去药铺问诊。药铺老板告诉他孩子需要吃川贝母，但是5分（1.5克）川贝母就要10两银子。

穷人说："求你少收点钱吧，我们穷人负担不起这么贵的药！"

药铺老板回答道："负担不起就别买，我也不想卖给你！"

穷人没有办法，只能回家伤心地守在孩子身边哭泣。就在这时，门外来了一个乞丐，听说这家的孩子咳嗽并且家里太穷无法购买药品，于是他说："治疗咳嗽并不一定非得用川贝母。"

穷人急忙问道："还有其他便宜的药吗？"

"有一种药物不需要花一文钱。"

"是什么药？"

"你去山上采些前胡回来吃。"

"前胡也可以治病？"

"确实有效。"

穷人立刻跑到山上，采了一些前胡回家。然后迅速煎好喂给孩子喝，孩子果然不咳嗽了。穷人非常高兴，和那个乞丐成了好朋友。

从此以后，这里的人们咳嗽时就不需要去找那家药铺的店主了，因为前胡是一种无须花钱就能获得的中药。

【功效应用】　降气祛痰，散风清热。用于痰热喘满，咳痰黄稠，风热咳嗽痰多。

【鉴别用药】　前胡与白前：均能降气化痰，治疗肺气上逆、咳喘痰多，常相须为用。前胡性偏寒，兼能疏散风热，尤多用于外感风热或痰热咳喘；白前性温，祛痰作用较强，多用于内伤寒痰咳喘。

6. 瓦楞子

【药材来源】　瓦楞子为蚶科动物毛蚶 *Arca subcrenata* Lischke、泥蚶 *Arca granosa* L.或魁蚶 *Arca inflata* Reeve 的贝壳，又名毛蛤、大毛蛤、赤贝等。始载于《本草备要》。

【性味归经】　咸，平。归肺、胃、肝经。

【传说故事】　蚶子，又名瓦楞子。很久以前，蚶子和田螺长得非常相似，外壳光滑，尾巴尖尖。它们共同生活在水田中，相处融洽，从不产生矛盾。

有一天，蚶子听说田螺即将生产，便赶紧前去照料。田螺肚子疼得直叫。过了一会儿，田螺的孩子一个接一个地出生，可是田螺的疼痛也越来越剧烈，它疼得翻来覆去，身体从壳里挣脱了出来，浑身血迹斑斑，最后晕死过去。

哎呀，该怎么办呢？蚶子想，青蛙跳得高看得远，一定知道解决办法，于是便去问青蛙。

青蛙说："田螺失血过多，只有吃具有补血养神作用的东西才能行。"

"在哪里可以找到补血的药呢？"

"九仙山顶上有灵芝草，可以补血养神，但是上九仙山就像登天一样难！"

蚶子根本不畏惧高山险阻，它说："只要能救活田螺，再困难再危险我都不怕！"

蚶子穿过水渠，跨过河流，突然前方出现了一座高山挡住了去路。该怎么办呢？要翻过这座山至少需要三天的时间，恐怕田螺等不及了。蚶子急得心如火烧，四处张望，发现山边有一个小洞。它爬上去一看，这个洞居然通向另一边，只可惜洞口太小了。蚶子惦念着田螺，便挤进了洞里，拼命向前爬行。越往里爬洞口越小，甚至侧身都无法通过。蚶子硬着头皮继续往前走，洞口太小了，它光滑的身体被划出好几道伤痕。

蚶子不怕苦不怕累，最终爬出了洞口。刚爬出洞，它还没来得及喘口气，就又继续向前爬行。

蚶子历经千辛万苦，终于来到九仙山边，这座山被水环绕着。蚶子爬到半山腰时，已经筋疲力尽，一不小心摔倒了，从山上滚落了下去，掉进了大海里。

正在巡逻海域的蟹将看见有东西坠落下来，赶紧将其带进了龙宫，并

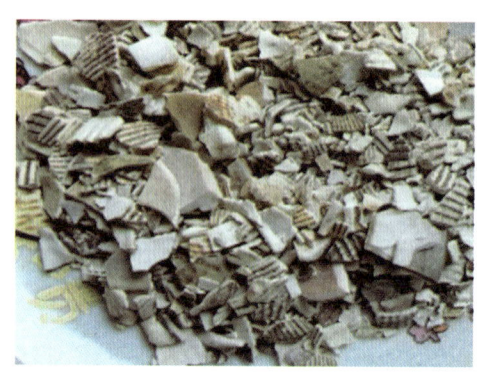
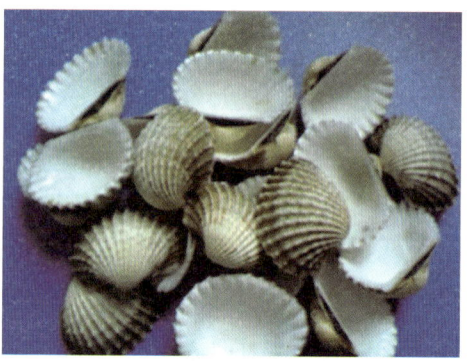

向龙王禀告。龙王命令蟹将取出甘露水给蚶子喂一口，蚶子立刻苏醒过来。

蚶子看到自己落入了海中，赶紧向龙王请求道："您快送我回去，我还要去取灵芝草救田螺。"

龙王看到蚶子对危难中的朋友如此关心，便说："你无须再去九仙山了，我这瓶甘露水能够补血养神，你带去给田螺喝，它会苏醒过来。"

蚶子谢过龙王后，带上甘露水，匆匆忙忙往回返。

蚶子成功救活田螺后，又将甘露水送还给了龙王。龙王看到蚶子如此真诚而又守信用，便让它留在海里定居。

就这样，蚶子在海中安家落户。它为了救助田螺，身上被刮出了道道伤痕，直至今日仍然可见痕迹。但是它喝了甘露水后，身体强壮起来，肉色红润。人们喜欢用它来补血养生。

【功效应用】　消痰化瘀，软坚散结，制酸止痛。用于顽痰胶结，黏稠难咯，瘿瘤，瘰疬，癥瘕痞块，胃痛泛酸。

7. 竹沥

【药材来源】　竹沥为竹新鲜的茎秆经火烤灼而流出的淡黄色澄清液汁。始载于《名医别录》。

【性味归经】　甘，寒。归心、肺、肝经。

【传说故事】　相传，很久以前，在天目山山脚下住着一对老夫妇，他们过着安宁的生活。

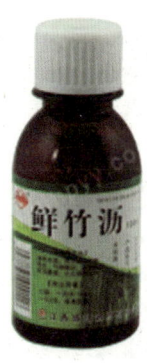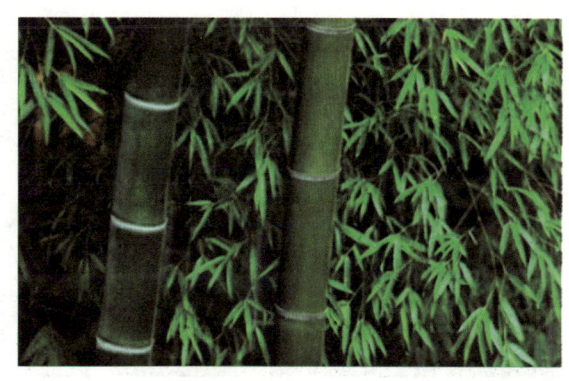

有一天，老夫人得了痰火症，咳嗽、气闷、痰多，坐卧不宁。韩湘子（八仙之一）有心为老夫人解除病痛，于是化身为郎中，来到老夫人的家中。他将一根青竹放入灶膛，很快，青竹竟然滴下许多清水。韩湘子接了大半碗水，用双手捧给老夫人，并说："这碗药水分为三次服用，饮用后就会康复。"果然，老夫人喝下不久，头痛、胸闷、咳痰、气喘等症状全部消失了。从此以后，人们就将这种从新鲜竹子中烤出的药水称为"鲜竹沥"。

【功效应用】 清热化痰，定惊利窍。用于中风痰迷，肺热痰壅，惊风，癫痫，热病痰多，壮热烦渴，子烦，破伤风。

8. 天竺黄

【药材来源】 天竺黄为禾本科植物青皮竹 *Bambusa textilis* McClure 或华思劳竹 *Schizostachyum chinense* Rendle 等杆内分泌液干燥后的块状物，又名竺黄、竹黄、竹花、竹茧、赤团子等。始载于《开宝本草》。

【性味归经】 甘，寒。归心、肝经。

【传说故事】 传说很久以前，荆山深处有百十户人家，他们过着平静安宁的生活。

然而，有一年，这个地方出生的婴儿突然开始患上一种奇怪的病。一旦婴儿得了这种病，便会全身抽搐，角弓反张。人们四处求医，却无济于事。

村里有一位小伙子略懂医术，但面对这种奇怪的病，他束手无策。于是，他决定去访求名医。他听说五道峡有一位神医能够治疗这种疾病，于是带上干粮，日夜兼程，越过一个个山峰，寻找这位名医。

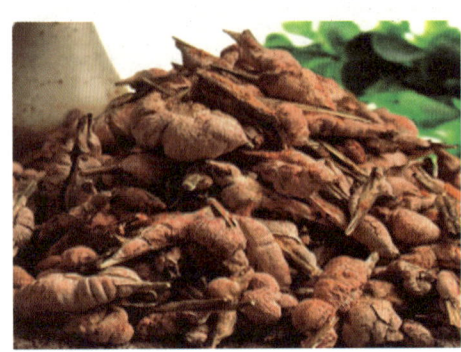
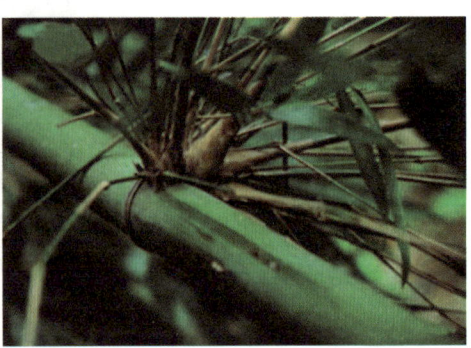

快到五道峡时，他遇到了一个在打柴的老人。老人告诉他，神医几天前已经去了双梯寨。年轻人与老人告别后，便急忙向双梯寨赶去。他历经千辛万苦，终于爬上了双梯寨，但由于过度劳累，他头晕目眩，不小心栽进了一个山洞里。

过了一会儿，他醒了过来。这时，一个老人走进了洞里，手中端着一碗药，让年轻人喝下去。年轻人一看，眼前的老人不就是他在树林里遇到的那个打柴的人吗？于是，年轻人急忙告诉老人村里婴儿患上了奇怪的病。老人笑了笑，带领他来到了一片竹林。在竹林中，老人从竹节中取出一些黄色的块状物，让年轻人带回去。在向老人道谢之后，年轻人立刻返回了村子。

回到村里后，年轻人将神医给他的药用水熬了一大锅药汤，让患病的婴儿们喝下。几天后，婴儿们的病情逐渐好转。

据说这些药材是神医所赐予的天上之物，而且直接从竹子上获取，因为它是黄色的，人们便将其命名为"天竺黄"。

【功效应用】 清热化痰，凉心定惊。用于热病神昏，中风痰迷，小儿痰热惊痫、抽搐、夜啼。

【鉴别用药】 竹沥、天竺黄与竹茹：均来源于竹，性寒，均可清热化痰，治痰热咳喘。竹沥性寒滑利，清热涤痰力强，惊痫中风、肺热顽痰胶结难咯者多用。天竺黄、竹沥又可定惊，用治热病或痰热而致的惊风、癫痫、中风昏迷、喉间痰鸣。天竺黄定惊之力尤胜，多用于小儿惊风、热病神昏抽搐。竹茹长于清心除烦，多用治痰热扰心的心烦失眠，并能清胃止呕，用治胃热呕逆。

9. 海蛤壳

【药材来源】 海蛤壳为帘蛤科动物青蛤 *Cyclina sinensis* Gmelin 或文蛤 *Meretrix meretrix* L. 的贝壳。始载于《神农本草经》，列为上品。

【性味归经】 苦、咸，寒。归肺、胃经。

【传说故事】 宋代的医官李防御来自京师汴梁（今河南开封）。当他刚进入皇宫担任医官时，正好遇到宋徽宗的一位宠妃患上了咳嗽，痛苦得整夜无法入睡，脸部也肿胀如饼。宋徽宗见皇妃的病情如此严重，非常担心，于是急忙招来医官李防御前来治疗。然而，李防御多次用药都没有见效，皇帝对此非常不满，下令让他签署保证书："若三日不效，当诛。"

李防御在家中苦思冥想，正在发愁之时，突然传来叫卖声："咳嗽药，一文一剂，吃了能让你今晚安然入睡。"李防御立即派人购买了10剂，只见药物是绿色的，需要用淡菜汤加几滴麻油调服。李防御担心药性过强，就把三个剂量的药合在一起自己尝试服用，服用后并没有感到不适，于是又取了三个剂量的药，带进宫交给皇妃，并嘱咐她分两次服用。皇妃服药后当晚就停止咳嗽了，第二天清晨脸部肿胀也消失了。皇帝非常高兴，赏赐给李防御许多财物。

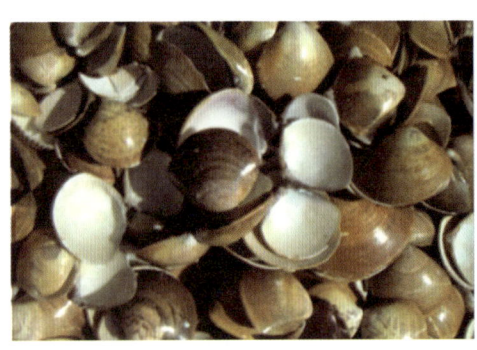 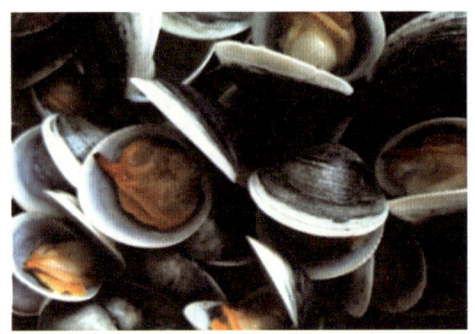

李防御担心皇帝会索要药方，不知道如何解释，于是找到了卖药的人并邀请他来家中，用酒款待他，表示愿意用高价购买这个药方。

卖药的人如实相告："我年轻时从军，见到主帅使用这个方子，所以记了下来。由于它配制简单，所以干脆借此度过余生。"

实际上，这个药物的配制方法非常简单，只需要用蛤壳一味，放在新瓦片上煅烧至通红，然后粉碎成末，与少许青黛混合即可。这个方子被后人称为"黛蛤散"或者"青蛤散"。

【功效应用】 清热化痰，软坚散结。用于咳嗽气喘，胸胁满痛，痰多不利，瘿瘤瘰疬等症。

10. 礞石

【药材来源】 礞石为变质岩类蛭石片岩 *Vermiculite* Schist 或水黑云母片岩 *Hydrobiotite* Schist 的岩石，前者称"青礞石"，后者称"金礞石"。始载于《嘉祐本草》。

【性味归经】 甘、咸，平。归肺、心、肝经。

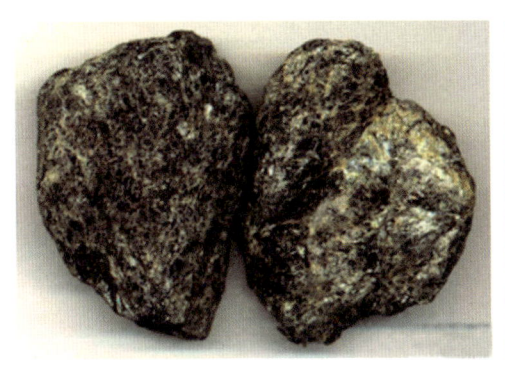 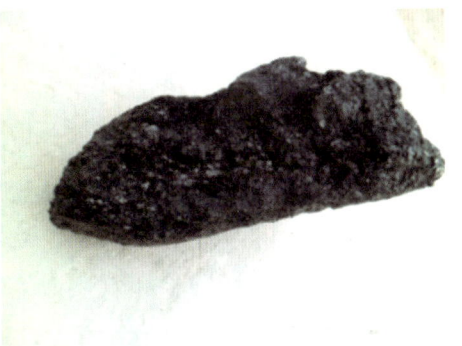

【传说故事】 明朝初年，化州有一位州官，患上了严重的气管炎，整天不停地咳嗽。州地的名医都看遍了，也尝试了各种药物，然而都没有效果。

有一天，衙役请来了一位老中医给他看病。老中医经过认真地望、闻、问、切之后，给他开了一剂止咳散，并告诉他分两次服用。于是，衙役和奴婢们立即去购买药材，并将药煎煮好。但是，他在服下第一剂之后，咳嗽仍然没有好转。

到了夜晚，突然下起了大雨，这种天气最容易引发气管炎了，州官的咳嗽变得更加严重。州府上下一片忙乱，师爷急令奴婢煎制第二剂药。然而此时外面风雨交加，电闪雷鸣，厨房的水缸里却没有水。通常情况下，州府的仆人们白天会到"风饮鸣泉"井取水，但此时已经是深夜，风雨交加，根本无法取水。

奴婢急中生智，发现厨房旁边的金鱼池里还有水，便偷偷地用勺子舀了一些水来煎药。

州官服下了这剂药后，睡起觉来，觉得头脑清醒、身体轻松，胸闷的感觉和咳嗽都大为减轻。他对此感到非常奇怪：为什么第一剂药完全没有功效，第二剂药却如此有效呢？于是他立即叫来煎药的奴婢，询问道："你在这剂药里加了什么？我服下你所煎制的药后，病情好转了很多。"

奴婢只好如实回答："回老爷，这剂药并没有额外的成分，火候也和第一剂一样。只是昨晚风雨交加，无法取到井水，所以奴婢只能从金鱼池取水来煎药。"

州官一听，立刻让奴婢把药渣取来，仔细辨认，发现药渣中多了几粒石头样的东西。天亮后，州官又去金鱼池查看，发现池底有一些黑色的石头。他立即召集衙役前来辨认，众人一致表示："这是礞石。"

州官并不完全相信，于是又请来了为他看病的老中医。老中医经过辨认后也说："这是礞石。"

老中医听了州官的经历后，立即开了两剂中药，并在每剂药中加入适量的礞石。经过治疗，州官痊愈了。

【功能应用】　坠痰下气，平肝镇惊。用于顽痰癖积，宿食癥瘕，癫狂惊痫，咳嗽喘急，痰涎上壅。

11. 桑白皮

【药材来源】　桑白皮为桑科植物桑 Morus alba L. 的干燥根皮，又名桑皮、桑根皮、白桑皮等。始载于《神农本草经》，列为中品。

【性味归经】　苦，微寒。归肺经。

【传说故事】　传说，很久以前，华佗上山采药时遇到了一个砍柴的

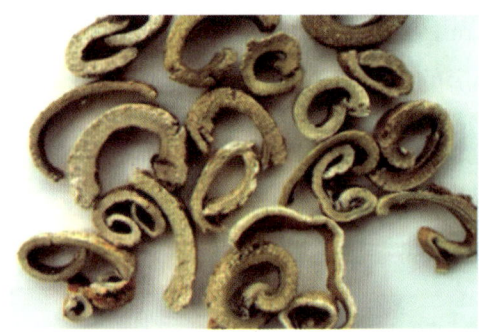
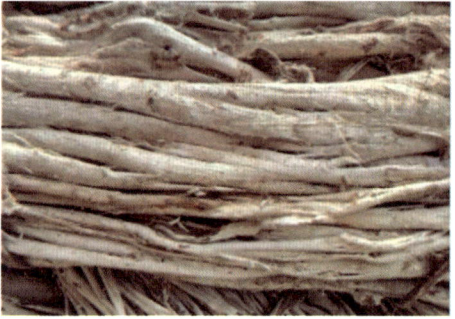

妇女不小心割伤了手，鲜血直流。

华佗连忙拿出止血药想要帮她敷药，妇女却说："慌什么呀？"

"给你止血啊！"华佗说道。

妇女说："没必要！"之后，她削下一片桑树皮贴在伤口上，并用鸡屎藤进行绑扎，然后继续工作。

看到这种情况，华佗非常担心她，便拦住她说："不敷点药行吗？"

妇女说："当然行！庄稼人一年到头每天都在干活，划破皮、扭伤筋是家常便饭，如果每次都要敷药，那哪来那么多钱呢？"

华佗想看个究竟，就住下来观察。

第三天，妇女解开鸡屎藤并揭下桑树皮。华佗一看，伤口已经完全愈合了。

华佗感到非常惊讶，于是问道："这是谁教给你的方法？"

妇女回答："曾祖教我的爷爷，爷爷教我父亲，父亲又教给我，我教给了我的儿子和孙子，一代一代传承下来。"

从那以后，当处理皮破血流的伤口时，华佗就采用这种办法，伤口愈合得更快且更好。

后来，有人将这个方法写进书中，桑白皮因此而为世人所熟知。

【功效应用】　泻肺平喘，利水消肿。用于治疗肺热喘咳，水肿胀满尿少，面目肌肤浮肿。

12. 葶苈子

【药材来源】　葶苈子为十字花科植物播娘蒿 *Descurainia sophia*（L.）Webb.ex Prantl. 或独行菜 *Lepidium apetalum* willd. 的干燥成熟种子，前者习称"南葶苈子"，后者习称"北葶苈子"。始载于《神农本草经》，列为下品。

【性味归经】　苦、辛，大寒。归肺、膀胱经。

【传说故事】　从前，有一个姑娘名叫葶苈。婚后她生了一个儿子，一家三口过着幸福快乐的生活。但是，天有不测风云，在儿子四岁时，葶苈的丈夫因病去世了，留下她和儿子相依为命。为了维持生计，葶苈不得不早出晚归，除了要做家务，还要在外面做男人们干的体力活，生活异常艰辛。

然而，令葶苈欣慰的是，儿子比同龄人更懂事、更孝顺。虽然年纪小，却非常理解母亲，在葶苈忙于家务时尽可能地帮忙。

由于长期超负荷工作，葶苈生病了。她不停地喘气咳嗽，面部浮肿，胸腔感到胀满，不能平躺，一躺下就呼吸急促，非常难受。母亲生病了，儿子非常心疼和难过，他悉心照料着母亲。

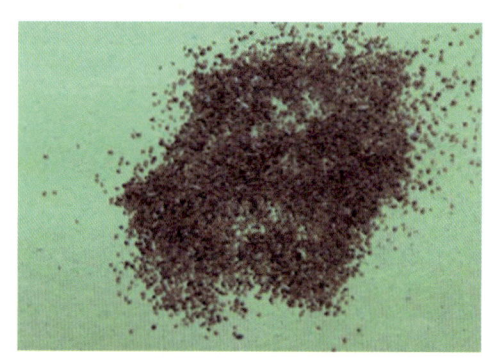 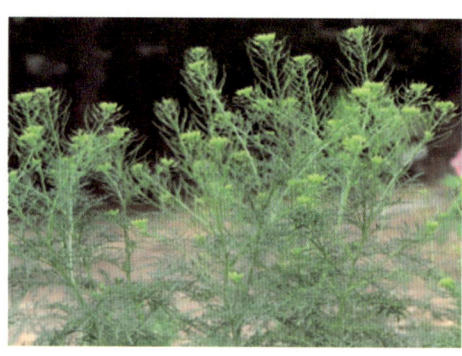

葶苈再也不能干重活了，只能在家休息。平时，她最喜欢喝红豆粥。儿子想为母亲亲手做一碗红豆粥。在熬粥时，他想起母亲这些年来的辛苦，害怕母亲也会像父亲那样离开他，眼泪止不住地往下流，泪水模糊了他的视线，所以他没有注意到把之前在山上摘的小野果和红豆混在了一起。他小心翼翼地把熬好的红豆粥端在母亲面前。葶苈看到儿子如此体贴，感到非常欣慰。她尝了一口粥，觉得有一种不同寻常的味道，连连夸赞味道很好。儿子把剩下的红豆粥留给母亲喝，自己则喝没有放红豆的粥。母子俩就这样连续几天都靠喝粥度日。

几天后，粗心的儿子才发现他从山上采摘的野果不见了，意识到它们可能和红豆一起被煮成了粥。奇怪的是，母亲喝了几天粥后，咳嗽的症状明显减轻了，浮肿也消退了，她的身体感觉更加舒适了。他们才意识到，原来是那些野果带来了这些改变。

后来为了纪念这对母子，人们把这种野果叫作"葶苈子"。

【功效应用】　泻肺平喘，行水消肿。用于痰涎壅肺，喘咳痰多，胸胁胀满，不得平卧，胸腹水肿，小便不利。

【鉴别用药】 桑白皮与葶苈子：均能泻肺平喘，利水消肿，治疗肺热及肺中水气、痰饮咳喘以及水肿，常相须为用。桑白皮甘、寒，药性较缓，长于清肺热、降肺火，多用于肺热咳喘、痰黄及皮肤水肿；葶苈子力峻，重在泻肺中水气、痰涎，对邪盛喘满不得卧者尤宜，其利水力量也强，兼治鼓胀、胸腹积水之证。

13. 紫菀

【药材来源】 为菊科植物紫菀 *Aster tataricus* L.f. 的干燥根及根茎，又名小辫儿、紫菀茸、紫菀头、青菀、紫倩、返魂草、山白菜、夹板菜、驴耳朵菜、软紫菀等。始载于《神农本草经》，列为中品。

【性味归经】 苦、辛，温。归肺经。

【传说故事】 《本草纲目》中载："其根色紫而柔宛，故名。"

传说，紫菀是由一个美丽动人的年轻妇人所化。她的爱人过世后，她一直守护着他漂泊的灵魂。

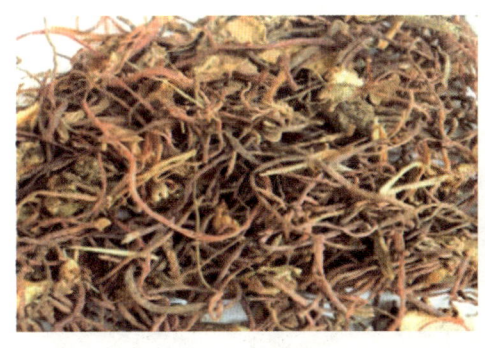 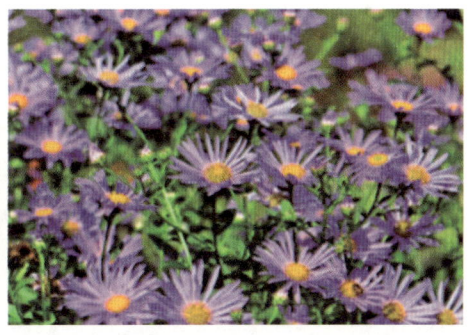

秋天到来时，爱人的灵魂仍然在四处游荡，她在冷风中徘徊，忍受着瑟瑟的秋寒。冬天降临时，她无法抵挡寒冷，冻死在雪地中。来年春天，她的尸体旁长出了一株小草，这棵小草饱含深情，全身的力量都用来绽放出紫色的小花。茎上有许多小疙瘩状的突起，宛如百结的忧愁。人们称之为"紫菀"。

即使紫菀已被晒干成了柴火，只要有一滴水滋润，它就会重新变绿，因此也被称为"返魂草"。传说它具有使生命复苏、灵魂重归的功效，因此被人们赞誉为"神药"和"灵丹妙药"。

【功效应用】 润肺下气，消痰止咳。用于痰多喘咳，新久咳嗽，劳嗽咯血。

14. 白果

【药材来源】 白果为银杏科植物银杏 *Ginkgo biloba* L. 的干燥成熟种子，又名鸭脚子、灵眼、佛指柑、银杏、公孙树子等。始载于《日用本草》。

【性味归经】 甘、苦、涩，平；有毒。归肺、肾经。

【传说故事】 白果树，即银杏树，它浑身是宝。其中，银杏的种子被称为"金豆子"，银杏叶则被称为"银叶子"，而从银杏叶中提取的银杏酮被称为"软黄金"。因此，白果树也常被称为"摇钱树"或"发财树"。

相传在很久以前，有一个贫苦人家的姑娘名叫白果，她从小失去了父母，12岁时就被财主雇来放羊，饱受苦难。

一天，她在山坡上捡到了一个奇特的果核，她像捡到宝贝似的一连玩了好几天，仍然舍不得丢掉。最后，她把这颗种子种在自己常去放羊的大刘山的一个山坳里。经过几年的精心照料，这颗神奇的种子生根发芽了，并很快长成了一棵高耸入云、每年秋天都结满金黄色果实的大树。

一天，白果姑娘赶着羊群来到这棵树下，突然接连咳嗽了几十声，痰涌咽喉，无法吐咽，随即昏迷过去。这时，从大树上飘落下一位美丽的仙女，手中拿着几颗从树上摘下来的果子。她取出果核，搓成碎末，一点一

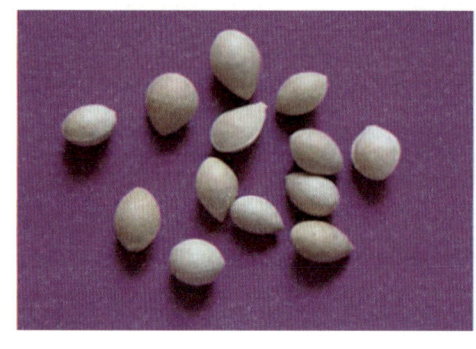
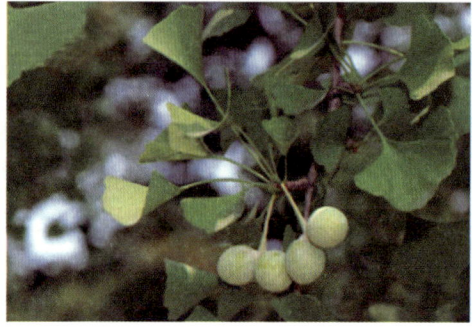

点地喂给白果姑娘,片刻之后,痰涌停止了。很快,白果姑娘睁开了双眼,仙女向她微笑了一下,然后在树上消失了。白果姑娘惊讶极了,匆忙从地上爬起来,摘下许多果子,带回村里,送给那些患有咳喘病的人食用。这棵树结出的果子治愈了成千上万的咳喘患者。

就这样,这件事情传遍了全村,又传到了其他地方,人们干脆把白果姑娘赠送的果子称为"白果",把那棵硕果累累的大树称为"白果树"。从此,人们知道白果树的果核可以治疗咳喘。连同白果姑娘的故事,这个传说世世代代流传至今。

在东汉时期,一位法号先觉的僧人经过这里,发现白果树旁的泉水清澈甘甜,四季不枯,因此将它命名为"灵泉"。后来人们在灵泉和白果树旁修建了一座寺庙,名为"灵泉寺"。在清泉的出水口处雕刻了一个龙头雕塑,使泉水从龙嘴中喷涌而出,非常壮观。直到如今,那棵白果树依然郁郁葱葱,高大挺拔地屹立在大刘山上,吸引着越来越多的游客前来参观。

【功效应用】 敛肺定喘,止带缩尿。用于痰多咳喘,带下白浊,遗尿尿频。

15. 罗汉果

【药材来源】 罗汉果为葫芦科植物罗汉果 *Siraitia grosvenorii*（Swingle）C.Jeffrey ex A.M.Lu et Z. Y.Zhang 的干燥果实,又名拉汗果、假苦瓜、光果木鳖、金不换、罗汉表、裸龟巴等。始载于《岭南采药录》。

【性味归经】 甘,凉。归肺、大肠经。

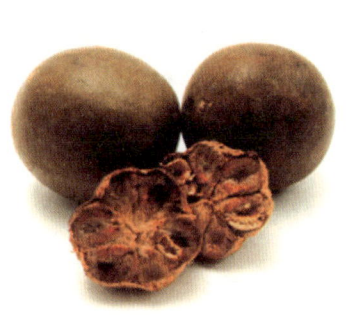
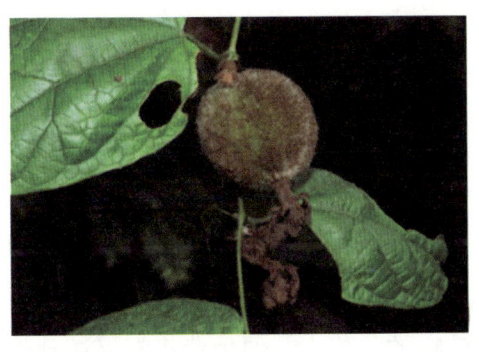

【传说故事】 很久以前,广西某地有一个古老的瑶寨。在这个寨子里住着一个姓罗的樵夫。由于父亲早逝,他与母亲相依为命。他勤劳工作,孝顺母亲,受到了乡亲们的赞赏。

有一年的秋天,樵夫的母亲患上了风寒症,整天咳嗽、气喘连连,异常痛苦。樵夫看在眼里,心疼不已。但由于家境贫困,仅能勉强保证每日两餐,根本没有多余的钱来请医生看病。无奈之下,他只能更加辛勤地上山砍柴,希望能用卖柴的钱为母亲治病。

一天清晨,樵夫如往常一样,饥肠辘辘地空着肚子上山砍柴。在一片茂密的森林中,他用力挥舞着斧头,不小心砍到了一个马蜂窝。马蜂顿时嗡嗡乱飞,樵夫惊慌失措连连后退。一只异常巨大的马蜂追上樵夫,狠狠地螫了他的手臂。被螫处立即肿胀起来,他疼得难以忍受,感到心跳加速、头晕目眩。独自置身于这个荒僻的山中,没有医生可以求助,他又不懂草药的特性,更不知道如何进行针对性的治疗。他只好强忍着剧痛和眩晕,摇摇晃晃地朝山下走去。

走了很长一段崎岖的山路,他感到非常疲倦,于是坐下来稍作休息。不经意间,他闻到一阵清新宜人的水果香气。奇怪的是,在这个人迹罕至的山野之中,哪里会有什么水果呢?他环顾四周,发现不远处有一簇簇青藤,藤上结满了一种球形野果。他感到非常欣喜,三步并作两步走向前去,摘下了一个,狼吞虎咽地吃了起来。没想到这种野果不仅香甜可口,而且清凉怡人。于是,他突发奇想,也许把这种凉爽的果汁涂在伤口上可以缓解疼痛。于是,他将果汁涂在了伤口上。顿时,他感到伤口处有一种说不出的凉意。更令他意外的是,疼痛竟然得到了缓解。不久,伤口的红肿和疼痛完全消失了。他非常惊喜,采摘了很多野果带回家,给患病的母亲当水果吃。

樵夫的母亲吃了这些野果后,第一天就感到喉咙清凉、精神爽朗,第二天发现咳嗽明显减轻。这种野果不仅美味可口,而且能缓解母亲的病情,樵夫非常高兴。于是,他每天都上山采摘新鲜的果子给母亲食用。经过一个多月的连续食用,母亲的咳嗽竟然痊愈了。母子二人欣喜若狂,有患有咳嗽的贫苦人,便免费将野果送到他们家中,并教他们如何煮水服用。这样，不少患有咳嗽的贫困病人得到了治愈。

一位人称汉郎中的医生，是周游列国、行善济世的好人，听闻樵夫用野果治愈母亲的咳嗽病后，亲自来到樵夫家中，品尝了这种既能充饥又能治病的不知名野果。汉郎中在樵夫的带领下上山采摘野果，并进行深入研究，看是否能作为药材使用。经过一段时间的研究和试验，汉郎中发现这种野果味道甘美、凉爽，具有清肺止咳、化痰平喘、润喉利咽以及通便润肠的功效。于是，他开始广泛地推广和应用。

因为樵夫姓罗，汉郎中姓汉，为了纪念他们的功绩，人们把这种不知名的野果称为"罗汉果"。

【功效应用】 清热润肺，利咽开音，滑肠通便。用于肺热燥咳，咽痛失音，肠燥便秘。

（杨彦茹）

第十四章 安神药

以安定神志为主要作用的一类中药，称安神药。安神药有镇惊安神、养血安神、补心安神及解郁安神等作用。此外，有些安神药还有平肝潜阳、明目、收敛固涩等作用。安神药根据药性不同，可分为重镇安神药和养心安神药两类。重镇安神药多由金石矿物类药物组成，质地沉重，性多沉降；养心安神药多由种子类植物药组成，质润性补。

1. 朱砂

【药材来源】 朱砂为硫化物类矿物辰砂族辰砂，主含硫化汞（HgS），又名丹砂、日精、太阳、朱雀、神砂、鹿籁、仙硃、真珠、赤丹、赤帝髓等。始载于《神农本草经》，列为上品。

【性味归经】 甘，微寒；有毒。归心经。

【传说故事】 朱砂是古代方士炼丹的主要原料，也可用于制作颜料

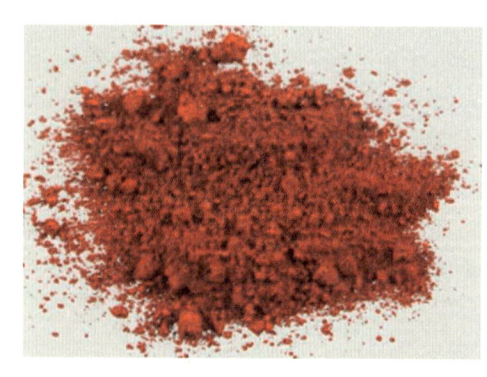
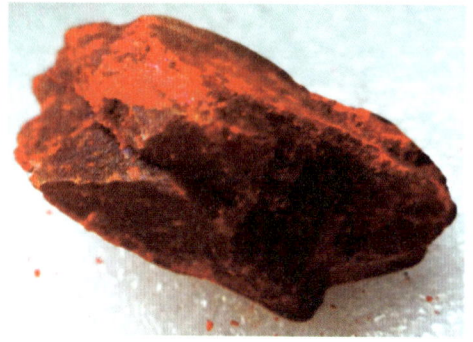

和药剂，其中湖南辰州产的朱砂被认为是最佳的，因此也被称为辰砂。

相传，很早以前，人们有一种迷信，许多人生病时不去求医，而是常常去找方士。当时有一种癫狂病，医生束手无策，方士治疗这种病却非常有效。因此，人们更是信巫不信医了。

有一位秀才懂一些医术，他暗自思索：方士只会画符念咒，装神弄鬼，怎么可能有治病的本事呢？这里准有什么名堂。为了弄清楚真相，他和妻子想出了一个办法，以找到方士的秘密。

秀才的妻子去找方士，并告诉他说她丈夫得了癫狂病。方士急忙赶到秀才家中。秀才披头散发，满脸泥污，躺在地上说着疯言疯语："嘿，我是玉皇大帝的女婿，老丈人让我带领天兵天将下凡，来对付妖魔鬼怪。"方士看到这番情景，确信秀才真的疯了。于是，他开始做起一些法术表演，点火把、撒上松香，手拿着桃木棒准备"驱鬼"。

方士先在桌上放了一碗干净的水，然后拿起一张画好的符咒，口中念念有词："天灵灵，地灵灵，一天三朝过往神。过往神，有神灵，鬼使神差从天而降。我奉太上老君的命令，为你驱鬼治病，只要喝下这碗符水，就能除去妖魔鬼怪，根除疾病。"说着，方士准备点火烧掉符纸。

秀才早已有所准备，敏捷地跳了起来，抢过符纸，并抬腿将方士踢出了门外，口中骂道："我是玉皇大帝的女婿，你这个来历不明的妖怪，竟敢如此放肆，滚出去！你这个妖孽！"

方士被踢倒在地，刚爬起来，门已经被紧紧关上。他叫了半天也没有人理会，只好自认倒霉，悻悻地离开了。

在屋里，秀才先喝了一口那碗水，发现没有什么味道，确实是干净的水；随后又看了看符纸，也没有发现什么特别的地方。秀才反复思考，发现这些东西都不能治病。最后，他盯着画符所用的朱砂看了好久，心想：难道朱砂可以治病？

第二天，他把一个患有癫狂病的人带到自己家中，将一点朱砂放入水中让他喝下。事实证明，那个人喝了朱砂水之后，病情果然逐渐好转。

从此以后，秀才明白了方士所谓的"驱鬼"治疗癫狂病其实只是因为符纸上的朱砂具有药性。于是，朱砂成了一味重要的中药。

【功效应用】　清心镇惊，安神，明目，解毒。用于心悸易惊，失眠多梦，癫痫发狂，小儿惊风，视物昏花，口疮，喉痹，疮疡肿毒。

2. 酸枣仁

【药材来源】　酸枣仁为鼠李科植物酸枣 *Ziziphus jujuba* Mill.var.*Spinosa*（Bunge）Hu ex H.F.Chou 的干燥成熟种子，又名枣仁、酸枣核、棘刺实、山枣仁等。始载于《神农本草经》，列为上品。

【性味归经】　甘、酸，平。归心、肝、胆经。

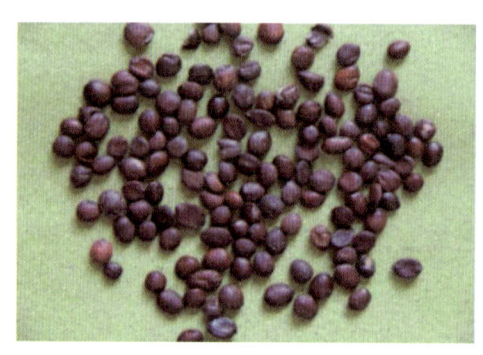 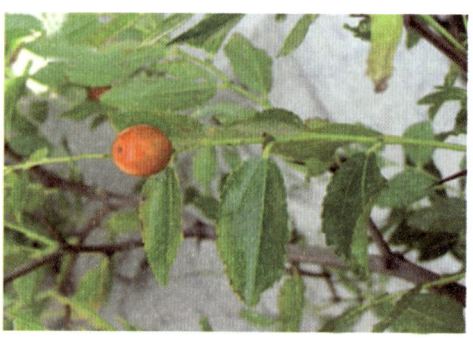

【传说故事】　酸枣仁被誉为"东方睡果"。《神农本草经》中记载，酸枣具有"安五脏，轻身延年"的功效。关于酸枣仁，还有一个动人的民间传说。

传说，古代有一个至孝的姑娘名叫酸枣。为了治愈母亲的失眠，她历尽艰险，进入深山采集草药。一路上她洒下的汗水和流的鲜血变成了一棵棵枝条坚硬、有芒刺的小红树。姑娘砍下两捆树枝当作柴火回家使用，当她将树枝投入火堆时，突然传出噼里啪啦的声音，伴随着清香扑鼻的果香味。原来是树枝上的小红果被火烤焦，从中蹦出了黑红色的果仁。母亲食用了这些异香扑鼻的果仁，睡了个甜美的好觉，多年的失眠症彻底治好了。当地村民将这种形状像枣子、味道酸涩的果树命名为"酸枣"，将果仁称为"酸枣仁"。

酸枣仁具有良好的镇静和安神作用，古人有"熟用治不眠，生用治好眠"的说法。然而经过临床实践，无论是生用还是炒用酸枣仁都具有相同的功效，并没有区别使用之分。

【功效应用】 养心补肝，宁心安神，敛汗，生津。用于虚烦不眠，惊悸多梦，体虚多汗，津伤口渴。

3. 柏子仁

【药材来源】 柏子仁为柏科植物侧柏 Platycladus orientalis（L.）Franco 的干燥成熟种仁，又名侧柏子、扁柏子、香柏子、柏实、柏子、柏仁。始载于《神农本草经》，列为上品。

【性味归经】 甘，平。归心、肾、大肠经。

【传说故事】 相传，在汉武帝时期，终南山中有一条便道，为往来客商和马帮的必经之路。

有一年，人们说山中出现了一个长发黑毛的怪物，它能够跳过坑潭，攀爬山岭，动作灵活如猿猴，速度快如羚羊。因此，人们都感到惶恐，商贾们纷纷结队而行，不敢单独穿越山区。这个消息传到县令耳中，县令怀疑这只是强盗为了劫掠来往的人故意制造的谣言，于是他下令让猎户去围捕这个怪物。但是谁知道，捕获的怪物竟然是一位中年毛女。

据这位毛女所说，她原本是秦王的宫女，在秦王被灭后逃入终南山。在山中，她饥寒交迫，无法找到食物。恰巧遇见一个白发老翁，老翁让她吃柏子仁充饥，喝柏汁解渴。刚开始，毛女觉得柏子仁苦涩难咽，但久而久之，她觉得满口香甜，舌上生津。她不再感到饥饿和口渴，身轻体健，夏不觉热，冬无寒意。时光流逝，她已经年过百岁但仍然保持年轻。

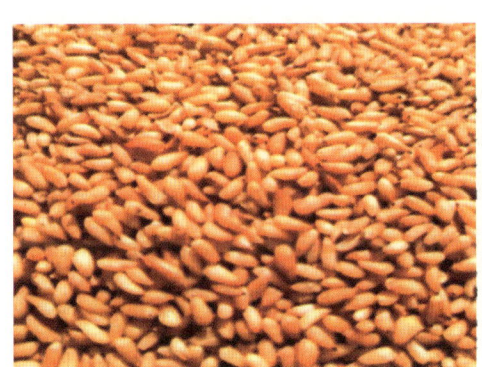
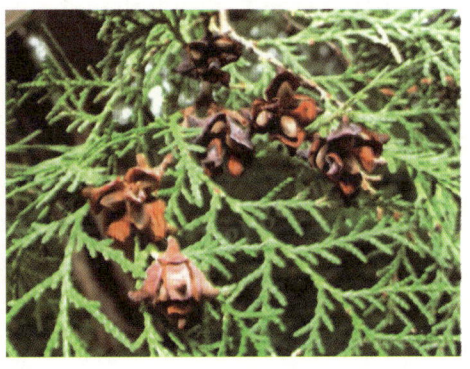

当柏子仁能延长寿命的消息传开后,世人争相服用。

【功效应用】 养心安神,润肠通便,止汗。用于阴血不足,虚烦失眠,心悸怔忡,肠燥便秘,阴虚盗汗。

【鉴别用药】 酸枣仁与柏子仁:皆味甘、性平,均有养心安神、止汗之功,用治阴血不足、心神失养所致的心悸怔忡、失眠、健忘等症,常相须为用。酸枣仁安神作用较强,且收敛止汗作用亦优,体虚自汗、盗汗较常选用,且能生津,可用于津伤口渴;柏子仁质润多脂,能润肠通便而治肠燥便秘。

4. 远志

【药材来源】 远志为远志科植物远志 *Polygala tenuifolia* Willd. 或卵叶远志 *Polygala sibirica* L. 的干燥根,又名小草、细草、小鸡腿、细叶远志、线茶等。始载于《神农本草经》,列为上品。

【性味归经】 苦、辛,温。归心、肾、肺经。

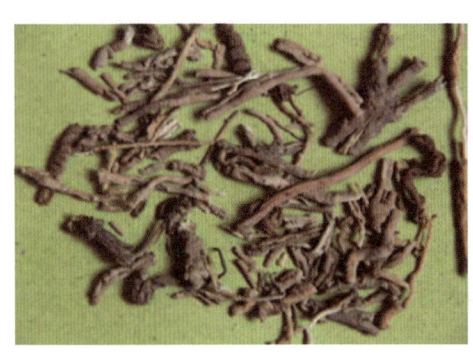
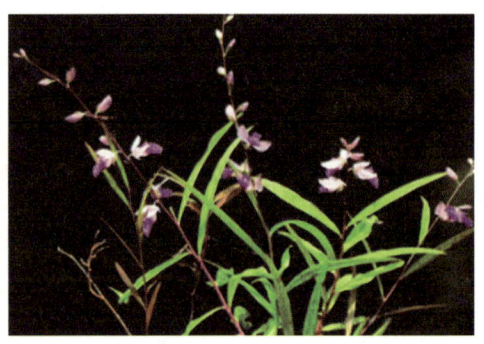

【传说故事】 "九边烂熟等雕虫,远志真看小草同。枉说健儿身在手,青灯夜雪阻山东。"清末思想家、文学家龚自珍以中药远志表达了他的人生抱负,抒发了不被重用的愤世之情。

关于远志的来历,还有一个感人的故事。

从前有一家小药铺,生意惨淡。药铺老板有一个非常聪明的女儿,她找了一个同样聪明的姑爷,是个秀才。当时实行科举考试制度,通过乡试才能参加更高层次的考试。

这位秀才在去参加乡试的路上，他的妻子给了他一块看起来像小棒子的木头，并对他说："你拿着这块木头，它可以逢凶化吉、遇难成祥。晚上睡觉时把它放在枕头底下。"

秀才问："难道你害怕我在路上遇到强盗吗？你为什么不给我一把刀，而是给了我一块木头？"

妻子回答："不是的，我告诉你这是辟邪木，只要你将它放在枕头下睡觉，你就能安心无忧地入睡。就算有人吵闹，你也能继续入睡，甚至在马路上也能入睡。这是我们家的传家之宝，今天就给你了。"

秀才带上了这块木头，并按照妻子的建议去做，果然睡得特别安稳，精神焕发，头脑也非常清醒。因此，在乡试中，秀才表现出色，一举考中举人。

他将木头带回家，问道："这到底是什么木头？"

妻子解释道："这个叫神木或驱邪木，具有镇静和助眠的功效。它散发出一种香气，能够帮助人入睡并提神醒脑。"

她灵机一动，便和父亲商量，"神木"这个名字太普通了，不如称之为"远志"，寓意远大的志向。

秀才因有远志的陪伴考中了举人，这个故事在乡里乡外广为流传。后来，在秀才妻子的建议下，老丈人将枣仁和远志结合起来制成安眠镇静的药方，在小药铺里销售，大受欢迎，从此药店的生意兴隆起来。

【功效应用】 安神益智，交通心肾，祛痰，消肿。用于心肾不交引起的失眠多梦，健忘惊悸，神志恍惚，咳痰不爽，疮疡肿毒，乳房肿痛。

5. 灵芝

【药材来源】 灵芝为多孔菌科真菌赤芝 *Ganoderma lucidum*（Leyss.ex Fr.）Karst. 或紫芝 *Ganodrema sinense* Zhao, Xu et Zhang 的干燥子实体，又名灵芝草、菌灵芝、赤芝、丹芝、菌仙芝、仙草、瑞草、还阳草等。始载于《神农本草经》。

【性味归经】 甘，平。归心、肺、肝、肾经。

【传说故事】 《山海经·中次七经》中载，炎帝小女名瑶姬，刚到出嫁之年，未行而卒。她的精魂飘荡到了一个名为"姑瑶之山"的地方，化作了瑶草，并且"其叶胥茂，其华黄"。而这瑶草就是我们所说的灵芝。由于炎帝对瑶姬早逝深感惋惜，便封她为巫山云雨之神。

据说"灵芝"这个名字是"药王"孙思邈给起的。

传说有一天，孙思邈在峨眉县的街上走着，突然遇到了一个过去患有肾病的教书先生在闲逛。他看到这个先生身体康复了，感到很疑惑。

之前，这个人患有肾病，全身水肿，病情已经很严重了。孙思邈和其他医生也束手无策，都无法找到治疗的方法。他们告诉家人："无法医治，准备后事吧！"

这个人到底是如何康复的呢？事情是这样的：峨眉山上有一对母女，逃荒时住进了一座破庙。母亲生病了，女儿才16岁，名叫灵芝。她勤劳善良，心灵手巧，为了维持生计，每天上山采摘蘑菇，然后在城里卖掉。时间一长，她积累了经验，不仅知道山上哪里的蘑菇最多，还懂得哪种蘑菇最好吃，甚至学会了种植蘑菇。她将一些朽木搬到庙宇背面，给朽木浇上水，过一段时间就能长出新鲜嫩滑的蘑菇。这样，即使天阴下雨，她也能采到蘑菇。她的蘑菇价格便宜，很受欢迎，买蘑菇的人也越来越多。有时候卖不完，她就将蘑菇晒干，在冬天卖出去。

有一天，姑娘在山林深处的一棵枯树下发现了三个看起来像蘑菇的东西。形状像小伞，伞盖有碗口大小，伞柄长约半尺，颜色呈红紫色。姑娘非常高兴，用手摸了一下，又觉得不像蘑菇，于是就将它们扔在地上。

过了几天，她又来到那棵树旁，发现那三个奇特的东西还在地上，于

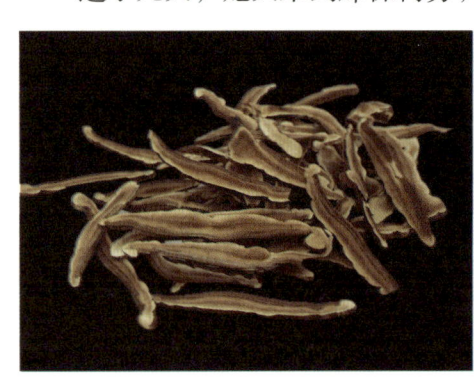
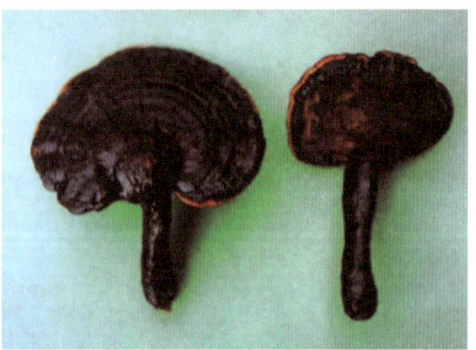

是又捡了起来，到城里卖蘑菇时顺便把那三个东西也带去了。人们摸摸看看，但最终都没有买。姑娘多次带到城里都没有卖掉。

直到一个大雪纷飞的冬天，姑娘提着半篮干蘑菇到城里卖，又带上了那三个奇怪的东西。寒风刺骨，姑娘费了好大劲才卖完蘑菇。正准备回家时，一个气喘吁吁的年轻人跑来买蘑菇。他说，他的父亲病了很多年，现在已经危在旦夕，突然想吃蘑菇。他匆忙赶来想满足父亲的愿望。没想到，姑娘已经将蘑菇卖光了，只剩下了那三个奇特的东西。年轻人只能买下它们，并且急忙返回家中。

家人立刻熬制了蘑菇汤，但是老人已经昏迷，奄奄一息。为了让他在临终前吃到心仪的食物，家人用小勺子缓缓地喂给他。不可思议的是，老人经过一夜的昏迷，第二天居然苏醒过来了。家人继续喂他"蘑菇"汤，连续三天，老人的病奇迹般地好了起来。随后，在家人的精心照料下，老人能够下床走动，甚至可以外出散步。

孙思邈听了这个奇异的故事，决定要寻找这个神奇的"蘑菇"。他找到了买蘑菇的年轻人，一同上山拜访了灵芝姑娘，并详细地记录了她采到这些"蘑菇"的情形。

在天气转暖后，孙思邈带着弟子们一起上山寻找这个奇特的"蘑菇"。经过长时间的努力，他们终于找到了。由于是灵芝姑娘发现了这个奇特的"蘑菇"，孙思邈便将其命名为"灵芝"，又称为"灵芝草"。由于灵芝生长在高山峭壁上，极为罕见，人们将它视为仙草。

【功效应用】　补气安神，止咳平喘。用于心神不宁，失眠心悸，肺虚咳喘，虚劳短气，不思饮食。

（杨彦茹）

第十五章　平肝息风药

以平肝潜阳、息风止痉为主要作用的一类中药，称平肝息风药。此类药物多为咸寒之品，主入厥阴肝经，有平肝潜阳、缓和或制止肝阳上亢及息风止痉、制止或缓解痉挛抽搐的作用。本类药物多为介类、虫类、矿物类或动物类。介类及矿物类药质地沉重，以平肝潜阳为主；虫类药以息风止痉为主，有"介类潜阳，虫类息风"之说，部分药兼有清泄肝火和明目退翳的作用。

1. 牡蛎

【药材来源】　牡蛎为牡蛎科动物长牡蛎 Ostrea gigas Thunberg、大连湾牡蛎 Ostrea talienwhanensis Crosse 或近江牡蛎 Ostrea rivularis Gould 的贝壳，又名蛎黄、蚝白、海蛎子、青蚵、生蚝、牡蛤等。始载于《神农本草经》，列为上品。

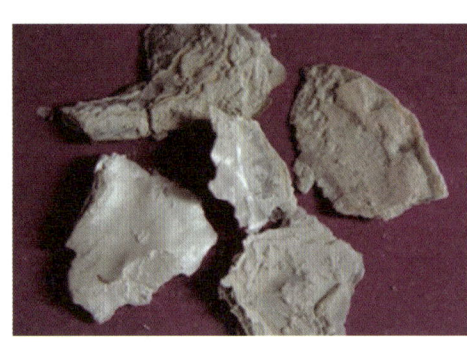
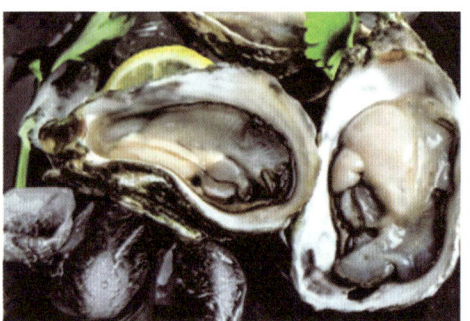

【性味归经】　咸，微寒。归肝、肾经。

【传说故事】　相传，东海龙宫中有一位宫女名叫罗蛾。她虽然不缺衣食，但久而久之，感到龙宫孤独难耐，于是偷偷地化作美人鱼溜出龙宫。

罗蛾游啊游，感受到了前所未有的轻松和自由。游到象山港尾的铁江后，她有些累了，就坐下来休息。她把头伸出水面，深深地呼吸了几口新鲜空气。她微微睁开眼睛，只见附近的村庄在蓝天白云的映衬下，充满了诗情画意——桃红柳绿，房屋井然有序，男耕女织，怡然自得。罗蛾被眼前的景象震惊了，没想到水晶宫之外竟还有另一个世界，这莫非就是人间吗？如果我能够生活在人间，那该有多好啊！正沉浸在幻想中，她突然被啪啪地撞击了几下，身体一颤，失去了知觉。

当她醒来时，罗蛾才意识到自己被困住了。此刻，一个年轻小伙子捧起渔网看见这条鱼不同于其他鱼，红艳的身体，闪烁着金光闪闪的鳞片，身材苗条，好像还有手有脚。他想，这岂不就是人们常说的"美人鱼"吗？于是他轻轻地抓住它，将其从网里放了出来，然后提着它回到了家。

回到家后，他用一个大木盆装满清水，把鱼放进去。只见鱼张着嘴，眼睛像珍珠一样明亮，非常可爱。小伙子悄悄地说："鱼儿啊，你愿意在这里陪伴我吗？我没有父母，也没有兄妹，感到很孤单！"罗蛾对着这个善良俊美的小伙子眨了眨眼睛，点了三下头。

夜幕降临，小伙子入睡后，梦见鱼儿化作了一个美丽的姑娘站在床前。姑娘对他说："谢谢你没有伤害我，我也不想回水晶宫了，愿与你相伴。"小伙子突然从梦中醒来，一下子坐起来，发现眼前站着一个姑娘，带着一丝恐惧。

小伙子说："你不要害怕，我不会伤害你。"他伸出手将姑娘拉到床边，然后问道，"姑娘，你是鱼儿的化身吗？来自水晶宫？请问你叫什么名字？"

罗蛾回答："是的，我就是鱼儿化身而来，来自东海龙宫。在龙宫中，我是一名宫女。但我对龙宫的生活已感到厌倦，想到外面走走看看，放松一下心情，结果不小心被你抓住了。我叫罗蛾，你叫什么名字呢？"

小伙子说："我叫邬伟，家中只有我一个人。请你留下来陪伴我，共度一生，好吗？"

罗蛾红着脸说道："如果你不嫌弃我，我愿意留下与你度过一生。"邬伟的心里比吃了蜜糖还要甜蜜。

就这样，两人成为夫妻。婚后，他们过着甜蜜恩爱的生活，邬伟更加勤劳地工作，罗蛾勤俭持家。一年后，罗蛾生下了一个胖乎乎的儿子，邬伟高兴得合不拢嘴。

一天，邬伟去双山捕捉红钳蟹制作蟹酱，竟忘记了回家吃午饭。眼看已是午后，罗蛾见丈夫还没回家，怕他肚子饿了，于是把孩子哄睡后，拿着饭菜来到双山给丈夫送饭。丈夫吃饭时，罗蛾见双山景色秀丽，就到山下海边玩耍。正当她玩得尽兴时，不小心在海滩上滑倒了，撞到了岩石上。"哎哟！哎哟！"罗蛾喊了两声，她的乳房流出奶水，喷洒在岩石上。

罗蛾的叫声惊动了邬伟，他放下饭碗，赶到妻子身边，问道："你受伤了吗？"

罗蛾说："还好，还好。身体没有受伤，只是流出了很多奶水。"

邬伟拉起妻子，说道："以后在海边走路要小心，沙滩很滑。现在我们回家吧！"他提上装红钳蟹的桶，妻子拿起饭碗，一前一后往家走。

大约半年后，邬伟再次去双山捕鱼和蟹。令人奇怪的是，他发现被妻子的奶水喷洒过的岩石上生长出了一块块凹凸不平的厚壳状物体，于是他带了几个回家。他用钳子敲开后发现里面有白色肉状物，非常美味。

邬伟将此事告诉了乡亲们，大家都感到十分稀奇。但这种肉状物叫什么名字呢？有一位乡贤想到，这是邬伟的儿子之母沥出的奶水凝结而成的，就为其取名为"牡蛎"吧。有失眠耳鸣者，吃了牡蛎的贝壳，便可治愈。

【功效应用】 重镇安神，潜阳补阴，软坚散结。用于惊悸失眠，眩晕耳鸣，瘰疬痰核，癥瘕痞块。煅牡蛎收敛固涩，制酸止痛，用于自汗盗汗、遗精滑精、崩漏带下、胃痛吞酸。

2. 代赭石

【药材来源】 代赭石为氧化物类矿物刚玉族赤铁矿，主含三氧化二

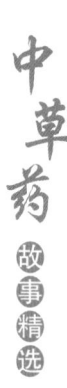

铁（Fe_2O_3），又名须丸、赤土、血师、赭石、土朱、铁朱、钉头赭石、钉赭石、赤赭石、红石头、代赭。始载于《神农本草经》，列为下品。

【**性味归经**】　苦，寒。归肝、心经。

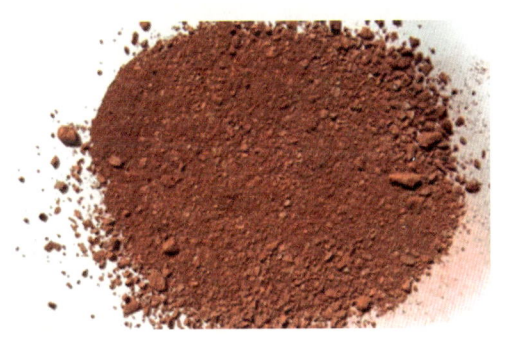
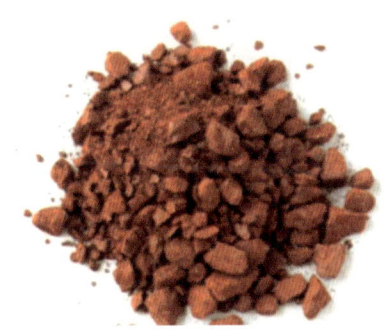

【**传说故事**】　相传，汉代有一个年轻人叫习文，在私塾里读书。对于古代的读书人来说，琴、棋、书、画是必修的功课。然而，私塾里的老师很偏心，总是让自己不喜欢的学生去磨颜料。习文除了每天练习一些基本功之外，还得帮助老师做家务，比如砍柴、做饭等。虽然习文愿意帮忙，但他最不喜欢的就是磨颜料。因为古代画画需要自己磨颜料，比如朱砂、赭石等，需要用碾子将石头磨成粉末才能制作颜料。磨颜料是一项苦差事，费时费力，但习文只能听从老师的命令，常常边在厨房烧火熬药，边磨颜料。

习文的师娘患有呃逆症，经常打嗝，吃饭、喝水和说话都不方便。师娘羞于见人，每天躲在房间里不出门，身体逐渐虚弱，后来卧床不起。私塾的先生为此四处求医，但是都没有效果。

最近，先生请了一个很有名的江湖游医来为师娘诊治，医生开了一剂药方。习文正在磨颜料，他估计这次治疗也不会奏效。想着想着，他拿出刚刚磨好的赭石，加水搅拌后将浑浊的液体倒入另一个碗中静置，等赭石粉末沉淀后，再将底部的一点赭石继续磨碎。他匆忙去准备中药。打开锅盖一看，刚刚好。于是他将药倒进碗里，向窗外喊道："玉儿姑娘，师娘的药熬好了，请你端去。"然后他继续埋头磨赭石。

到了中午，习文起身去取赭石。一看，糟糕，玉儿姑娘拿错了，给师娘端过去的是赭石粉末。他的心里非常害怕，于是赶紧跑到师娘的房间。

推开门一看，他吓了一跳。只见师娘坐在椅子上，还没等他开口，就说:"习文啊,我要重重地奖赏你,今天你熬的药真是奇效,一剂下去我就再也不打嗝了。"

习文连忙说:"是那名医生开的方子好,我只是负责熬药而已。"

习文心想:如果现在告诉师娘她吃的其实是颜料,肯定会被责备,还是装作不知情吧。

回到厨房后,习文又想:难道赭石还能治疗呃逆?于是连续给师娘服用了七天赭石粉,师娘的病竟然奇迹般地好了。师父对江湖游医大加赞赏,并表示要给他丰厚的奖赏。

最终,习文对师父说出了实情:"师父,其实师娘喝的并不是药,而是赭石粉末。"

"什么?"所有人都惊呆了。

"那天玉儿姑娘拿错了东西。看到师娘有所好转,我猜想赭石粉末可能有药效,所以暗自给师娘服用了七天。请师父原谅。"

师父说:"我不仅不怪罪你,还要重重地奖赏你。"

于是习文再也不用做杂事了,终于可以安心学习了。

【功效应用】 平肝潜阳,重镇降逆,凉血止血。用于噫气呕逆,噎膈反胃,哮喘,惊痫,吐血,鼻血,肠风,痔瘘,崩漏带下。

【鉴别用药】 代赭石与磁石:均为铁矿石类重镇之品,均能平肝潜阳、降逆平喘,用于肝阳上亢之眩晕及气逆喘息之证。代赭石主入肝经,偏重于平肝潜阳、凉血止血,善降肺胃之逆气而止呕、止呃、止噫。磁石主入肾经,偏重于益肾阴而镇浮阳、纳气平喘、镇惊安神。

3. 刺蒺藜

【药材来源】 刺蒺藜为蒺藜科植物蒺藜 Tribulus terrestris L. 的干燥成熟果实,又名刺蒺藜、白蒺藜、硬蒺藜、蒺藜子等。始载于《神农本草经》,列为上品。

【性味归经】 苦、辛,微温;有小毒。归肝经。

【传说故事】 相传,汉朝奸党王莽等人篡夺政权后,汉室后裔刘秀只身匹马逃出京城，希望能够恢复汉室的江山。王莽得知此事后，亲自率军追赶。由于刘秀心急加上沿途缺乏食物和水，导致肝火上扰，出现眼红多泪、头晕目眩等症状，最终昏倒在尉氏县的白鹿岗上。

就在这个紧急关头，一只白鹿口中衔着一棵白蒺藜的幼苗，用嘴嚼碎后将蒺藜的汁液滴进刘秀的口中，救了他的命。原来，白蒺藜具有平肝解郁的功效，后人将其作为一味中药记入《神农本草经》中。

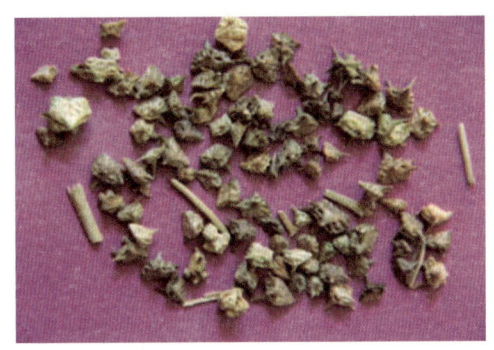 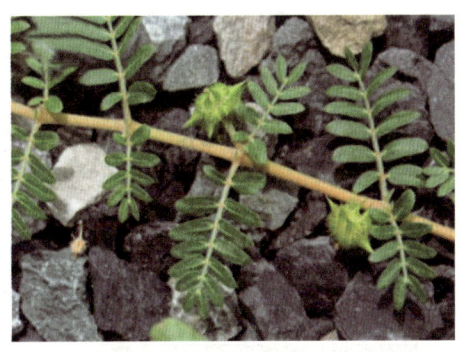

【功效应用】 平肝解郁，祛风止痒，明目。用于头痛眩晕，胸胁胀痛，乳闭乳痈，目赤翳障，风疹瘙痒。

4. 牛黄

【药材来源】 牛黄为牛科动物牛 Bos taurus domesticus Gmelin 的干燥胆结石，又名丑宝、天然牛黄。始载于《神农本草经》，列为上品。

【性味归经】 甘，凉。归肝、心经。

【传说故事】 一天，扁鹊正为邻居阳文治疗中风偏瘫时，外面传来一阵喧闹声。扁鹊询问邻居发生了什么事情，原来是阳文家中一头养了十几年的黄牛，近两年来不知何故，日渐消瘦，以致无法进行耕作，因此阳文的儿子阳宝请人将牛宰杀了。阳宝在牛的胆囊中发现了一块石头，扁鹊对此非常感兴趣，嘱咐阳宝留下石头，以便进行进一步的研究。阳宝笑着说："先生难道打算用它来制药？"扁鹊笑了笑，什么话也没有说。回到家后，他随手将结石和桌上的礞石放在了一起。

没过多久，阳文的病情再次发作。扁鹊赶到现场，只见阳文眼珠翻白，喉中不断地发出痰鸣声，四肢冰冷，呼吸急促，情况非常危急。他一边给阳文扎针，一边叮嘱阳宝："快！去我家桌上把礞石拿来！"阳宝气喘吁吁地拿来药物，扁鹊并没有仔细检查，迅速将其研磨成细末，取了五分之一给阳文灌下。不久，病人抽搐停止了，呼吸平稳，神志清醒。

扁鹊回到家中，发现礞石还在桌上，牛结石却不见了，急忙询问家人："是谁动了结石？"

家人回答说："刚才阳宝过来拿药，说是您吩咐的呀！"

这个偶然的差错让扁鹊陷入了沉思，难道牛结石也有催痰、定惊的功效？于是，第二天，他修改了给阳文的中药配方，用牛结石代替原来的礞石。三天后，阳文的病情神奇地好转，不仅不再抽搐，偏瘫的身体也能稍稍动弹了。阳文高兴得连连道谢。

由于牛结石的颜色呈黄色，后来被称为"牛黄"，用于治疗中风偏瘫。

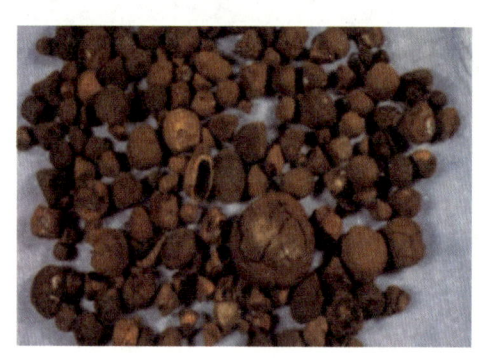
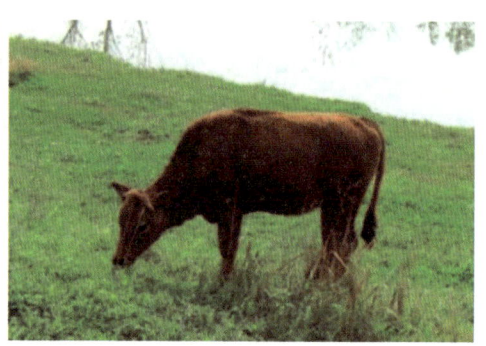

【功效应用】 清心，豁痰，开窍，凉肝，息风，解毒。多用于热病神昏，中风痰迷，惊痫抽搐，癫痫发狂，咽喉肿痛，口舌生疮，痈肿疔疮。

5. 天麻

【药材来源】 天麻为兰科植物天麻 Gastrodia elata Bl. 的干燥块茎，又名赤箭、定风草、独摇、神草、仙仙根、仙人脚、鬼督邮、鬼箭杆、山萝卜、水洋芋等。始载于《神农本草经》，列为上品。

【性味归经】 甘，平。归肝经。

【传说故事】 远古时期，天麻有两个别名：神箭和赤箭。

第十五章 平肝息风药

传说，神农氏在深山采药时不慎摔倒。当他爬起来时，看到一种奇特的植物，它有着圆圆的赤褐色茎秆，连一片叶子都没有，犹如箭杆插入地中。神农氏将其采回并煮食后，发现它能治疗许多疾病。因此，神农氏认为这是神箭的遗物，给它起名为"神箭"，又称其为赤箭或赤杆。为什么后来改称为"天麻"了呢？还有另一个传说。

古时候，四川的一个村子里生活着几十户人家，他们过着平静的生活。

某年，村里的人们突然得了一种奇怪的疾病。这种病会引发剧烈头痛，严重时甚至导致肢体抽搐和半身瘫痪。村民们四处求医问药，但都没有效果。

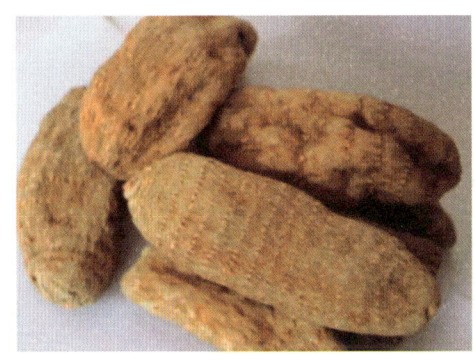
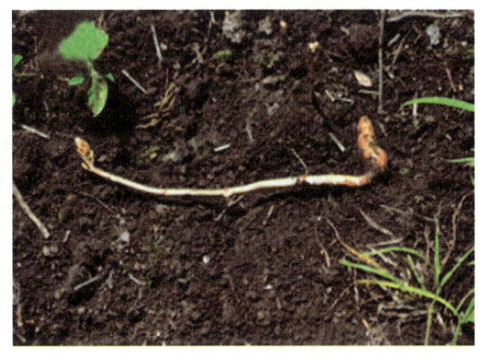

村里有个叫天生的年轻人，他常常用草药为村民治病。看到村民们被疾病折磨，自己却束手无策，他感到非常苦恼，于是决定出门访求名医，寻找治疗这种病的药物和方法。

天生听说滴翠峡有位神医能够治疗这种病，于是带上干粮，日夜兼程往滴翠峡奔去。滴翠峡是一个大峡谷，四周群山环绕，人迹罕至。天生一个山谷挨着一个山谷寻找，终于在一片树林中遇到了一个砍柴的老人。天生向老人打听神医的住处，老人上下打量了一下他，告诉他神医这几天去了铁棺峡，建议他去那里寻找。

天生向老人道谢后急忙前往铁棺峡。一路上山路崎岖，峰峦耸立。天生历经千辛万苦，终于来到了铁棺峡。没想到刚登上山顶，他就感到头晕目眩，然后四肢抽搐，昏倒在地，什么都不知道了。

醒来时，天生发现自己躺在一间茅屋里，头不疼了，四肢也不再抽搐了。他起身查看屋内的物品，发现桌上堆着一些类似马铃薯的块茎。就在这时，一位老人走进了屋子，手里端着一碗草药，让天生喝下。天生一看，这位老人正是他在滴翠峡遇到的那个砍柴老人。他正想开口说话，老人笑着告诉他，他的病和村里其他人的病一样，需要一种特殊的草药治疗。草药已经准备好放在桌子上了，让他病好后带回村里。

天生连忙起身下床，恭敬地向老人鞠了一躬，感谢他的救命之恩。老人接着告诉天生，如果草药吃不完，就将其藏在不显眼的烂树叶里，它就会永远吃不完。说完，老人转身就不见了。

天生知道这位老人就是传说中的神医，而草药是天赐之物。天生将草药放入口袋，扛在肩上，急忙往回赶。

回到村里，天生熬了一大锅药汤，让患病的乡亲们喝下。渐渐地，他们的病情有所好转。天生把剩下的草药藏在背阴处的烂树叶里，从此以后，草药始终吃不完。

乡亲们说这是天赐之物，专治头晕目眩，半身麻痹瘫痪，就把这种药材称作"天麻"。

【功效应用】 息风止痉，平抑肝阳，祛风通络。用于小儿惊风，癫痫抽搐，破伤风，头痛眩晕，手足不遂，肢体麻木，风湿痹痛。

【鉴别用药】 天麻、钩藤与羚羊角：均有平肝息风、平肝潜阳之功，均可治肝风内动、肝阳上亢之证。天麻甘、平，质润，清热之力不及钩藤、羚羊角，但肝风内动、惊痫抽搐之寒热虚实皆可配伍应用，且能祛风止痛；钩藤性凉，轻清透达，长于清热息风，用治小儿高热惊风轻症为宜；羚羊角性寒，清热强，除用治热极生风证外，又能清心解毒，多用于高热神昏、热毒发斑等症。

6. 僵蚕

【药材来源】 僵蚕为蚕蛾科昆虫家蚕 *Bombyx mori* L.4~5 龄的幼虫感染（或人工接种）白僵菌 *Beauveria bassiana*（Bals.）Vuillant 而致死的干燥体，又名白僵蚕、僵虫、天虫等。始载于《神农本草经》，列为中品。

【性味归经】 咸、辛，平。归肝、肺、胃经。

【传说故事】 僵蚕也被称为天虫或姜蚕。它是一种比较特殊的药材,是蚕在吐丝前感染白僵菌而致病死亡后形成的干燥体。由于僵蚕体表密布白色真菌丝和孢子,形成一层白色膜,因此得名白僵蚕。

僵蚕具有良好的祛风定惊、化痰散结和止痒的功效。关于僵蚕,还有一个传说。

很久以前,有一个孤苦的小女孩,她从小失去了父母,靠养蚕来维持生计。她经常在深夜与蚕对话,与它们交流。时间久了,蚕似乎也能理解人类的情感,在女孩和它们交谈时,它们时不时点点头或摇摇头。

有一天,女孩突然生病了,头疼、全身发痒,开始时她还能勉强坚持,后来连饭都吃不下了。一天晚上,一位穿着银色外衣的慈祥老奶奶突然来到她的家中,并自称是蚕奶奶。她告诉女孩只要服用僵蚕,就能治好病。说完后,老奶奶就消失了。女孩听了老奶奶的话,服用了僵蚕,很快就康复了。

这个消息传开后,与女孩得同样病的人们也开始用僵蚕治疗,效果显著。

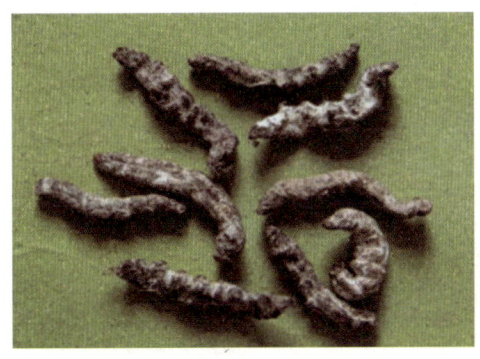 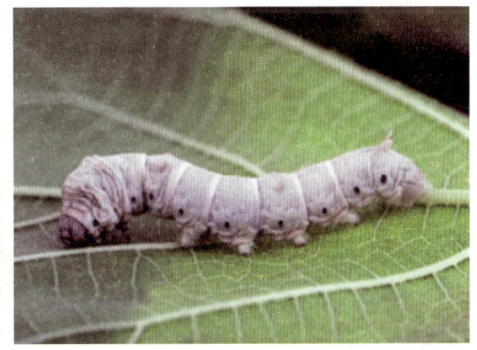

【功效应用】 息风止痉,祛风止痛,化痰散结。用于肝风夹痰,惊痫抽搐,小儿急惊,破伤风,中风口斜,风热头痛,目赤咽痛,风疹瘙痒,发颐痄腮。

(杨彦茹)

第十六章 开窍药

以通关开窍、启闭醒神为主要作用的一类中药，称开窍药。此类药物多辛香，辛散走窜、芳香辟秽，入心以开窍、辟邪以启闭，有开窍醒神的作用。主要用于温病热陷心包，痰浊蒙蔽清窍之神昏谵语以及惊风、癫痫、中风等猝然昏厥、痉挛抽搐等症。部分开窍药兼治血瘀气滞、心腹疼痛、经闭癥瘕、目赤咽肿、痈疽疔疮等。

开窍药辛香走窜，为救急、治标之品，但耗伤正气，故只宜暂服，不可久用。其药性辛香，有效成分易于挥发，故一般不宜入煎剂，多入丸剂、散剂服用。

1. 麝香

【药材来源】 麝香为鹿科动物林麝 Moschus Berezovskii Flerov、马麝 Moschus sifanicus Przewalski 或原麝 Moschus moschiferus L. 成熟雄体香囊中的干燥分泌物，又名寸香、元香、当门子、脐香、麝脐香、四味臭、臭子、

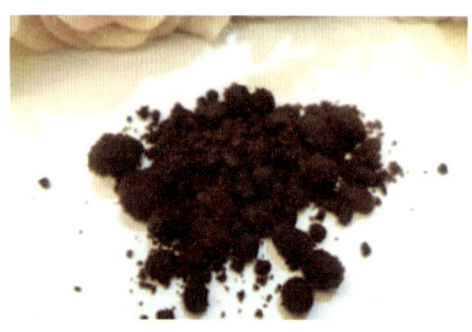
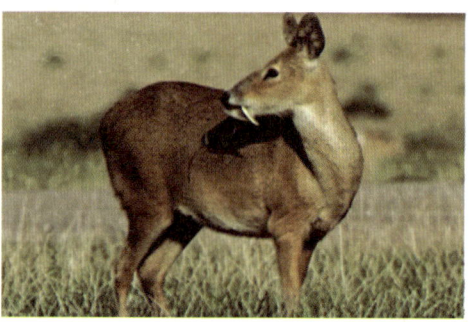

腊子、香脐子等。始载于《神农本草经》，列为上品。

【性味归经】　辛，温。归心、脾经。

【传说故事】　相传，在很久以前，有一对姓唐的父子居住在深山里，以打猎为生。

一天，父子俩在山里打猎，儿子为了追捕一只野雉，不慎掉下山涧。唐老汉飞奔至山涧，见儿子倒在地上不能动弹。山涧微风阵阵，飘来缕缕奇香，令人心旷神怡。唐老汉想要背起儿子，却发现儿子正贪婪地呼吸着这奇特的香气，伤痛似乎正在逐渐被驱散。唐老汉顺着香气寻觅，看见不远处有一片荒芜之地，香气正是从那里散发出来的。他扒开泥土，发现了一个鸡蛋大小、长着细毛的香囊。唐老汉小心翼翼地取出香囊，装入儿子的衣袋带回家。没过多久，儿子的伤口竟然奇迹般地愈合了。后来，每当遇到穷苦人受伤，唐老汉就用香囊为他们治疗。

这件事情传得沸沸扬扬，很快传到了县太爷的耳朵里。县太爷对这个香囊垂涎三尺，便派遣衙役到唐老汉家抢了香囊，交给自己的小妾保管。小妾将香囊视为珍宝，常常随身携带，香囊散发出的阵阵幽香使小妾全身弥漫着清香。就在小妾洋洋得意之时，不料已怀孕三个月的她流产了。县太爷勃然大怒，将香囊扔入河中。

唐老汉失去香囊后十分伤心，上山打猎时他时时留意，心心念念想再找到一个香囊。

后来发现一种名为麝的动物，在交配时，雄性麝会从腹部脱落一个香囊埋入土中。人们把这种香囊称作"麝香"。

【功效应用】　开窍醒神，活血通经，消肿止痛。用于热病神昏，中风痰厥，气郁暴厥，中恶昏迷，经闭，癥瘕，难产死胎，心腹暴痛，跌扑伤痛，痹痛麻木，痈肿瘰疬，咽喉肿痛。

【鉴别用药】　麝香与牛黄：均为开窍醒神之常用药，治热病神昏及中风痰迷等，常相须为用。麝香性温而辛，芳香走窜力强，重在开窍，寒闭、热闭均可应用；而牛黄性寒而苦，偏于清心豁痰定惊，故只宜用于热闭，用于痰热闭阻心窍之神昏、惊狂癫痫之证。二者又可消肿，均可用于热毒疮肿。麝香辛行走窜，功在行瘀消肿，故热毒痈肿以初起未溃者较好；

而牛黄性凉善清热毒，以热毒壅盛之疮疡肿毒最宜。另外麝香能活血通经，可用于多种血瘀病证；而牛黄能息风止痉，多用于惊痫抽搐。

2. 冰片

【药材来源】 冰片为龙脑香科植物龙脑香 *Dryobalanops aromatica* Gaertn.f. 树脂加工品，或将龙脑香树的树干、树枝切碎，经蒸馏冷却而得的结晶，习称"龙脑片"，又称"梅片"。由菊科植物艾纳香 *Blumea balsamifera*（L.）DC. 叶中经水蒸气蒸馏提取的结晶，习称"艾片"。现多用樟脑、松节油等经化学方法制成的合成冰片，又称"合成龙脑"。始载于《新修本草》。

【性味归经】 辛、苦，微寒。归心、脾、肺经。

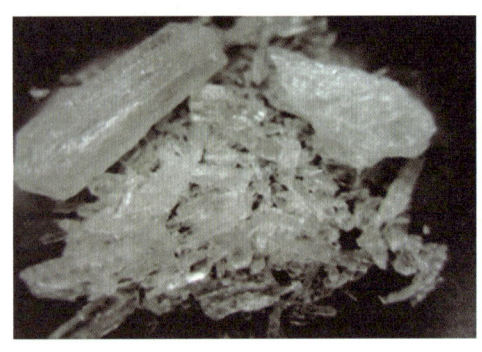 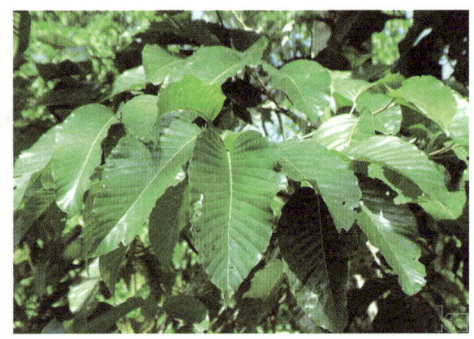

【传说故事】 传说，很久以前，一年夏天，天神突然勃然发怒，降了一场冰雹，给人间带来了巨大的灾难。有人腰腿骨折了，有人眼睛受伤了，甚至山上的树木和野兽也遭到了冰雹的破坏。

神农氏在妻子听訞（赤水氏的女儿）的帮助下，用草药成功治愈了许多腰腿受伤的人，但是那些眼睛受伤的人总是无法康复。因此，神农氏心急如焚，焦虑不安。看到丈夫如此慈悲，听訞想尽办法来帮助他。

有一天晚上，听訞叫醒正在熟睡的神农氏，告诉他："明天中午时，一位牵着驴子的老人要来求你看病。你无须多问，一定要去。"

果然，第二天中午，一位牵着驴子的老人来找神农氏看病。按照妻子的嘱咐，神农氏没有多问，只随身带了几味草药，跟随老人出了家门。老人让他骑上驴子，闭上眼睛，神农氏也没有问为什么，照老人的指示去做。刚骑上驴子、闭上眼睛，耳边传来呼啸的风声，只觉得驴子仿佛腾云驾雾一般，在空中自由飞驰。

不一会儿，风声停止了，老人说："睁开眼吧。"

神农氏睁开眼睛一看，眼前是一个庭院。他下了驴子，走进庭院，来到一个窑洞前，洞里躺着百余人，男女老少，每个人都身负重伤，不断地呻吟着。

老人说："这些人都是被冰雹打伤的。我听说你心地善良，医术高明，特意请你来为他们治疗。"

神农氏一听便二话不说，立刻开始为病人诊治。他顺手拉过洞边一个病人的手腕，一摸脉搏，却惊讶地发现这个人的脉搏跟普通人不同。尽管如此，他仍然镇定自若地说道："请不要怪我直言，这个病人似乎不是人类，让他们现出原形，才好对症下药。"

老人一笑，暗自佩服神农氏的医术，说道："他们本来就是异类，同样被冰雹打伤了，只是担心现出原形会吓到你。"

神农氏说："救死扶伤是医生的职责。无论是不是人类，我都可以为它们治疗。"

老人说："你真是菩萨心肠。我让他们现出原形吧。"

只见老人吹了一口仙气，眼前的百余个病人瞬间变成了大小各异的龙。神农氏看到这一幕，豁然开朗，他没有感到恐惧，开始为这些龙进行治疗。

山洞里没有阳光，也分不清昼夜，不知过了多长时间，神农氏终于治好了所有龙的伤。

当他准备告别回家时，老人从洞中拿出一个小包，握住神农氏的手说："你既为人类除疫治病，又治好了我子孙的伤。据我所知，你现在急需治疗眼疾的药物，我就把它送给你作为感谢！"说完，老人吹了一口仙气，一切都消失了。

神农氏的眼前只剩下一片荒凉，天空布满星斗，没有道路，没有村庄，只有一盏摇晃的灯，他顺着灯光继续前行。

走着走着，不久，灯光停下了。仔细一看，原来那盏灯已经挂在自家的门口，门环上还挂着一个小包。他走上前打开一看，里面装着像冰雪一样透明、洁白无瑕的东西，他连忙回家将这件事告诉了妻子。

妻子说："这是龙吐出的气和寒霜凝结而成的宝物，可以治疗眼疾。"

神农氏恍然大悟道："难怪那位老人说要送我点儿能治眼疾的药。"然而，他并不知道，这实际上是妻子听訞看到他为治疗病人眼疾而苦恼，所以才托梦给她的父亲龙王，龙王化身为老人来请他治病。看到他真心悲悯，龙王便赠送他这包药。

神农氏高兴地盯着那包药，觉得它像冰一样透明，像雪花一样洁白。他说道："这就像'冰片'。"

后来，神农氏和妻子根据病人不同的症状，在药物中加入冰片，成功治愈了人们的眼伤。由于龙王所赠药物有限，无法满足所有病人的需求，因此后来人们从植物中提取冰片。

【功效应用】 开窍醒神，清热止痛。用于热病神昏、惊厥、中风痰厥，气郁暴厥，中恶昏迷，胸痹心痛，目赤，口疮，咽喉肿痛，耳道流脓。

【鉴别用药】 冰片与麝香：同为开窍醒神之品，均可用治热病神昏、中风痰厥、气郁窍闭、中恶昏迷等闭证。麝香开窍力强而冰片力逊，麝香为温开之品，冰片为凉开之剂，但又常相须为用。二者均可消肿止痛、生肌敛疮，外用治疮疡肿毒。冰片性偏寒凉，以清热泻火止痛见长，善治口齿、咽喉、耳目之疾，外用有清热止痛、防腐止痒、明目退翳之功；麝香性温辛散，治疮痈肿毒，多以活血散结、消肿止痛功效为用。二者均应入丸、散使用，不入煎剂。

3. 苏合香

【药材来源】 苏合香为金缕梅科植物苏合香树 *Liquidambar orientalis* Mill. 的树干渗出的芳香树脂经加工精制而成，又名帝膏、苏合油、苏合香油、帝油流等。始载于《名医别录》。

【性味归经】 辛，温。归心、脾经。

【传说故事】 苏合香是一种从苏合香树的树脂中提取的芳香物质。

通常在初夏时节,人们割破香树的树皮直到木部,使得香树脂能够渗入树皮中。到了秋天,再剥下树皮,榨取香树脂,将残渣加水煮后再进行压榨,所得的香脂便是苏合香。将其溶解在酒精中,过滤后再将酒精蒸发掉,就可以制作成精制苏合香。

中国不产苏合香树,李时珍说这种香产自苏合香国,所以称为苏合香。苏合香主要来源于非洲和西亚,在中国,这种药材被广泛应用。

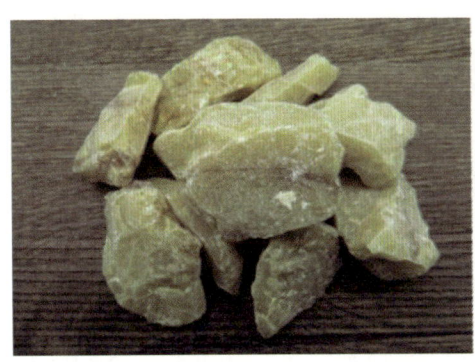 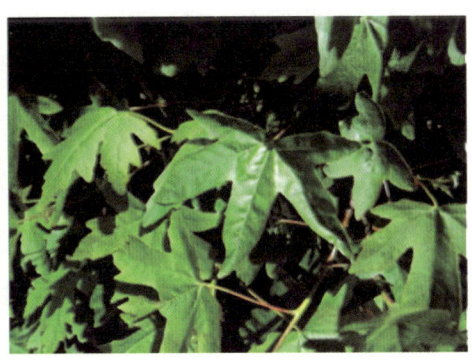

北宋时期的沈括在《梦溪笔谈》中记载了一个故事:太尉王文正体弱多病,宋真宗对他十分关怀,便面赐了一瓶药酒,并嘱咐太尉空腹饮下,以调和气血,辟除外邪。太尉遵命服下药酒后,第二天精神焕发,并向真宗表示感谢。真宗告诉文武百官,这种酒叫作苏合香酒。这种酒是将一斗酒加上一两苏合香,用文火煮沸调和而成。这种酒能够调和五脏,治疗多种疾病,一杯就可以治愈风寒外感。大臣们都称之为奇方。自此以后,百官和百姓纷纷仿制这种酒。

《沈氏良方》第五卷中记载:淮南监司官谢执方当时因呕血不止,手足冰凉,鼻息几乎停止,后来灌了半两苏合香丸,立刻苏醒过来。还有一位船工得了伤寒,拖的时间长了就去世了,但他的心窝仍然保持温暖,服用了四颗苏合香丸后,他居然活了过来。沈括总结出苏合香丸不仅适用于胸痹(冠心病)等重症病人的急救,还可以用于瘟疫中毒、肺结核等疾病,并特别强调:"人家不可无此药以备急难,瘟疫时,尤宜服之,辟疫尤验。"

【功效应用】 开窍,辟秽,止痛。用于中风痰厥,猝然昏倒,胸痹心痛,胸腹冷痛,惊痫。

4. 石菖蒲

【药材来源】 石菖蒲为天南星科植物石菖蒲 Acorus tatarinowii Schott. 的干燥根茎，又名九节菖蒲、菖蒲叶、昌本、昌草、尧韭、野韭菜、石蜈蚣、水蜈蚣、香草等。始载于《神农本草经》，列为上品。

【性味归经】 辛、苦，温。归心、胃经。

【传说故事】 相传，在秦朝时，白云山脚下有一个小村庄，村里住着一个青年叫郑安期。他的父亲早已去世，只剩下年迈的母亲，母子两个互相依靠。郑安期小时候曾跟随父亲学习医药知识，在村前开了一家药店，售卖草药并为村民治病。尽管生活贫困，但他富有同情心。当穷苦的人来看病时，他不仅不收取诊金，连药费都不收，深受当地村民的爱戴。

有一年，白云山一带暴发了一种疫病。患病的人首先感到寒冷，然后出现高烧，全身酸痛，流鼻涕，持续咳嗽。如果救治不及时，患者就会发生抽筋昏迷，最终导致死亡。郑安期查阅医书，在尝试了各种药物后都未见效果。眼看着乡亲们在痛苦中挣扎，悲惨地死去，他异常焦急。

有一天深夜，郑安期为乡亲们看病回到家中，母亲见他满面愁容，便问他近期的治疗情况。郑安期叹了口气，向母亲详细讲述了疫情日益严重的情况。

母亲听后也感到忧心忡忡。她想起早年曾听郑安期的父亲说过，医治这种流行病最好用九节菖蒲，但这种草药并不容易找到。

郑安期急切地问道："九节菖蒲长什么样？它生长在什么地方？"

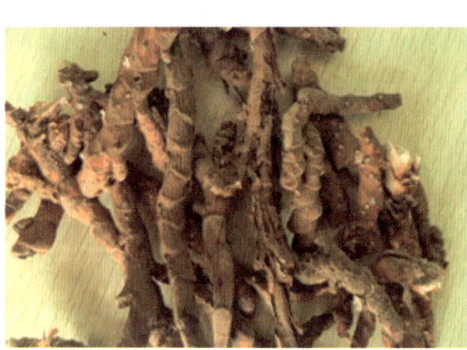 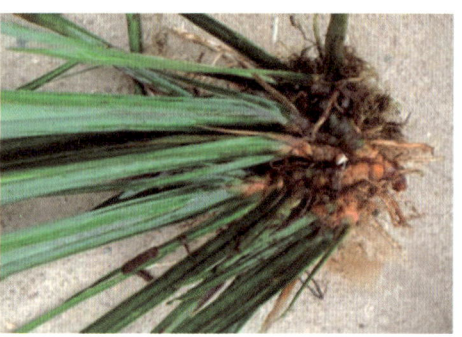

母亲答道："据说它的叶片像兰花般美丽，茎分为九个节，有股清新的幽香，生长在悬崖峭壁上。这种草药真的很难找到，你父亲终其一生也没能找到它，你也不必奢望了。"

然而，郑安期性格倔强，他心想：即使踏遍千山万水，我也一定要找到九节菖蒲，治愈乡亲们的病！

第二天，郑安期安顿好母亲，背起竹篮，带着锄头出门了。他不知道该去哪里寻找，但他决定先去白云山附近找找。白云山上古木参天，白云环绕，流水淙淙，百鸟鸣叫。然而，郑安期对这一切都无心观赏，他心中只有一个念头，那就是找到九节菖蒲。他不断地在山上搜寻，攀登那些人们从未到过的悬崖峭壁。尖锐的岩石割破了他的脚，锋利的荆棘划伤了他的手，他都没有察觉。他从白云山的西边走到东边，已经找了差不多一整天了，却连九节菖蒲的踪影都没有发现。

夕阳西下，暮色渐浓，郑安期感到失望极了。他在崖边的一块大石上坐下来，这时他才发觉衣服已经被汗水湿透了，肚子饿得咕咕叫，全身疲惫不堪。就在这时，微风吹过，带来一阵阵幽香。这种香气比兰花的清香还要迷人，比玫瑰的芬芳更加浓郁，让他精神一振。他立刻站起身，沿着香气飘来的方向寻找。终于，在悬崖下二三丈的地方，他发现一种叶子像兰花叶的植物。它的茎刚好有九个节，就是那传说中的九节菖蒲！郑安期高兴得跳了起来。他试着伸手去摘菖蒲，但它长得太靠下了，无法触及。他想下山，但悬崖陡峭，根本就没有路。宝物就在眼前却无法采摘，他急得不停跺脚。这时，他忽然发现一块岩石下有一株藤蔓植物伏地而生，顿时灵光一闪，他将其拔起，扭成一股绳子，一头绑在岩石上，另一头垂到悬崖下。然后他攀着藤蔓慢慢往下走，来到距离九节菖蒲很近的地方，小心翼翼地摘下了它。他用嘴咬着菖蒲，双手攀着藤蔓，准备回到崖顶。突然，噼啪一声，藤蔓竟然断了，郑安期从悬崖上摔了下去。就在那危急时刻，崖底升起一片白云，在转瞬间化作一只仙鹤，稳稳地把郑安期托住，背着他飘然而去。传说郑安期羽化成仙了。

为了纪念郑安期，人们将他坠崖的地方称为郑仙崖。九节菖蒲因为生长在岩石上，被人们称为石菖蒲。那条小溪被称为蒲涧。人们在那里建了一座寺庙，起名叫蒲涧寺。

据说，农历七月二十五是郑安期羽化成仙的日子，民间将这一天称为郑仙诞。每年这一天，人们结伴登山观光，在蒲涧采蒲、洗涤，以求平安吉祥。

【功效应用】 开窍豁痰，醒神益智，化湿开胃。用于神昏癫痫，健忘失眠，耳鸣耳聋，脘痞不饥，噤口下痢。

（武飞）

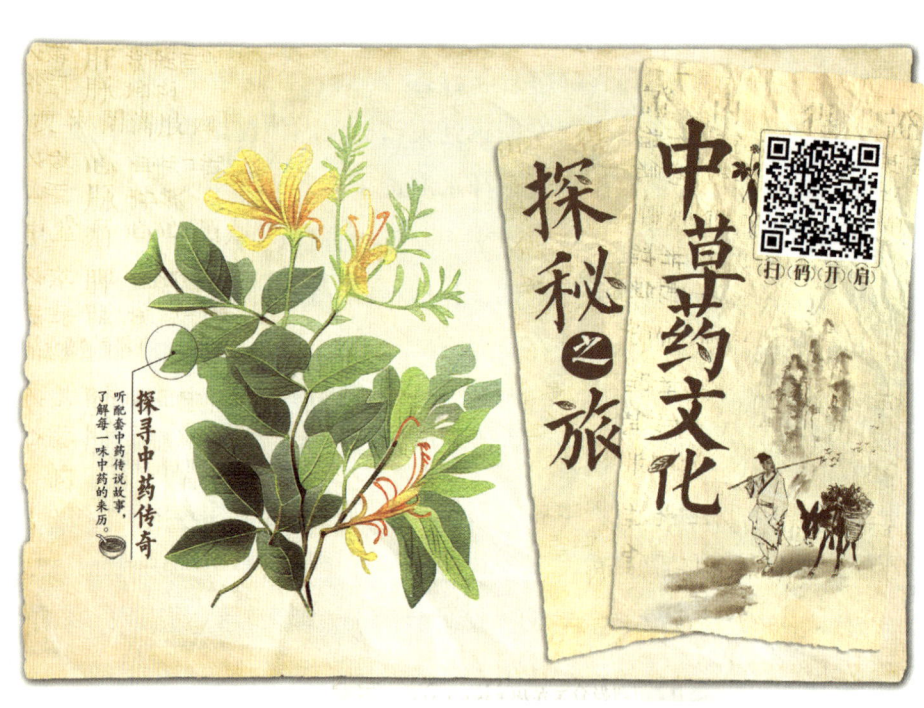

第十七章 补虚药

凡以补益人体物质亏损、增强人体活动机能、提高抗病能力、消除虚弱证候为主要作用的一类中药，称补虚药，又称补益药、补养药，此类药物的作用可概括为补虚扶弱。虚证有气虚、阳虚、血虚、阴虚四类。此类药物大多味甘，五脏皆入，药性寒、温、润、燥、平皆有，具有益气、养血、滋阴、助阳的作用。根据药性和主治病的不同，补虚药一般分为补气药、补血药、补阴药和补阳药四类。

1. 人参

【药材来源】 人参为五加科植物人参 *Panax ginseng* C.A.Mey. 的干燥根和根茎，又名地精、神草、血参、土精、玉精等。始载于《神农本草经》，列为上品。

【性味归经】 甘、微苦，微温。归脾、肺、心、肾经。

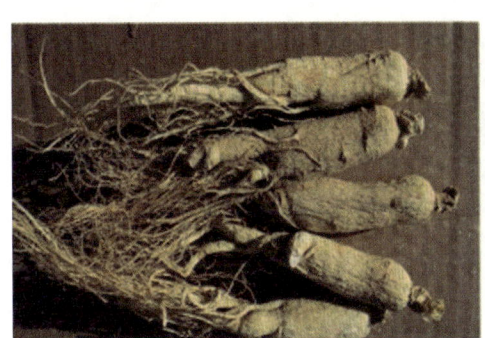
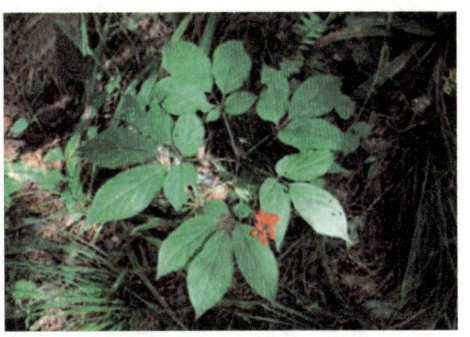

【传说故事】 传说，很久以前，深秋的一天，兄弟俩准备进山打猎时，一位仁慈的老人劝阻他们说："马上就要下雪了，你们不要进山了。如果碰上封山，你们就下不了山了。"然而，两兄弟觉得自己年轻力壮，并没有听从老人的劝告，带着他们的弓箭和刀叉进山打猎了。

进入山林后，他们捕获了很多野物。正当他们想继续追捕猎物时，天空开始下起雪来，雪越下越大，封住了山路。他们束手无策，只能躲进一个山洞里。他们除了在山洞里烤野物吃，还到洞口挖些野草来充饥。他们发现有一种长得很像人形的东西味道很甜，于是挖了很多来当水果吃。然而，不久之后，他们发现这种东西虽然吃了浑身有劲儿，但是吃多了会流鼻血。因此，他们每天只吃一点点，不敢贪食。有时，天晴了，他们就踏着厚厚的积雪到附近打些野物。

转眼间冬去春来，冰雪开始融化，兄弟俩高高兴兴地带着一大批猎物回到家中。村里人看到他们还活着，而且吃得又白又胖，感到非常奇怪，于是询问他们在山里吃了什么。他们简单地叙述了在山上的生活，并且向大家展示带回来的几个植物根块。村民们一看，这些根块形状很像人，却不知道它们叫什么名字。一位德高望重的长者笑着说："这些植物让兄弟俩活了下来，形状又像人，那就叫它们'人生'吧！"后来人们把"人生"改名为"人参"了。

【功效应用】 大补元气，复脉固脱，补脾益肺，生津止渴，安神益智。用于体虚欲脱，肢冷脉微，脾虚食少，肺虚喘咳，津伤口渴，内热消渴，气血亏虚，久病虚羸，惊悸失眠，阳痿宫冷。

2. 西洋参

【药材来源】 西洋参为五加科植物西洋参 Panax quinquefoliurn L. 的干燥根，又名西洋人参、洋参、西参、花旗参、广东人参等。始载于《增订本草备要》。

【性味归经】 甘、微苦，凉。归心、肺、肾经。

【传说故事】 西洋参原产于加拿大南部和美国北部，直到 17 世纪才传入中国。西洋参的发现与中国人参有一定关联。

1714年左右,一位叫雅图斯的法国牧师来到中国的辽东地区传教,并从当地居民口中听说了很多关于人参的故事,这引起了他的兴趣。后来他以《关于鞑靼植物人参》为题写了一篇文章,详细介绍了长白山人参的形态特征和药用价值,并附上了植物的插图,将这篇文章发表在《英国皇家协会会刊》上。这篇文章被法国传教士法朗士·拉费多在加拿大蒙特利尔看到了,他在当地印第安人的帮助下,在蒙特利尔地区的大西洋沿岸丛林中找到了与中国人参相似的野生植物。经法国巴黎植物学家鉴定,这种野生植物与中国人参属于同一科——五加科,但是属于不同的种类。为了与中国人参区分开来,他们将这种在大西洋沿岸丛林中采集到的神奇植物命名为"西洋参"。

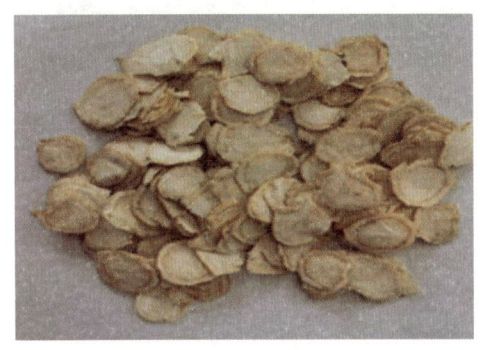 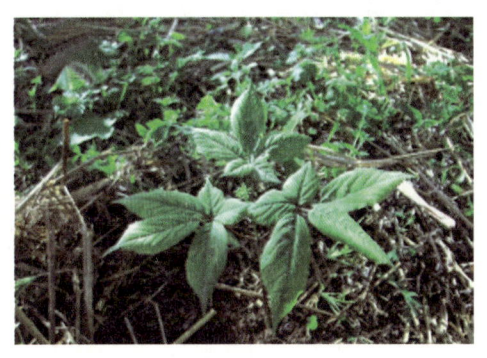

【功效应用】 补气养阴,清热生津。用于气虚阴亏,虚热烦倦,咳喘痰血,内热消渴,口燥咽干。

【鉴别用药】 人参与西洋参:均有补益元气之功,可用于气虚欲脱之气短神疲、脉细无力等症。人参益气救脱之力较强,单用即可收效;西洋参偏于苦寒,兼能补阴,较宜于热病等所致的气阴两脱者。二者又皆能补脾肺之气,可以主治脾肺气虚之证,其中也以人参作用较强,但西洋参多用于脾肺气阴两虚之证。此二药还有益气生津作用,均常用于津伤口渴和消渴证。此外,人参尚能补益心肾之气,安神增智,还常用于失眠、健忘、心悸怔忡及肾不纳气之虚喘气短。

3. 党参

【药材来源】 党参为桔梗科植物党参 *Codonopsis pilosula*（Franch.）Nannf.、素花党参 *Codonopsis pilosula* Nannf.var.*modesta*（Nannf.）L.T.Shen 或川党参 *Codonopsis tangshen* Oliv. 的干燥根，又名东党、台党、潞党、口党、上党人参、黄参、狮头参、中灵草等。始载于《增订本草备要》。

【性味归经】 甘，平。归脾、肺经。

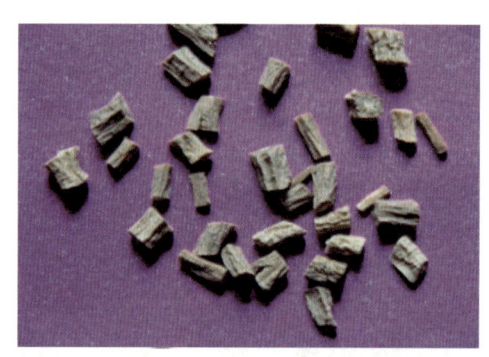 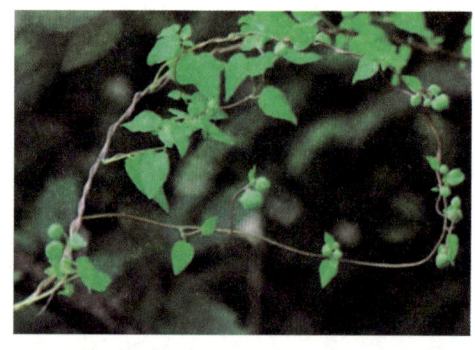

【传说故事】 党参因其原产于上党地区，并且根的形状类似于人参而得名。上党位于今山西长治地区，被荀子称为"上地"，秦代称为"上党郡"，隋代称为"潞州"。因此，党参这种地方药材也被称为"上党参"或"潞党参"，以产自潞县的党参品质最优，尤其是黄松背潞党参最佳。黄松背潞党参的横断面呈五花状，又被称为"菊花参"或"五花参"。将黄松背潞党参引种到其他地方后，花瓣就不再存在。黄松背潞党参具有独特的香气，手感柔软，不易折断，口感甘甜如饴，富含油脂，粉朴充足，咀嚼时无渣残留，具有较高的药用价值，因此有"一棵五花参，强如十斤参"的说法。

《本草从新》中记录了关于党参的传说故事：隋文帝时期，在上党有户人家的后院，每晚都能听到模糊的人的呼唤声，但是无论怎么寻找，始终找不到任何人。直到有一天，在离家一里远的地方，发现了一株与人形非常相似的植物，根部有四肢，此时所有的呼喊声突然停止。这种产于上党郡的人参，根部颇为细长，垂下的根如果达到一尺以上，或者根下分出

10个支,其价格与银子相等,辽东、高丽、百济地区的人参均无法与之媲美。

这个传说来源于一个八仙的故事。

相传吕洞宾和铁拐李两位神仙游历中原地区,当他们来到太行山时,被眼前的美景吸引住了,感叹不已。当他们到达平顺地界时,忽然看见一头山猪在土里乱拱。二仙非常好奇,想要看看到底发生了什么。他们发现山猪挖过的地方土壤疏松,油亮发光,土里长出了一种像豆秧一样的植物。铁拐李将之放入口中嚼食,边嚼边继续跟着吕洞宾前行。走了一段路后,吕洞宾气喘吁吁,回头再看铁拐李,发现他神态如常,紧紧地跟随着。途中他们遇到了一个砍柴的人,砍柴人告诉他们这是"党参",并为他们讲述了上面的那个传说。

【功效应用】 健脾益肺,养血生津。用于脾肺气虚,气短心悸,食少倦怠,咳嗽虚喘,气血不足,面色萎黄,心悸气短,津伤口渴,内热消渴。

4. 太子参

【药材来源】 太子参为石竹科植物孩儿参 *Pseudostellaria heterophylla* (Miq.) Pax ex Pax et Hoffm. 的干燥块根,又名孩儿参、童参、双批七、异叶假繁缕等。始载于《中国药用植物志》。

【性味归经】 甘、微苦,平。归脾、肺经。

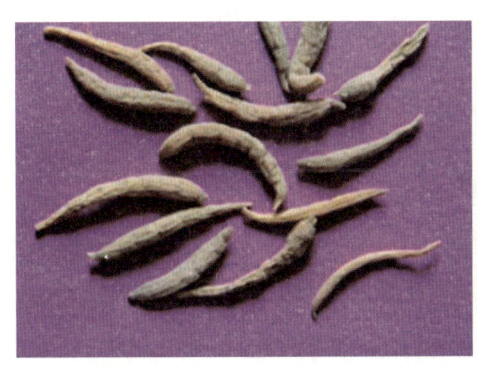
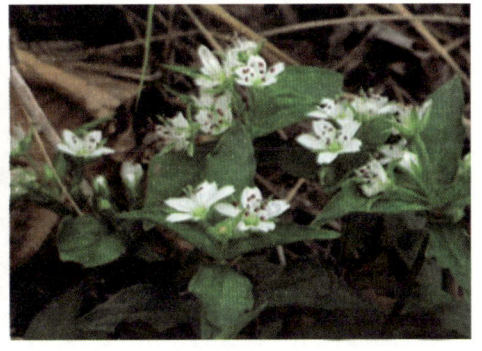

【传说故事】 相传,明代医药学家李时珍为了编写《本草纲目》,日夜兼程赶到南京,住进了一家客店。

突然,他听到隔壁有一位妇女的呻吟声,于是他问店小二:"隔壁是谁患病了？"

店小二回答："是我妻子患病了，已经几天了。"

李时珍颇感不解地问道："既然有病，为什么不去求医呢？"

店小二说："先生可能不了解，我们虽然在这里开店，但挣的钱还不够养活全家……"

李时珍听后对店小二充满同情，于是起身跟着店小二来到内房。

他一边给店小二的妻子把脉，一边询问道："她最近的饮食情况如何？"

店小二回答："已经好几天没有米下锅了，她只能吃一些干番薯，我们靠孩子们采来的野菜根充饥。"

李时珍走过去拿起一篮野菜根仔细观察，然后从中拈出一根放进嘴里，接着对店小二说："这是一种药材，可以治疗你妻子的病。你是在哪里采到的？"

店小二回答："在城外紫金山上！"

李时珍随手掏出一块银子放在桌上说道："明天天亮后去买些米，先把这些药煎给你妻子服用，喝了之后就会有好转。"

店小二感激得双膝跪地连声道谢。

第二天，店小二的妻子服了药，果然病情好转。店小二带着李时珍去了紫金山，那里绿茵如毯，到处都是这种药草。李时珍连声说道："太好了！太好了！"因为这种药草就生长在朱元璋太子的墓地周围，所以李时珍就给它取名为"太子参"。然而，他在《本草纲目》中没有收录太子参，因为他担心一旦人们知道太子参的药效，就会涌来太子墓地采挖药材，这将触犯王法。

【功效应用】 益气健脾，生津润肺。用于脾虚体倦，食欲不振，病后虚弱，气阴不足，自汗口渴，肺燥干咳。

【鉴别用药】 西洋参与太子参：均为气阴双补之品，具有益脾肺之气、补脾肺之阴、生津止渴之功。太子参性平力薄，其补气、养阴、生津与清火之力俱不及西洋参。凡气阴不足之轻证、火不盛者及小儿宜用太子参，气阴两伤而火较盛者当用西洋参。

5. 黄芪

【药材来源】 黄芪为豆科植物蒙古黄芪 *Astragalus membranaceus* (Fisch.) Bge.var.*mongholicus* (Bge.) Hsiao 或膜荚黄芪 *Astragalus membranaceus* (Fisch) Bge. 的干燥根，又名绵芪、绵黄芪、黄蓍、黄耆、箭芪、王孙、戴芪、戴糁等。始载于《神农本草经》，列为上品。

【性味归经】 甘，微温。归脾、肺经。

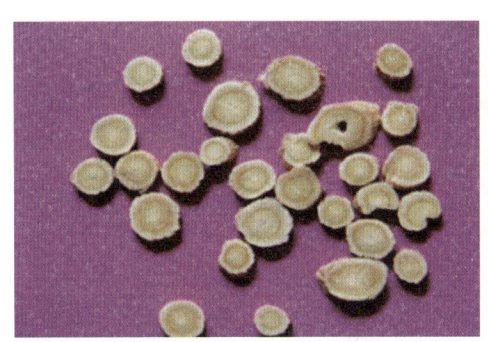 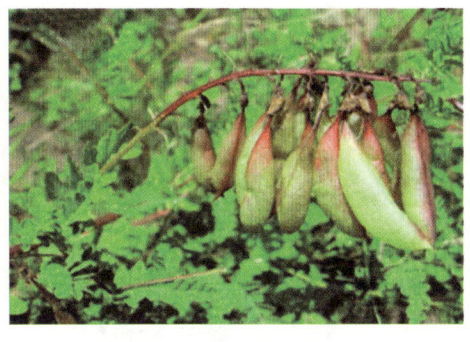

【传说故事】 李时珍在《本草纲目》中记载道："耆，长也。黄耆色黄，为补药之长，故名。"

相传，在古代有一位善良的中医名叫戴糁，擅长针灸，为人厚道，待人谦和，一生致力于救助他人。他因救助坠崖儿童而逝世。这位老中医形瘦面黄，人们尊称他为"黄耆"。

在他去世后，为了纪念他，人们将种在他墓旁的一种草药命名为"黄芪"。

【功效应用】 补气升阳，固表止汗，利尿消肿，生津养血，行滞通痹，托毒排脓，敛疮生肌。用于气虚乏力，食少便溏，中气下陷，久泻脱肛，便血崩漏，表虚自汗，气虚水肿，内热消渴，血虚萎黄，半身不遂，痹痛麻木，痈疽难溃，久溃不敛。

【鉴别用药】 人参、党参与黄芪：三药皆有补气、生津、生血之功，且常相须为用以增强疗效。人参作用较强，被誉为"补气第一要药"，并具有益气救脱、安神增智、补气助阳之功；党参补气之力较为平和，专于补益脾肺之气，兼能补血；黄芪补益元气之力不及人参，长于补气升阳、益卫固表、托疮生肌、利水退肿，尤宜于脾虚气陷及表虚自汗等证。

6. 白术

【药材来源】 白术为菊科植物白术 *Atractylodes macrocephala* Koidz. 的干燥根茎，又名於潜白术、云头术、仙鹤术、于术、山蓟、山姜、山连、冬术等。始载于《神农本草经》，列为上品。

【性味归经】 苦、甘，温。归脾、胃经。

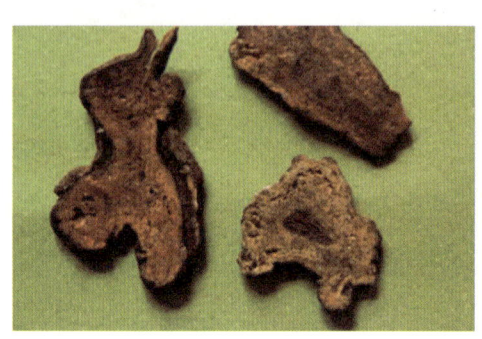 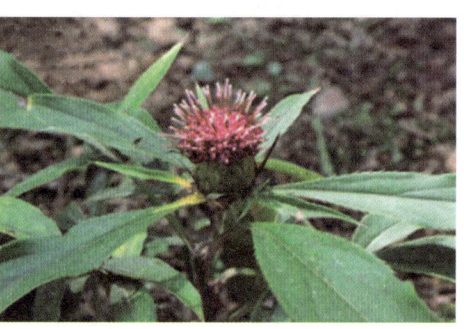

【传说故事】 从前，有一位傲慢自大的财主，经常占人便宜，大家都不愿与他来往。

有一天，二儿子媳妇生了一个儿子，满月了却没有亲友前来祝贺。于是他带着满月的孙子去找小时候一起学武功的同学，开口就说："同年，同年，我家小同年接你去喝酒啦！"

那位同学不买账，讥讽道："你怎么能把刚满月的孩子和我家已经10岁的孙子称作'同年'呢？"

财主顿时脸色变得通红，急忙抱起宝贝孙子回家，愤怒地将怒气发泄在长儿媳身上："你这无能的东西！嫁到我家已经12年了，连个孩子都生不出来，赶紧滚出去！"

平时言听计从的长子刚喝过酒，借着酒劲说道："爹爹，你别这样。我们夫妻感情很好，生不生孩子并不重要。每代人有每代人的任务，你不必过问。"

财主一听，怒火更盛，用尽全身力气，一手拽住长子，一手拉住长儿媳，从家门直接拖到村外的凉亭。由于财主平时不受待见，村里没有人出来劝解，只有二儿子夫妇跟在后面大声喊着直追到凉亭。在二儿子的劝说下，财主才回家，而长子夫妇留在了凉亭。夜幕降临，长儿媳想到自己嫁到他家这么多年，一直勤勤恳恳，竟然会有如此遭遇，不禁放声大哭。长子也随之哭了起来。二人感到非常悲伤，决定投江自尽。

这一切被天上的"太白金星"发现了。他化身为一位穿着白衣服、头发胡须雪白的医生来到凉亭，问道："你们为什么哭泣？"听完他们的倾诉后，医生说："我可以治好你们的病，明年的这个时节，你们可以怀上孩子。目前你们不能回家，可以找个地方居住，等生下孩子再回去。"说完，医生从肩上取下药篓，解开腰间的葫芦，走出了凉亭。长子夫妇也跟着离开凉亭。突然，医生把药篓和葫芦朝着山坡一抛，刮起一阵风，药材和葫芦滚向东南山，所经之处长出了一种开着紫花的草。等他们回过头一看，医生早已不见踪影。于是二人匆忙去拔药草，发现带出来的块状根茎好似药篓又像葫芦，还有一种特殊的香味。二人顺势将泥土拍掉，吃了些药草。

夫妻二人开始种植这种药草，在东南山定居下来。第二年，他们就生了一个孩子。他们为这种药取名为"白术"。

【功效应用】 健脾益气，燥湿利水，止汗，安胎。用于脾虚食少，腹胀泄泻，痰饮眩悸，水肿，自汗，胎动不安。

【鉴别用药】 苍术与白术：古时统称为"术"，后世逐渐分别入药。二药均具有健脾与燥湿两种主要功效。苍术以苦温燥湿为主，宜用于湿浊内阻而偏于实证者；白术以健脾益气为主，宜用于脾虚湿困而偏于虚证者。此外，苍术还有发汗解表、祛风湿及明目作用，白术还有利尿、止汗、安胎之功，分别还有其相应的主治病证。

7. 山药

【药材来源】 山药为薯蓣科植物薯蓣 *Dioscorea opposita* Thunb. 的干燥根茎，又名怀山药、淮山药、土薯、山遇、山薯、玉延、薯蓣、大薯等。

始载于《神农本草经》,列为上品。

【性味归经】　甘,平。归脾、肺、肾经。

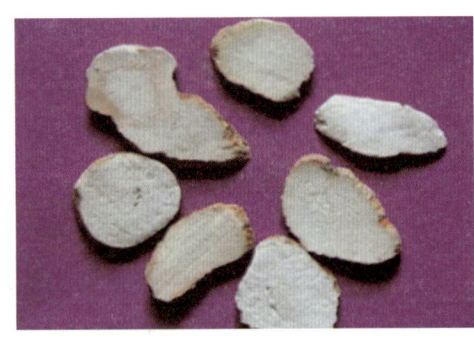
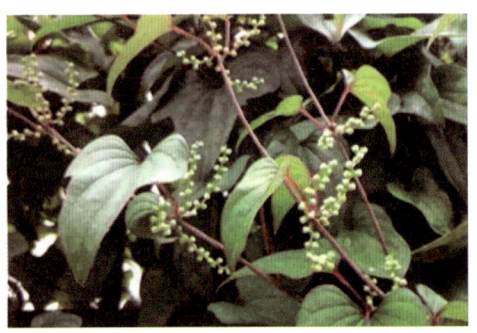

【传说故事】　相传,很久以前,有两个国家爆发了一场战争,强国战胜了弱国。弱国军队败得很惨,丢掉了武器甲胄,溃不成军;强国军队乘胜追击,占领了弱国的大片领土。最终,弱国只剩下几千人的队伍,逃进了一座大山。强国几次试图攻下山寨,但都未能成功,于是他们决定将整座山包围起来。他们认为,只要将这座山团团围住,弱国军队就无法突围,士兵们将吃不到食物,马匹也没有草料可供食用,不久之后他们将会被饿死或者投降。于是,强国军队围而不攻,等待着敌军投降。就这样,弱国军队被困在山中六七个月。到了第八个月,强国的指挥官认为敌军应该已经损失了一大半,于是放松了警惕,整天饮酒作乐,士兵们卸下了盔甲休息,只等再包围数月后上山清理尸体。

一个夜晚,强国军队正在酣睡之际,一支兵力强大的军队突然从山中冲出,直奔强国的大营。结果,强国军队被杀得尸横遍野,弱国转败为胜,重新夺回了失去的土地。

弱国军队被困了七个多月,没有粮食补给,也没有救援部队,为什么他们没被饿死,反而壮大了呢?原来他们在山里吃了一种夏天开着白花的草根,他们称之为"山遇",意思是在山中遇到了这种草根。士兵们发现,这种草根不仅能填饱肚子,还能健脾补肾。由于具有药用价值,后来人们将"山遇"改名为"山药"。

【功效应用】　补脾养胃,生津益肺,补肾涩精。用于脾虚食少,久泻不止,肺虚喘咳,肾虚遗精,带下,尿频,虚热消渴。麸炒山药补脾健胃，用于脾虚食少、泄泻便溏、白带过多。

8. 甘草

【药材来源】 甘草为豆科植物甘草 *Glycyrrhiza uralensis* Fisch.、胀果甘草 *Glycyrrhiza inflata* Bat. 或光果甘草 *Glycyrrhiza glabra* L. 的干燥根及根茎，又名国老、甜草、蜜草等。始载于《神农本草经》，列为上品。

【性味归经】 甘，平。归心、肺、脾、胃经。

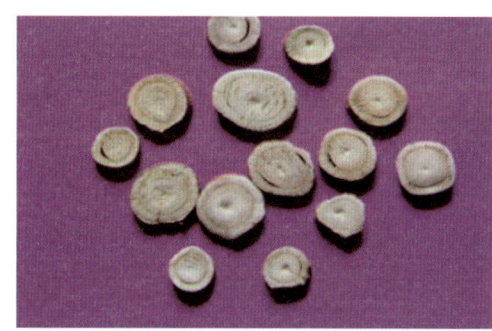
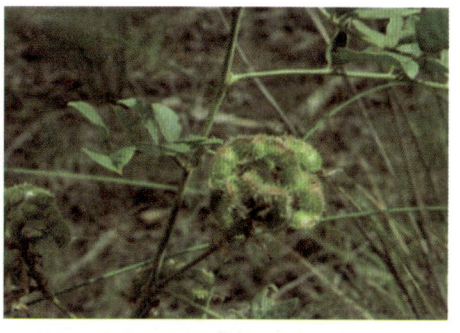

【传说故事】 甘草因其味道甘甜而得名，其甜度远高于蔗糖。唐朝的名医甄权说过，甘草能治72种乳石毒，解1200般草木毒，因调和众药有功，故有"国老"之称。关于甘草的来源，还有一个神奇的传说。

很久以前，在一个偏僻的山村里住着一位精通草药的郎中，他总是热心地为人们诊治疾病。有一天，这位郎中外出为一位乡民治病，但没有及时回来。当他的妻子看到众多前来求医的人们等待着丈夫归来时，心生一计。她想，治病不就是使用那些草药吗？于是她开始逐个发放草药给等待治疗的人们。她突然发现厨房地上有一堆干草棍，随手取了一根咬了一口，觉得甘甜可口。于是她把这些干草棍切成小片，并用纸包好，发给了病人们，并说："这是我丈夫留下的药，你们回去煎水喝吧。"

过了一段时间，几个病愈的人特地上门来感谢郎中，说他们吃了他留下的药后病情好转。这让郎中大为诧异。他的妻子知道内情，赶紧把郎中拉到一旁，小声告诉他那天发生的事情，郎中这才恍然大悟。他询问妻子给他们开的是什么药，妻子拿出一根干草棍子，说："我给他们开的就是这种干草。"郎中立刻询问这几个病人的症状，才知道他们分别患有咽喉疼痛和中毒引起的肿胀。

从那以后，郎中在治疗咽喉疼痛和肿胀时都使用这种干草。因为这种草药味道甘甜，郎中将其称作"甘草"。

【功效应用】 补脾益气，清热解毒，祛痰止咳，缓急止痛，调和诸药。用于脾胃虚弱，倦怠乏力，心悸气短，咳嗽痰多，脘腹、四肢挛急疼痛，痈肿疮毒，缓解药物毒性、烈性。

9. 鹿茸

【药材来源】 鹿茸为鹿科动物梅花鹿 Cervus nippon Temminck 或马鹿 Cervus elaphus Linnaeus 的雄鹿未骨化密生茸毛的幼角，前者称花鹿茸，后者称马鹿茸。始载于《神农本草经》，列为中品。

【性味归经】 甘、咸，温。归肾、肝经。

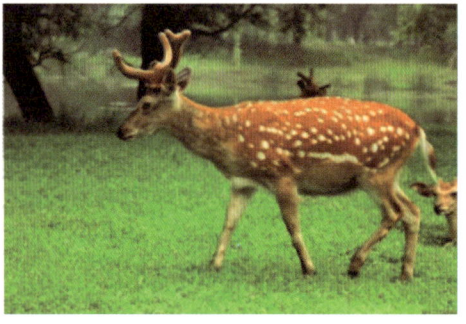

【传说故事】 关于鹿茸名字的由来，民间有这样一个有趣的传说。

相传，很久以前，有三兄弟。父母去世后，他们就分了家。老大性格刻薄毒辣，老二吝啬狡诈，而老三忠厚老实、勇敢勤劳，深受人们的赞赏。

一天，三兄弟约好一起去森林打猎。老三勇敢地走在最前面，老二走在中间，老大跟在后面。

突然，树林里传来异常的声响。老大和老二吓得躲在大树后面，蜷缩在那里不敢动弹，只有老三勇敢地朝着声音传来的方向走去。原来是一只长着嫩角的鹿。老三不慌不忙地拿起他的武器，扣动扳机，砰的一声，鹿的头部被击中，倒在草丛中一动不动了。问题来了，鹿肉怎么分呢？

"我认为我们可以这样分割：大哥是一家之首，应该分到头部；弟弟是一家之尾，应该分到脚和尾巴。"狡猾的老二说道，"我不上不下，不前不后，不头不尾，应该分到身子。"

尖酸刻薄的老大连连摆手说："不行不行，打猎还需要分得这么细？最合理的办法是，谁打着哪里就分哪里，打着什么分什么。"

精明的老二极力表示赞同。

忠厚的老三争不过他们，只好提着肉最少的鹿头回家了。根据寨规，无论谁打到猎物，都应该分一部分给大家品尝。老三为此苦恼不已，鹿头上的肉那么少，该怎么分呢？他想出了一个办法：他借了一口大锅，倒满了两挑水，然后将鹿头放入锅中煮。因为肉太少，他也没有像之前那样将鹿角砍下扔掉，而是将鹿角一同放入锅中，熬成了一锅骨头汤。他把这锅汤端给寨子里的每一个乡亲。

怪事发生了，吃了很多鹿肉的老大和老二的身体似乎没有得到滋补，那些喝了鹿头汤的人却感觉全身发热，浑身有无尽的力量，变得强壮起来。

这到底是为什么呢？有经验的老人认为，以前从未把鹿肉和鹿角一起熬制，所以没有发挥出什么功效。而这次老三将一对嫩角放入锅中熬制，所以效果完全不同。

此后，人们反复尝试了几次，发现嫩鹿角确实有滋补身体的功效。由于嫩鹿角上长满了茸毛，人们便称之为"鹿茸"。

【功效应用】 壮肾阳，益精血，强筋骨，调冲任，托疮毒。用于肾阳不足，精血亏虚，阳痿滑精，宫冷不孕，羸瘦，神疲，畏寒，眩晕，耳鸣，耳聋，腰脊冷痛，筋骨痿软，崩漏带下，阴疽不敛。

10. 淫羊藿

【药材来源】 淫羊藿为小檗科植物淫羊藿 *Epimedium brevicornum* Maxim.、箭叶淫羊藿 *Epimedium sagittatum*（Sieb.et Zucc.）Maxim.、柔毛淫羊藿 *Epimedium pubescens* Maxim. 或朝鲜淫羊藿 *Epimedium koreanum*

Nakai 的干燥叶，又名仙灵脾、三枝九叶草等。始载于《神农本草经》，列为中品。

【性味归经】 辛、甘，温。归肝、肾经。

【传说故事】 从前，有对小夫妻婚后多年不育。父母劝儿子离婚另娶，但儿子于心不忍，于是整天遭受责骂。夫妻俩决定离家出走，沿途以乞讨为生。

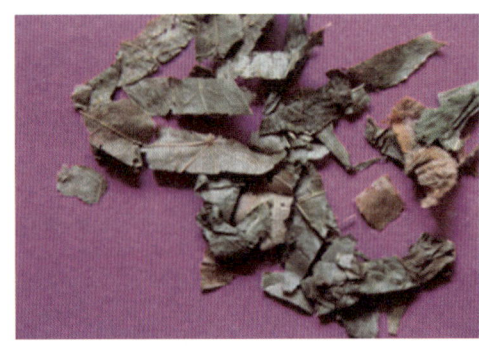
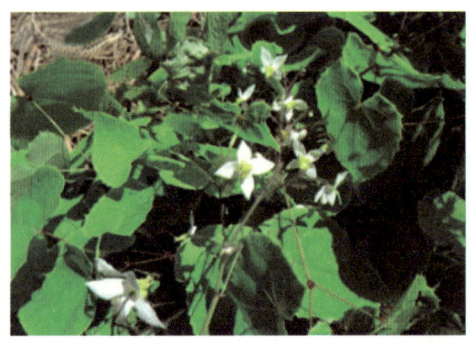

一天傍晚，他们在山脚下休息时，突然刮起了一阵狂风，惊得羊群四处逃窜。看见牧羊人来不及照应，他们立即过去帮着将受惊的羊群赶回圈内。牧羊人非常感激，请他们留下来照看羊群，并提供吃住。

夫妻俩发现母羊的生育能力特别强，于是仔细观察它们的饮食，发现它们都喜欢吃一种野草的叶子。受到启发后，他们也采集了这种野草，并煮汤服用。没过多久，妻子竟然怀孕了。夫妻俩离开了牧羊人，高兴地回到了家乡。

当邻居们问起他们用了什么神奇的药物时，他们回答："那是羊喜欢吃的一种野草，它的叶子形状像豆叶子，边缘有绒毛一样的小齿。"

植物学上将这种豆叶称为"藿"，由于这种野草的叶片形状与豆叶相似，并且羊吃了后能促使交配，因此植物学家为它取名为"淫羊藿"。

【功效应用】 补肾阳，强筋骨，祛风湿。用于肾阳虚衰，阳痿遗精，筋骨痿软，风湿痹痛，麻木拘挛。

11. 仙茅

【药材来源】 仙茅为石蒜科植物仙茅 *Curculigo orchioides* Gaertn. 的干燥根茎,又名独脚仙茅、独脚黄茅、独茅根、婆罗门参、仙茅参、黄茅参、蟋龙草、风苔草、冷饭草、地棕根、千年棕、天棕、山棕、土白芍、山兰花、茅爪子等。始载于《海药本草》。

【性味归经】 辛,热;有毒。归肾、肝、脾经。

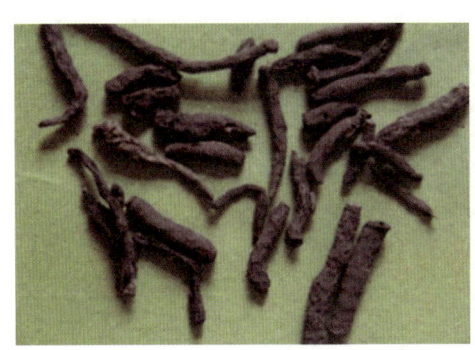 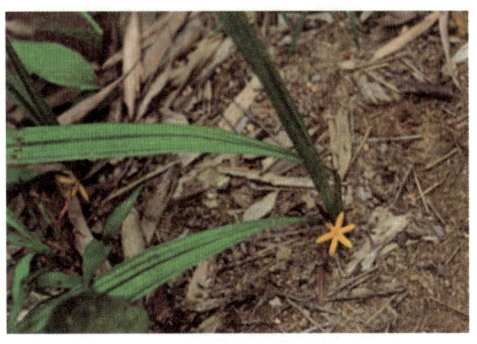

【传说故事】 据说仙茅因"其叶似茅,久服身轻"而得名。关于仙茅的功效,有这样一个故事。

相传唐明皇李隆基由于沉迷于酒色,尽管年纪不大,却出现了一系列衰老的症状,如疲乏无力、食欲不振、腰膝冷痛、头晕耳鸣等。御医束手无策,于是他派人四处求医问药。有一位婆罗门僧人听闻此事,便进宫向皇帝奉上一种名为仙茅的药物。唐明皇服用后很快就康复了,于是将仙茅视为宫廷秘方,不得外传。

后来,安史之乱爆发,宫廷秘方流传到了民间。由于其功效显著,人们常将它与人参相提并论,后来干脆称之为"婆罗门参"。

五代后唐筠州刺史王颜在《续传信》一书中这样写道:"补益壮阳之功,虽十斤乳石不及一斤仙茅。古人云甘能养肉,辛能养节,苦能养气,咸能养骨,滑能养肤,酸能养筋。宜和苦酒服之,必效也。"相传活了800岁的彭祖就经常服用仙茅。彭祖的服用方法是:以竹刀刮切仙茅,糯米消浸去赤汁,出毒后服之无损。

【功效应用】 补肾阳,强筋骨,祛寒湿。用于阳痿精冷,筋骨痿软,腰膝冷痛,阳虚冷泻。

12. 补骨脂

【药材来源】 补骨脂为豆科植物补骨脂 *Psoralea corylifolia* L. 的干燥成熟果实,又名破故脂、破故纸、黑故纸、故子等。始载于《雷公炮炙论》。

【性味归经】 辛、苦,温。归肾、脾经。

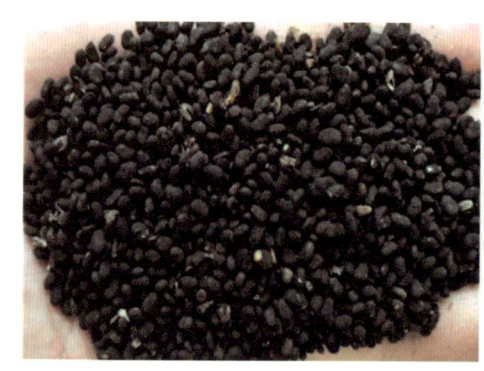 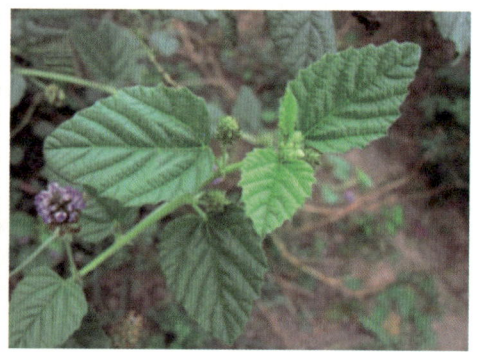

【传说故事】 相传,在唐朝元和年间,皇帝任命已经75岁高龄的相国郑愚为海南节度使。年迈体衰的郑愚只好马不停蹄地去赴任。因旅途劳顿和水土不服,他"伤于内外,众疾俱作,阳气衰绝",一病不起。

后来,来自诃陵国的李氏屡次推荐一种名为补骨脂的中药。怀着试试看的心态,郑愚按照李氏介绍的方法服用了这种药物。服用了七八天后,他觉得症状减轻了不少,接着又连续服用了10天,结果他的病竟然奇迹般地痊愈了。从那以后,郑愚定期服用这种药物,直到82岁时辞去官职回京。他向大家宣传这种药物,并吟诗一首:"七年使节向边隅,人言方知药物殊。奇得春光采在手,青娥休笑白髭须。"

【功效应用】 补肾助阳,固精缩尿,温脾止泻,纳气平喘;外用消风祛斑。用于阳痿遗精,遗尿尿频,腰膝冷痛,肾虚作喘,五更泄泻;外用治白癜风,斑秃。

13. 益智仁

【药材来源】 益智仁为姜科植物益智 *Alpinia oxyphylla* Miq. 的干燥成熟果实，又名益智子、摘苈子等。始载于《本草拾遗》。

【性味归经】 辛，温。归脾、肾经。

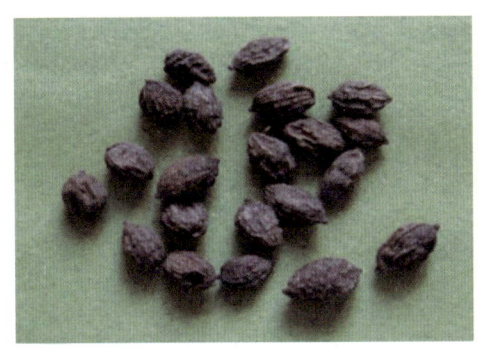 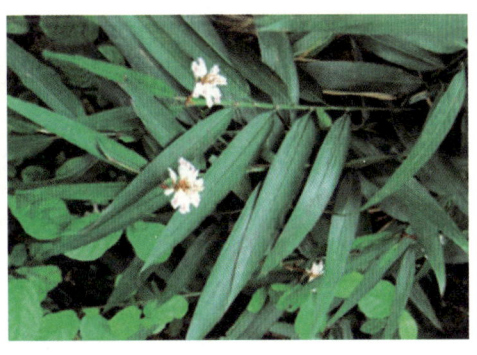

【传说故事】 相传很久以前，一位富有的员外婚后多年一直没有子嗣，直到年过半百才得一子，取名叫来福。可谓老来得子，举家欢庆。但是来福这个孩子与其他孩子不太一样，从小体弱多病，总是流口水，头部异常地大，而且反应迟钝，同时还有尿床的毛病，所以别人都叫他"赖尿虫"。

几年转瞬而过，来福一直都很少说话，记忆力极差，10岁也不会数数。员外为了治疗儿子的病，找遍了周围的名医，但无论如何都找不到病因，病情也没有改善。于是，他派人在各处张榜招揽天下名医，重金邀请他们为儿子治病。许多名医从各地赶来，进行联合会诊，采用药物疗法、针灸疗法等方法治疗，但结果都没有效果。员外感到非常失望。

直到有一天，一位老道经过此地，向员外了解了孩子的情况之后，拿起拐杖指向南边，说："在离这里8000里远的地方有一种仙果，可以治愈你孩子的病。"他在地上画了一幅画，画中是一棵小树，小树叶子长得像羌叶，根部还有几颗像橄榄核的果实。

员外虽然觉得路途遥远，困难重重，但为了治愈儿子的病，他决定亲自去寻找那种仙果。他一路跋山涉水，不知过了多少个日日夜夜，身心疲惫到无法再前行时，坐在山中休息。就在这时，他突然发现了老道所说的那种植物，并确信那就是仙果，于是摘了满满一袋，踏上了回家的路。

由于他带的食物已经吃光了，而且沿途人迹罕至，他每天吃 10 颗仙果来充饥。奇怪的是，他发现吃了仙果之后记忆力越来越好，回去的路清晰无比，精力也非常充沛，很快就回到了家。

来福吃了仙果后，身体逐渐强壮起来，之前的种种症状全部消失了，变得活泼开朗、聪明可爱。之后他开始上私塾，琴棋书画样样精通，过目不忘。与此前相比，简直判若两人。

这件事在当地传开了，很多人邀请他吟诗作对，一起切磋文笔和绘画技艺。

当来福 18 岁时，他参加了科举考试，最终成为状元。为了纪念这种改变命运的仙果，人们将它命名为"状元果"，同时由于它对智力有益，也称之为"益智仁"。

【功效应用】 暖肾固精缩尿，温脾止泻摄唾。用于肾虚遗尿、小便频数、遗精白浊、脾寒泄泻、腹中冷痛、口多唾涎。

【鉴别用药】 补骨脂与益智仁：味辛，性温热，归脾、肾经，均能补肾助阳、固精缩尿、温脾止泻，都可用治肾阳不足的遗精滑精、遗尿尿频以及脾肾阳虚的泄泻不止等证，二者常相须为用。补骨脂助阳之力强，作用偏于肾，长于补肾壮阳、肾阳不足、命门火衰的腰膝冷痛、阳痿等症；也可用治肾不纳气的虚喘，能补肾阳而纳气平喘。益智仁助阳之力较补骨脂弱，作用偏于脾，长于温脾开胃摄唾，适用于中气虚寒、食少多唾、小儿流涎不止、腹中冷痛者。

14. 海马

【药材来源】 海马为海龙科动物线纹海马 *Hippocampus kelloggi* Jordan et Snyder、刺海马 *Hippocampus histrix* Kaup、大海马 *Hippocampus kuda* Bleeker、三斑海马 *Hippocampus trimaculatus* Leach 或小海马（海蛆）*Hippocampus japonicus* Kaup 的干燥体，又名水马、马头鱼、龙落子鱼等。始载于《本草拾遗》。

【性味归经】 甘、咸，温。归肾、肝经。

【传说故事】 海马因其头部酷似马头而得名，但有趣的是，它是一种奇特而珍贵的近陆浅海小型鱼类。海马是最不像鱼的鱼类，集马、虾、象三种动物的特征于一身。它有马形的头、蜻蜓的眼睛、虾的身子，还有一个像象鼻一般的尾巴、皇冠式的角棱以及披"甲胄"的身体。它的头部弯曲，与身体呈大钝角或直角。海马还是地球上唯一一种由雄性生育后代的动物。

相传，很久以前，南海渔村有一个叫海生的渔夫。一日，海生出海打鱼，忽见一条鳗鱼正追捕一只漂亮的大红虾。海生不忍红虾遭难，遂拿起槽杠向鳗鱼劈去，正中鱼身。大红虾感激不尽，竟开口说话。原来她是东海龙王最小的公主，外出游玩，遭到鳗鱼追逐，幸亏海生相救，才死里逃生。公主要以贵重礼物相谢，但被海生谢绝。最后公主只好说："既然给礼不受，那么以后你有什么事就找我，在此处喊三声就行了。"

后来海生的妻子难产，无法医治。海生想起了公主的话，来到海上喊了三声，公主就出现了。他将妻子难产之事告诉了公主。公主急忙到宫中拿出了最好的催生药，让巡海夜叉骑上海马去送药，并再三叮嘱："这是答谢恩人的药，速速送去，不得有误，违者决不轻饶。"由于事情危急，巡海夜叉忘了给海马喂料。跑了一会儿，海马又饥又渴，四脚发软。正饿得慌时，海马闻到一阵异香，原来是宝药发出的香气。它转过头趁巡海夜叉没注意，连袋带药全吞到肚子里，顿觉全身发热，气力大增，不一会儿就到了海生家。

这时，巡海夜叉才发现宝药不见了，急得团团转。他闻到海马嘴里喷出一股药物的幽香，断定宝药被海马偷吃了，就用鞭子抽打海马。海马被

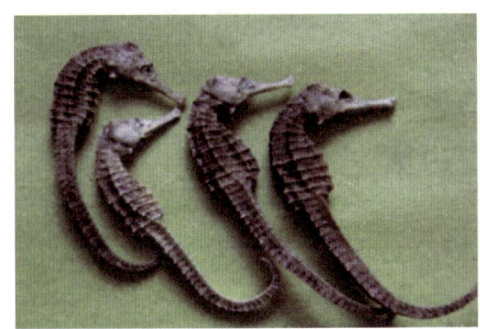
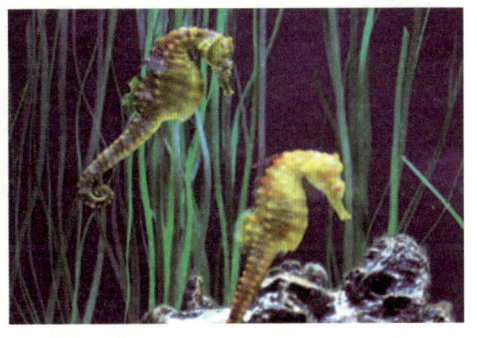

打得遍体鳞伤，忍不住了就拼命逃跑，一不留神，被礁石的裂缝卡住了，进退两难。巡海夜叉抓住海马的尾巴硬往出拽，海马的尾巴被拽得细如蛇尾。好不容易才拽出来，可是海马身子被卡扁了，四条腿跟身子挤压在了一起。装宝药的袋子挂在海马身上，还发出阵阵幽香。

海马自知理亏，便跟着巡海夜叉去海生家向夫妻俩认罪。海马一进屋，草屋顿时清香四溢，正在生产的妻子闻到香气，神清气爽，孩子顺利生了下来。原来海马偷吃了宝药，自己也散发着香气。

海生又向公主请求，让海马留在浅海区自生自长，以便随时救急，造福渔家。公主应允了。

从那时起，海马在浅海区繁衍，成了一味贵重的药材。每逢渔妇难产，人们就煎几只海马服下，孩子就顺利地出生了。至今，沿海一带还流传着一个顺口溜："妇人难产勿慌张，渔家自有好药方。小小海马赛仙丹，保儿生下母安康。"

李时珍在《本草纲目》中载，海马可"暖水脏，壮阳"。海马对于腹痛也有很好的疗效。据说，广东的渔民经常携带海马，一旦腹痛难以忍受时便服下。

【功效应用】 温肾壮阳，散结消肿。用于阳痿，遗尿，肾虚作喘，癥瘕积聚，跌扑损伤；外治痈肿疔疮。

15. 肉苁蓉

【药材来源】 肉苁蓉为列当科植物肉苁蓉 *Cistanche deserticola* Y.C.Ma 或管花肉苁蓉 *Cistanche tubulosa*（Schrenk）Wight 的干燥带鳞叶的肉质茎，又名软大芸、大芸、寸芸、苁蓉、查干告亚等。始载于《神农本草经》，列为上品。

【性味归经】 甘、咸，温。归肾、大肠经。

【传说故事】 李时珍在《本草纲目》中是这样解释"肉苁蓉"名字的由来的："此物补而不峻，故有从容之号。从容，和缓之貌。"肉苁蓉为列当科一年寄生草本植物，肉苁蓉的肉质茎素有"沙漠人参"的美誉，主产于内蒙古西部、甘肃等地。

肉苁蓉具有极高的药用价值，关于它的药效，民间流传着一个美丽的传说。

相传，金明昌元年（1190年），铁木真的结拜兄弟札木合因嫉恨铁木真的强大，召集泰赤乌等13部共3万人进攻铁木真。铁木真得知后，集结部众3万人，组成十三翼应敌。双方大战，铁木真失利，被围困于长满梭梭林的沙山，饥渴难耐，筋疲力尽。札木合残忍对待俘虏，激怒了天神，天神派出了神马。神马跃到铁木真面前，仰天长啸，将精血射向梭梭树根，然后用蹄子踏出了像神马生殖器一样的植物根块，后人称"肉苁蓉"。铁木真与部将们吃了根块，神力涌现，冲下沙山，一举击溃了札木合部落。

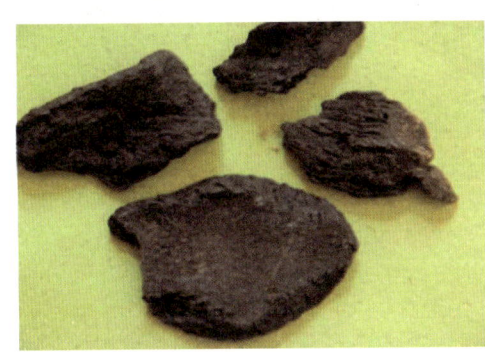
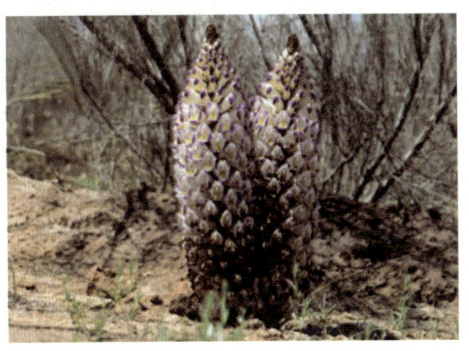

【功效应用】　补肾阳，益精血，润肠通便。用于肾阳不足，精血亏虚，阳痿不孕，腰膝酸软，筋骨无力，肠燥便秘。

16. 锁阳

【药材来源】　锁阳为锁阳科植物锁阳 *Cynomorium songaricum* Rupr. 的干燥肉质茎，又名地毛球、锈铁棒、锁严子、锁燕、不老药等。始载于《本草衍义补遗》。

【性味归经】　甘，温。归肝、肾、大肠经。

【传说故事】　相传，大唐天子李世民命太子李治率名将薛仁贵进兵西域，兵临苦峪城下，一举打败西域联军。正在庆贺克城之际，不料被赶来救援的哈密国元帅苏宝同大军团团围困。突围无望，粮草尽绝。正值寒冬腊月，许多士兵饥寒交迫，死于非命，大军几乎没有了战斗力。谁知救星从天而降，一名饿倒在地的士兵发现有一个既没有积雪也没有封冻的地方，随手挖开，惊喜地发现了一个肥满的块根，食之甜涩相宜，顿觉精神倍增。薛仁贵闻讯即令将士掘而食之，一时间三军精神振奋，骁勇异常，最终打败了苏宝同大军。李世民闻奏，命人重赏献植物根茎者。因为此物长在苦峪城的大漠中，有补阳功效，特赐名为"锁阳"，还为苦峪城赐名"锁阳城"。

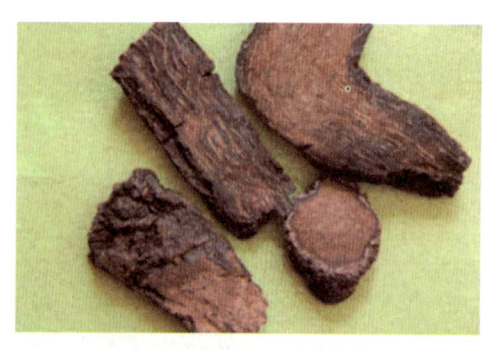 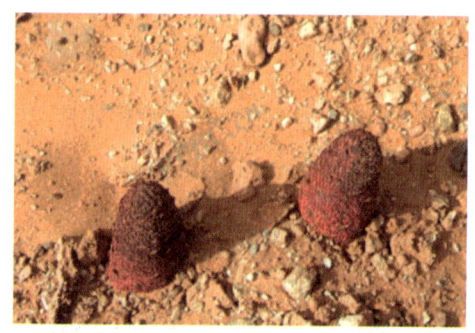

【功效应用】 补肾阳，益精血，润肠通便。用于肾阳不足，精血亏虚，腰膝痿软，阳痿滑精，肠燥便秘。

17. 菟丝子

【药材来源】 菟丝子为旋花科植物南方菟丝子 *Cuscuta australis* R.Br. 或菟丝子 *Cuscuta chinensis* Lam. 的干燥成熟种子，又名豆寄生、龙须子、兔儿丝等。始载于《神农本草经》，列为上品。

【性味归经】 辛、甘，平。归肝、肾、脾经。

【传说故事】 相传，很早以前，有个酷爱养兔的财主，专门雇了一个长工负责养兔，并规定，死掉一只兔子，扣掉四分之一工钱。

一天，养兔的长工不慎将一只兔子的腰部打成重伤。他怕财主看到，便偷偷地将这只伤兔藏在黄豆地里。后来，他意外地发现这只伤兔并没有死。他把这件怪事告诉了父亲，父亲吩咐他定要将此事探个究竟。

长工按照父亲的吩咐，又将一只受伤的兔子放进黄豆地里。他跟随着伤兔仔细观察，发现伤兔很喜欢吃一种缠在豆秸上的野生黄丝，伤不久就痊愈了。

长工把观察到的情况告诉了父亲，父子俩断定：黄丝藤可以治好有腰伤的病人。他们想，黄丝藤首先治好了兔子，其形状又如细丝，于是便为它取名为"兔丝子"。

由于兔丝子是味草药，后人便在"兔"字上加个草字头，这样就成了"菟丝子"，这个名字一直沿用到现在。

关于菟丝子，人们还编了一个谜语："澄黄丝儿草上缠，亦非金属亦非棉，能补肝肾强筋骨，此是何药猜猜看。"

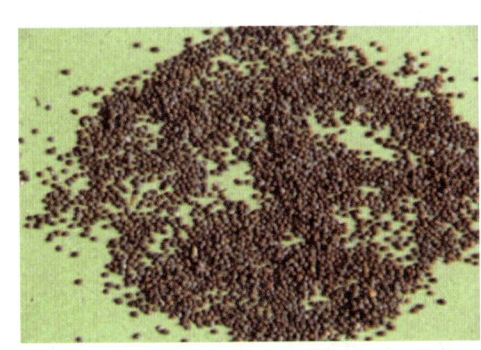 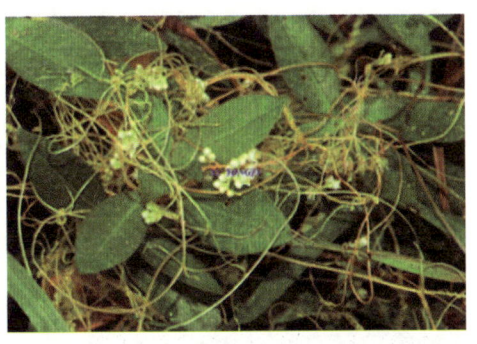

【功效应用】 补益肝肾，固精缩尿，安胎，明目，止泻；外用消风祛斑。用于肝肾不足，腰膝酸软，阳痿遗精，遗尿尿频，肾虚胎漏，胎动不安，目昏耳鸣，脾肾虚泻；外治白癜风。

18. 沙苑子

【药材来源】 沙苑子为豆科植物扁茎黄芪 Astragalus complanatus R.Br. 的种子，又名沙苑蒺藜、同州白蒺藜、沙苑白蒺藜、沙苑蒺藜子、沙蒺藜、潼蒺藜、夏黄草等。始载于《本草衍义》。

【性味归经】 甘，温。归肝、肾经。

【传说故事】 相传，唐玄宗李隆基有一个女儿，叫永乐公主。这个公主名虽为永乐，可从出生至十四五岁，一直啼哭，没有安乐过一天。身子长得又瘦又小，面色焦黄，动不动就生病。李隆基贵为天子，对女儿的病却毫无办法，请了很多名医，吃了很多药，仍无济于事。

不久，安史之乱爆发，李隆基带上杨贵妃仓皇出逃。永乐公主在乱军中与皇家失散，被贴身奶娘带到今陕西沙苑一带。当时沙苑住着一位游乡道士，名叫东方真人，虽年过七旬，却生得鹤发童颜，精神矍铄。了解到公主的身世后，东方真人收留了她们。

东方真人怕公主孤单，让公主和他的小女儿生活在一起。公主到了民间，再不受什么宫禁礼法的束缚，整天随少女们在野外游逛，或到山坡上摘野果，或到沙滩上找沙蒺藜。采来的沙蒺藜除交东方真人药用外，剩下的公主自己都当茶喝了。日子过得飞快，不觉三年过去了，公主干黄的双手变得红粉粉、胖乎乎的，焦枯的头发犹如墨染了一般，原来黑黑的小脸也变得又圆又胖，还有一对水汪汪的大眼睛，漂亮极了，简直就像换了个人。

后来，官军收复了长安，朝廷诏令天下，寻找永乐公主。公主见到文告，挥泪与东方真人告别。临走时，东方真人送给公主一个葫芦，告诉她里边装的就是平日采的沙蒺藜，让她带回去，每日取三五粒泡茶喝，可永葆身强体健。

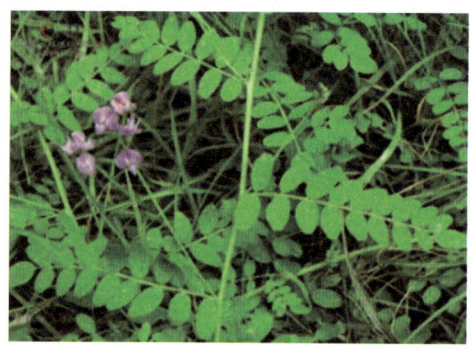

公主回到长安时，玄宗已退位，她的哥哥肃宗当政。公主谢过皇兄重封，将此物呈上，并详细地说了沙蒺藜的妙用。肃宗听后将信将疑，一连试用了半月，果觉神清气爽，耳聪目明，精神倍增，又想起御妹小时候的样子，不禁对此物大加赞赏，令凤翔县每年进贡沙蒺藜入宫。

从此，这种沙滩上的野草变成了一味名药。因沙蒺藜产在沙苑一带，后皇上下旨，将沙蒺藜称作"沙苑子"，此药也因此得名。

【功效应用】　补肾助阳，固精缩尿，养肝明目。用于肾虚腰痛，遗精早泄，遗尿尿频，白浊带下，眩晕，目暗昏花。

19. 杜仲

【药材来源】　杜仲为杜仲科植物杜仲 *Eucommia ulmoides* Oliv. 的干燥树皮，又名木绵、棉树皮、丝连皮、丝楝树皮、丝棉皮、思仙、石思仙、思仲、川杜仲、厚杜仲、乱银丝、鬼仙木等。始载于《神农本草经》，列为上品。

【性味归经】　甘，温。归肝、肾经。

【传说故事】　古时候，有个名叫杜仲的人，家里十分贫寒，全靠上山砍柴维持生计，由于积劳成疾，落了个腰腿疼的毛病。

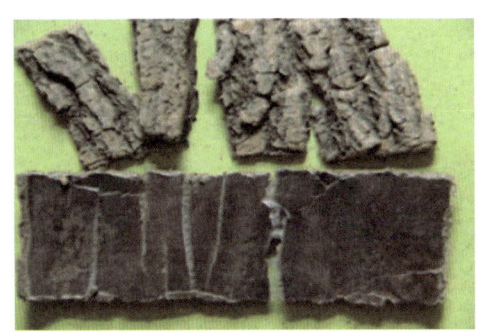 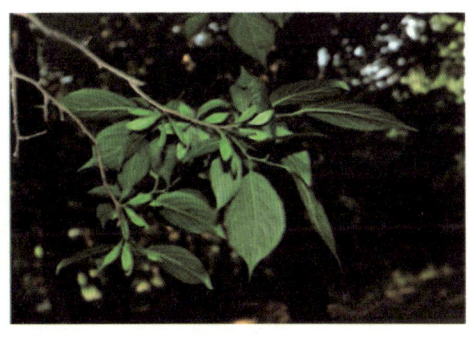

一天，他上山砍柴，腰腿疼病突然犯了，疼得他抱着树干不敢松手。他咬着树皮，不自觉地把树皮汁吸进了肚子里。不一会儿，腰腿似乎疼得不那么厉害了，后来真的不疼了。杜仲想：每次犯病都把我疼得死去活来，可是这次怎么咬住树皮吸了树皮汁就不疼了呢？他好奇地看了看咬过的树皮，发现这块树皮同别的树皮不一样，断面有银白色丝状物相连，于是剥了一些带回家中，准备日后腰腿疼时再用。

杜仲知道邻居得的也是腰腿疾病，和他的病一模一样，于是把备用的树皮拿来给邻居煎汤喝。邻居的病也好了。

事情就这样一传十、十传百地传开了，四面八方有腰腿疾病的人纷纷登门找杜仲医治，人们吃了用树皮煎的汤病都好了。为了感谢杜仲，人们就把这种树皮也命名为"杜仲"。

【功效应用】 补肝肾，强筋骨，安胎。用于肝肾不足，腰膝酸痛，筋骨无力，头晕目眩，妊娠漏血，胎动不安。

20. 续断

【药材来源】 续断为川续断科植物川续断 Dipsacus asper Wall.ex Henry 的干燥根，又名川断、龙豆、接骨、南草、接骨草、鼓锤草、和尚头、川萝卜根、马蓟、黑老鸦头、小续断、山萝卜等。始载于《神农本草经》，列为上品。

【性味归经】 苦、辛，微温。归肝、肾经。

【传说故事】 从前有个江湖郎中，整天走村串户为人免费看病送药，深受爱戴。

一天，郎中来到一个山村，碰巧遇到有个年轻人病重。年轻人曾到一个山霸开的药铺配了许多药，花了不少钱，却毫无效果。眼看病人不行了，家人悲痛不已，号啕大哭。郎中走近一看，摸了病人的脉，说："有治。"于是打开随身携带的药葫芦，倒出两粒还魂丹，让人撬开病人的牙关灌进去。不久，病人就醒了过来。病人的家人谢过郎中后，把好心的郎中留了下来。乡亲们闻知此事，纷纷请郎中到自己家，热情款待，问病求药。

这事传到了山霸的耳中，山霸动了坏心思。一天，山霸把郎中请到家中，备了好酒好菜。郎中问缘由，山霸说想和郎中合伙开药铺，制还魂丹，一起赚钱。郎中断然拒绝。

见利诱不成，山霸恼羞成怒，"你个小小郎中，敬酒不吃吃罚酒。若

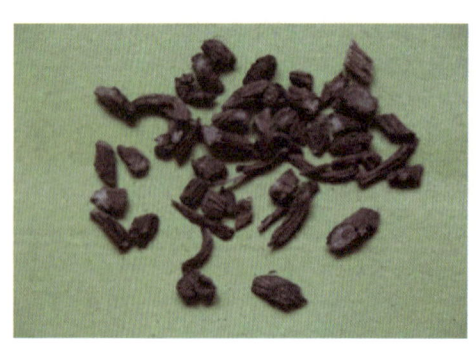
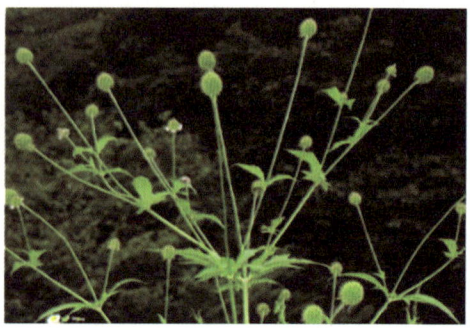

不答应，我就打断你的腿，看你还怎么四处行医？"

郎中冷笑道："还魂丹是祖传神药，只救人不图财。"说罢起身离去。

山霸一摆手，几个狗腿子一拥而上，用乱棒狠狠打在郎中身上，直到郎中昏死过去，满身是血，最后把他扔到了山沟里。

不知过了多久，郎中醒了过来，发现两条腿被打断了，动弹不得。他含泪啃食附近的野草，咬牙支撑着。后来，一个砍柴的年轻人路过这里，认出是好心的郎中，把他背到山坡上。郎中让年轻人去挖那些长着羽毛样叶子、开紫花的野草。年轻人挖了许多，把郎中背回家中，每天煎这种药草给郎中喝。在年轻人的悉心照料下，两个月后，郎中的腿伤好了。

这天，郎中对年轻人说："我不能再住在这里了。给我治腿伤的药草就借你的口传给乡亲们吧。"年轻人流着泪百般挽留，郎中还是连连摇头，就在当晚悄悄离开了。

年轻人按照郎中的嘱咐做了，因为这种药草能续接断骨，便给它起名为"续断"。很多摔伤病人服用后都很有效。不过，郎中的还魂丹从此失传了。

【功效应用】　补肝肾，强筋骨，续折伤，止崩漏。用于肝肾不足，腰膝酸软，风湿痹痛，跌扑损伤，筋伤骨折，崩漏，胎漏。酒续断多用于风湿痹痛，跌扑损伤，筋伤骨折；盐续断多用于腰膝酸软。

【鉴别用药】　杜仲与续断：均味甘、性温，归肝、肾经，皆能补肝肾，强筋骨，安胎，治肝肾亏腰膝酸痛、筋骨软弱，肝肾不足之胎漏、胎动不安。杜仲性温，补力较强，兼暖下元，并治肾阳虚衰之阳痿遗精、尿频遗尿；续断苦辛微温，补力较弱，且补而不滞，又能行血脉、疗伤续折、消肿止痛，善治风湿痹痛、跌打瘀肿、骨折及痈肿疮毒。

21. 韭菜子

【药材来源】　韭菜子为石蒜科植物韭菜 *Allium tuberosum* Rottl.ex Spreng 的干燥成熟种子，又名韭菜仁、壮阳草、草钟乳、起阳草、长生草等。始载于《本草经集注》。

【性味归经】　辛、甘，温。归肝、肾经。

【传说故事】　相传，尧王在平阳建都以后，即与当地居民共同耕作生产，一有空就到窑场上和窑工们一块儿制陶。为了寻找坩泥（一种制陶原料），他跑遍了姑射山的沟沟岭岭。在寻找坩泥的过程中，他还意外地发现了一种野菜，给它起名叫"韭"。

众人都不理解，就问尧王："您为什么给它起这么个名字呢？"

尧王笑着说："这个野菜是大伙共同发现的，并非我一人所见，我怎好将此功劳据为己有呢？你们看，这个字不是由一个'非'、一个'一'组成的吗？'非''一'就是说并非我一人。不就成了'韭'吗？"

大伙儿听后都笑了，"那这个字该怎么念呢？"大伙儿又问。

尧王只想到了字形、字义，没有来得及考虑字音。他急中生智，便问大伙儿："今天几时？"

大伙儿回答："今天是九月初九。"

尧王接着说："好！那就念'九'吧，让人们永远记住这个菜是九月初九被发现的，还有个纪念意义哩！"

大伙都说"好"。

起初，在食物匮乏时期，人们将韭菜当野菜食用。韭菜作为药物使用，还有这样一个传说。

传说早些年间，天秀山里有一户柴姓人家，柴家夫妇只有一个儿子，叫柴常贵。柴常贵为人善良仁义，懂礼数，知礼节，老实忠厚。可他在18岁时得了重病，因没有彻底治好，落下了疲乏无力、精神萎靡、腰膝酸软的毛病。在他20岁时，山外媒人来提亲，他自觉阳痿不举，只得拒

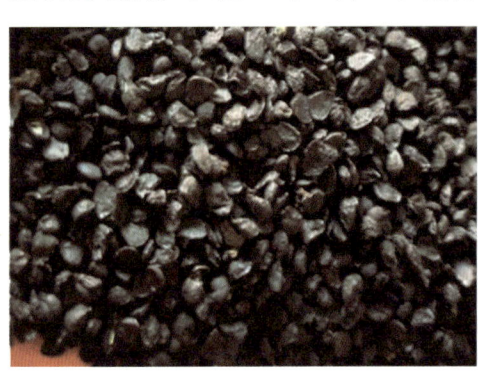
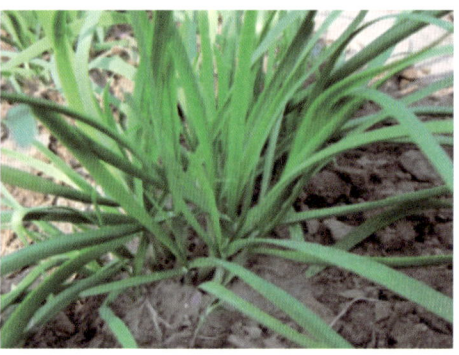

绝婚事，苦恼万分。他的父母更是愁眉不展。平时，柴常贵干不了重活，只能干一些轻活，为山外富贵人家放羊。

这年初春，山外又来媒人提亲，女方是天秀山脚下一户潘姓人家的姑娘，那姑娘不但长得如花似玉，而且贤惠仁孝。潘家老两口只有这么一个女儿，就想招个老实可靠的女婿入赘。可柴家面对媒人有苦难言，只得连连摇头，一脸愁容，唉声叹气。媒人探问究竟，柴家夫妇一脸尴尬，只好说了实情。媒人无奈离去。

春末的一天，柴常贵上山放羊时，山路上一只母羊生下了羊羔。他把小羊羔装在背篓里，心想：羊都能交配下羔崽，我这个大男人怎么连羊都不如呢？他心情郁闷，不知不觉就把羊赶进了天秀山峡谷深处。突然，一条沟壑出现在他的面前，沟壑里一片油绿在山风的吹拂下静静地泛着涟漪，一位仿佛是隐居山中的老者正背对着他在沟壑边休憩、观望。当柴常贵惊诧之时，老者回转过身，手指着沟壑里的那片油绿，和善地对他说："孩子，这片油绿是韭菜畦子，是天然积水滋润生长的山韭菜，食用它可补肾壮阳。"说完，老者便去割了一捆送给了柴常贵。

自那以后，柴常贵每次来这里放羊都会割一捆山韭菜回家食用，渐渐地他觉得精力充沛，性欲强烈，很快便娶妻生子了。

后来，村里人还编了一段顺口溜："天秀山遍地都是宝，沟壑里长满壮阳草。柴家独子病治好，儿孙满堂乐陶陶。"

据说，从那时起，天秀山里这个柴姓家族逐渐壮大，人丁兴旺。后来人们就把柴姓家族居住的地方叫柴家营子，就是现在天秀山里那个叫柴家营子的小村庄。

【功效应用】　温补肝肾，壮阳固精。用于肝肾亏虚，腰膝酸痛，阳痿遗精，遗尿尿频，白浊带下。

22. 蛤蚧

【药材来源】　蛤蚧为壁虎科动物蛤蚧 Gekko gecko Linnaeus 的干燥体，又名蛤蚧干、大壁虎、大守宫、蚧蛇、对蛤蚧、仙蟾、蛤蟹等。始载于《雷公炮炙论》。

【性味归经】 咸，平。归肺、肾经。

【传说故事】 关于蛤蚧的最早记载，可追溯到汉代。汉代扬雄在《方言》中有这样的记载："桂林之中，守宫大而能鸣者，俗谓之蛤蚧。"李时珍也称"蛤蚧因声而名"。蛤蚧的鸣叫声特别清脆响亮，悦耳动听。传说，这是蛤蚧在对唱情歌，一唱一和，夫唱妇随，情真意切。蛤蚧的叫声"情同鸳鸯、功盖参"，说此物常自报其名，雄性"咯咯"地叫，即为蛤；雌性"唧唧"地叫，即为蚧。求偶时会发出"哥哥姐姐"般的窃窃私语。蛤蚧夜居榕树上、岩石间，一夫一妻，上呼下应，形影不离，往往捉一获二。虽被捉到，却死也不分开，因此入药时习惯成双成对。明朝时期，人们常常用草将成对的蛤蚧紧紧缠绕起来，蒸晒后串在一起，借以"盛情补得情盛"，作为房事中用药。

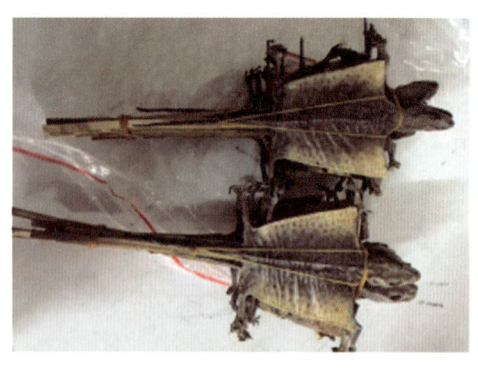 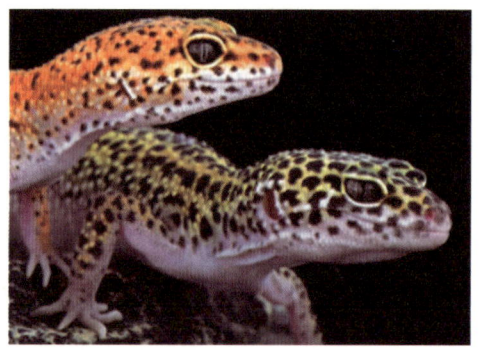

【功效应用】 补肺益肾，纳气定喘，助阳益精。用于肺肾不足，虚喘气促，劳嗽咯血。阳痿，遗精。

23. 当归

【药材来源】 当归为伞形科植物当归 Angelica sinensis（Oliv.）Diels 的干燥根，又名秦归、云归、西归、全归等。始载于《神农本草经》，列为中品。

【性味归经】 甘、辛，温。入心、肝、脾经。

【传说故事】 关于当归的传说有很多，下面一个故事广为流传。

从前,有一个青年名叫王福,幼年丧父,与母亲相依为命。他家祖祖辈辈都以采药为生,但到王福这一代,附近山上的药材已日渐稀少,只有离村200里的老君山上,还能采挖到一些名贵药材。老君山峰峦叠嶂,山上云雾缭绕,因为毒蛇猛兽很多,所以从来没有人敢上山。王福要上老君山采药,母亲虽然同意却让他结婚后再去。

王福与邻村李家女儿结婚三个月后,对妻子说:"我要上老君山采药,若三年不归,定死于山中,你不必等我,可以另嫁他人。"哪知王福一去三年,由于山深林密、路途遥远而无法与外界取得联系。三年来,妻子见丈夫全无消息,忧虑交加而致气血两虚,得了严重的妇女病。王福母亲误以为儿子已死,劝媳妇改嫁。

谁知李氏改嫁不到一个月,王福竟挑着一担药材回家了。当得知妻子改嫁的消息后,他挑着药材直奔李氏改嫁的人家。见到李氏,他大哭了起来。李氏见了百感交集,两人相对而泣。王福指着药材对李氏说:"我有言在先,你改嫁他人,我不怪你。这担药材就送给你吧,也算我们夫妻一场。"说完,王福就离开了家乡。

李氏自王福走后,每当看见那些药材就像看见王福一样,日夜思念,忧郁成疾,得了月经不调。愁闷时就拿出王福给她的药来煎服,没想到服用一段时间后,脸色逐渐红润起来,月经也恢复正常了。

村里一位秀才知道此事后作了一首诗:"三年当归夫不归,片言只语也未回。神药回去治相思,留给一人传口碑。"

后来人们把李氏用的药在很多患月经不调的妇女身上试用,疗效很好。人们为这味药取名为"当归",唐诗有"胡麻好种无人种,正是归时不见

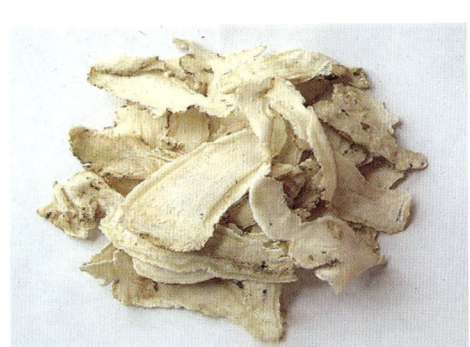
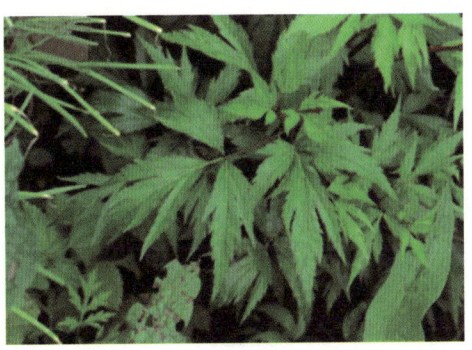

归"，正是这个寓意。

【功效应用】 补血活血，调经止痛，润肠通便。用于血虚萎黄，眩晕心悸，月经不调，经闭痛经，虚寒腹痛，风湿痹痛，跌扑损伤，痈疽疮疡，肠燥便秘。酒当归活血通经，用于经闭痛经、风湿痹痛、跌扑损伤。

24. 熟地黄

【药材来源】 熟地黄为玄参科植物地黄 Rehmannia glutinosa Libosch. 块根的炮制加工品，又名熟地、酒壶花、婆婆丁、老婆子脚、山烟、山白菜等。始载于《本草图经》。

【性味归经】 甘，微温。归肝、肾经。

【传说故事】 传说，"黑如漆、光如油、甘如饴"的熟地黄的九蒸九晒工艺与孙思邈有关。

孙思邈101岁时，还到处游玩。一天傍晚，他来到一个河边小村，见一位老人左手捏着一只蜻蜓，右手捂着屁股大哭。

孙思邈见老人的年龄比自己还大，就上前劝慰："老人家，为何大哭？"

老人说："爷爷打我。"

孙思邈大吃一惊："那你多大年纪了？"

老人说："我刚过完365岁生日，因为贪玩，忘了吃熟地茶，所以挨打了。"说完又伤心地哭了起来。

孙思邈好奇地问："你爷爷在哪里？"

老人用手一指，"门口躺在蓑衣上数星星的那人就是。"

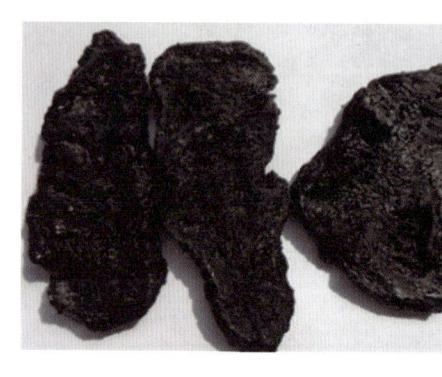
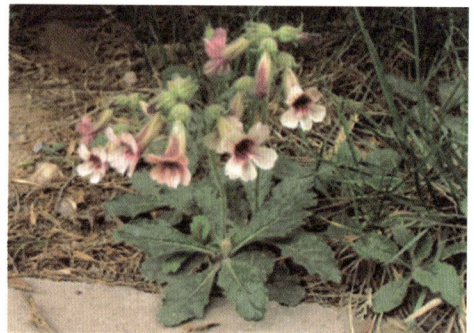

孙思邈走了过去，见躺在蓑衣上的人正全神贯注地数着星星，比刚才那个老人年轻多了，旁边还坐着一个小姑娘，正用蒲扇为他打蚊子。

孙思邈问小姑娘："你在给谁打蚊子呀？"

小姑娘说："这是我玄孙，脾气太坏了，动辄就打孩子。唉！教育孩子哪有这样的？都是让我那老公公给宠的。"

孙思邈更加好奇了，"你老公公在哪里？"

小姑娘说："河边捉鱼去了。"

孙思邈问："能否告诉我，什么是熟地茶？"

小姑娘说："就是熟地黄加米熬的粥。我们春天用它来和胃降火，夏天用它来降温除烦，秋天用它来滋阴去燥，冬天用它来补血驱寒。每日上午必须吃一碗，今天淘气的孩子忘了喝，挨了一顿揍，该！"

孙思邈感慨万千，本来以为自己够高寿了，没想到天外有天、人外有人。于是向小姑娘要了一包熟地黄，并根据地黄的特性和平生所学，研制出了九蒸九晒熟地黄的炮制工艺。据说，因为常吃熟地黄，孙思邈又多活了40多年，直到140多岁才无病而终。

据《旧唐书》记载：他死后，"经月余，颜貌不改，举尸就木，犹若空衣，时人异之"。这可能和他长期练气功、服用熟地黄等药物，使肌体代谢发生了某些特殊变化有关。明代李时珍把九蒸九晒法收入了《本草纲目》。

【功效应用】 补血滋阴，益精填髓。用于肝肾阴虚，腰膝酸软，骨蒸潮热，盗汗遗精，内热消渴，血虚萎黄，心悸怔忡，月经不调，崩漏下血，眩晕，耳鸣，须发早白。

【鉴别用药】 生地黄、熟地黄与鲜地黄：均能养阴生津，治疗阴虚津亏诸证。生（干）地黄甘寒质润，凉血之力稍逊，但长于养心肾之阴，故血热阴伤及阴虚发热者宜之；熟地黄性味甘温，入肝肾而功专养血滋阴、填精益髓，凡真阴不足、精髓亏虚者皆可用之；鲜地黄甘苦大寒，滋阴之力虽弱，但长于清热凉血、泻火除烦，多用于血热邪盛、阴虚津亏证。

25. 白芍

【药材来源】 白芍为芍药科植物芍药 Paeonia lactiflora Pall. 的干燥根，又名离草，分赤芍和白芍两种。始载于《神农本草经》，列为中品。

【性味归经】 苦、酸、甘，微寒。归肝、脾经。

【传说故事】 华佗喜爱种植药草并做成标本，以辨别药之真伪，防止用错药。他在自家房前屋后种满了药草。

一天，有个外地商人看华佗爱种药草，便到山上挖了一株芍花送给华佗，并对他说："这芍花本是野生，人们都说它可以治病，不知真假。我给你一株，你试种一下。"华佗就把这株芍花栽到了房前。

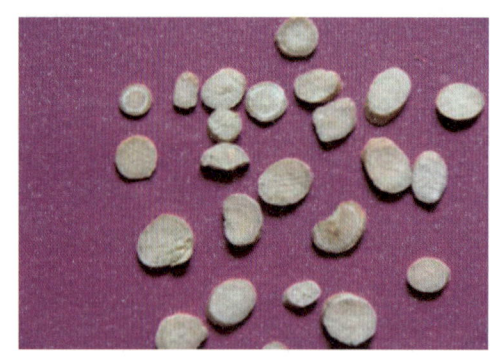 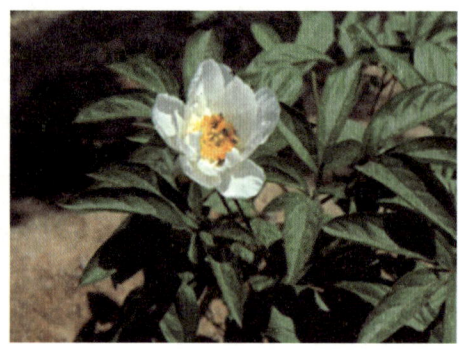

来年春天，芍花开放，华佗就先尝花后尝叶。由于华佗不知道芍花的采药季节，更不知道春天的芍花不能入药，只觉得它没有什么药味，也没有什么特异之处，就把它放在那儿不管了，一直放了好几年。

一天夜晚，夜深人静，秋风凉爽，华佗正在灯下撰写医书，把什么药治什么病一条一条地记录下来。正写着，只听窗外有一女子的哭声，他抬头往窗外一看，迎着月光有位身穿绿衣、头戴红花的美貌女子。

"啊！深更半夜的，谁家的孩子在外啼哭？难道受了什么委屈？"华佗便走了出去，可东瞧西望，没看见一个人影，只见那女子站的地方有一株青枝绿叶的芍花。

他看了看芍花，摇了摇头，自言自语道："既然你有灵性，现在已是初秋，早已花谢叶枯，也用处不大了，况且你身无奇处也无法入药呀！"

说罢便转身回屋去了。

刚到屋里坐下,又听到那女子啼哭,抬头一看还是她。他又出来看,还是没有人,仍是那株芍花。

一连几次都是这样。华佗觉得非常奇怪,就叫醒夫人,把刚才发生的事情向夫人说了一遍。

夫人说:"房前屋后的花草都是你亲手种的,在你手里都成了良药,治了不少病,救了不少人,只有这株芍花在那儿冷冷清清。我想,可能是你没把它放在心上,你不了解它,它委屈地哭了。"

华佗说:"我早已尝过多次了,花、叶、梗都没有什么用处,可怎么入药呀!"

夫人说:"花、叶、梗你都尝过了,你尝过根吗?"

华佗又说:"花、叶、梗都没有用,还尝根干什么?"

夫人看他有些不耐烦,就说:"好了,天已经不早了,你休息吧。"

华佗觉得很累,便倒头就睡。夫人越想越睡不着,越想越觉得奇怪,总觉得芍花的用处还未被发现。不行,得想办法成全它。

数日后,夫人血崩腹痛,用什么药都没有效果,就挖芍药根煎水喝了。不过半日,腹痛渐止。后来华佗对芍花做了试验,发现它不但可以止血、活血,而且有镇痛、滋补、调经的作用,便将它记在《青囊经》里,把"芍花"的名字加了一个"药"字,叫"芍药花"。

之后,谯陵(今安徽亳州)地区的人们开始大面积种植芍药,后来四川、杭州、陕西等地也开始种植芍药,但谯陵芍药个大、色白、粉性足,被称为"白芍"。

【功效应用】 养血调经,敛阴止汗,柔肝止痛,平抑肝阳。用于血虚萎黄,月经不调,自汗,盗汗,胁痛,腹痛,四肢挛痛,头痛眩晕。

【鉴别用药】 赤芍与白芍:《神农本草经》中二者不分,通称芍药。唐末宋初,始将二者区分。二者虽性微寒,但前人谓"白补赤泻,白收赤散",道破二者的主要区别。一般认为,赤芍长于清热凉血、活血散瘀、清泄肝火,主治血热、血瘀、肝火所致诸证;白芍长于养血调经、敛阴止汗、平抑肝阳,主治血虚阴亏、肝阳偏亢诸证。

26. 阿胶

【药材来源】 阿胶为马科动物驴 *Eguus asinus* L. 的干燥皮或新鲜皮经煎煮浓缩而成的固体胶，又名傅致胶、盆覆胶、驴皮胶等。始载于《神农本草经》，列为上品。

【性味归经】 甘，平。归肺、肝、肾经。

【传说故事】 关于阿胶的由来，有一个有趣的民间传说。

传说在古代，阿城镇上住着一对年轻的夫妻，丈夫叫阿铭，妻子叫阿娇。他家原是穷苦人家，靠阿铭和父亲到外地贩货为生，后来日子过得倒是挺红火。

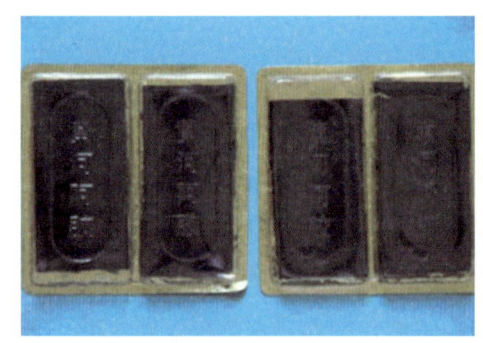 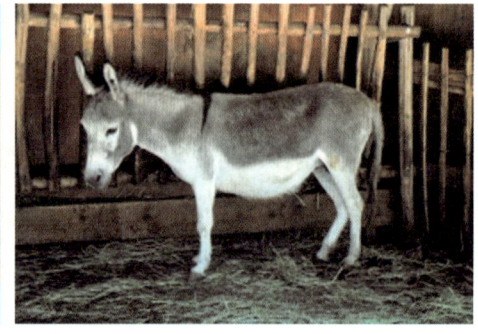

阿铭和阿娇成亲五年后，阿娇有了身孕。不料，阿娇分娩后因气血损耗，身体虚弱，卧病在床，吃了许多补气补血良药，病情都不见好转。

阿铭听人说天上的龙肉最好，地上的驴肉最佳。心想：让阿娇吃些驴肉，也许她的身体会好起来。于是，他让伙计宰了一头小毛驴，把肉放在锅里煮起来。谁知煮肉的伙计嘴馋，肉煮熟了，便从锅里捞出来吃。其他伙计闻到肉香，也围拢过来，这个说尝尝，那个说真香，围住肉锅下了手……他们越吃越不解馋，一锅驴肉不大一会儿全进了伙计们的肚里。

这下，煮肉的伙计着了急，拿什么给女主人吃呢？无奈之下，只好把剩下的驴皮切碎放进锅里，倒满水，升起大火煮起来。熬了足有半天工夫才把皮熬化了。这伙计把它从锅里弄出来倒进盆里，是一盆浓浓的驴皮汤，汤冷后竟凝固成黏糊糊的胶块。伙计尝了一块，倒也味美可口，不禁喜出望外，暗想：干脆把这驴皮胶送给女主人吃，她若问起来，就说煮的时间长了，驴肉化在锅里，变成这样子了。伙计想罢，便把驴肉胶端给了女主人。

阿娇平时喜吃素食，不曾吃过驴肉，尝了一口，只觉得喷香可口，竟然几餐便把一盆驴皮胶全吃光了。几日后奇迹出现了，她食欲大增，气血充沛，脸色红润，有了精神。

说来也巧，一年后，那位伙计的妻子也要分娩了。由于伙计家贫，妻子怀胎期间营养不足，生产时几次昏厥，造成分娩后气血大衰，身体虚弱。伙计急忙请来做郎中的舅舅开了许多补药，但吃了也不管用。他忽然想起阿娇吃驴皮胶那件事来，于是便将当年煮驴肉熬驴皮的事向阿铭、阿娇夫妻详细说了一遍，并表示想向他们夫妻借一头毛驴。阿娇见伙计着急的样子，便对丈夫说："咱家有那么多毛驴，不如给他一头，尽咱主家之谊。"阿铭觉得阿娇说得有理，便点头应允了。

伙计牵了头毛驴回家宰了，把驴皮熬成胶块给妻子吃。果然不几日，妻子便气血回升，肌肤红润。自此后，驴皮胶大补，是产妇良药，便在百姓中间传开了。阿铭、阿娇开始雇伙计收购驴皮熬胶出售，生意十分兴隆。

有些地方的人家见熬驴皮胶有利可图，也相继熬胶出售。但只有阿城当地熬出的胶才有疗效，其他地方制作的驴皮胶没有滋补功能，渐渐地引起了纠纷。官司打到县里，县太爷带着郎中先生来到阿城调查。经过实地探测，发现阿城的水井与其他地方的水井不同，比一般水井深，水质更好。县太爷明白了，阿城的驴皮胶补气养血，除驴皮之外，还归功于这里的井水，于是下令：只准阿城百姓熬胶，其他各地一律不准。

到了唐朝，当地官员向唐王李世民进贡驴皮胶。李世民将其赏予年迈体弱的大臣，大臣吃后都称此胶是上等补品。李世民大喜，差大将尉迟恭巡视阿城。尉迟恭来到阿城，召集匠人将阿城的井修葺一新，并在井上盖了一座石亭，亭里立了一块石碑。至今，碑文"唐朝钦差大臣尉迟恭至此重修阿井"几个字仍依稀可见。

【功效应用】　补血滋阴，润燥，止血。用于血虚萎黄，眩晕心悸，肌痿无力，心烦不眠，虚风内动，肺燥咳嗽，劳嗽咯血，吐血尿血，便血崩漏，妊娠胎漏。

27. 龙眼肉

【药材来源】 龙眼肉为无患子科植物龙眼 Dimocarpus longan Lour. 的干燥假种皮，又名桂圆肉、圆眼肉、益智、蜜脾、龙眼干等。始载于《神农本草经》，列为中品。

【性味归经】 甘，温。归心、脾经。

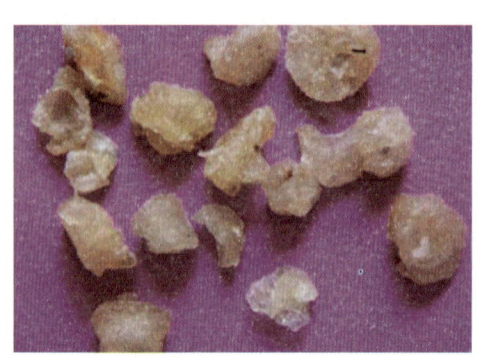 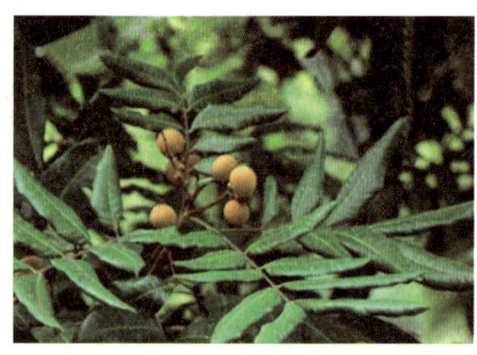

【传说故事】 相传，哪吒闹海时打死了东海龙王的三太子，还挖了三太子的眼睛。这时，恰好有个叫海子的穷人家的孩子因缺乏营养，身体羸弱，常常患病，吃药调理几个月仍不见好转。哪吒闻讯后，立即把龙眼给了海子让他吃下。海子吃了龙眼之后不再患病，身体日益强壮起来，长成了一个彪形大汉，活了130多岁。

海子仙逝后，在他的坟上长出了一棵树，树上结满了像龙眼一样的果子。人们从来没有见过这种果子，谁也不敢吃。有位勇敢的穷孩子先吃了这种果子。穷孩子吃了果子后，身体变得越来越强壮。从此人们就把这种果子称为"龙眼"。

东海边上的百姓闻讯后，纷纷去摘龙眼，吃了龙眼肉后，把核种下。此后家家户户都种龙眼树，吃龙眼肉，个个都身强体健，不再患病。

【功效应用】 补益心脾，养血安神。用于气血不足，心悸怔忡，健忘失眠，血虚萎黄。

28. 北沙参

【药材来源】 北沙参为伞形科植物珊瑚菜 *Glehnia littoralis* Fr.Schmidt ex Miq. 的干燥根，又名莱阳参、海沙参、银沙参、辽沙参、条沙参等。始载于《本草汇言》。

【性味归经】 甘、微苦，微寒。归肺、胃经。

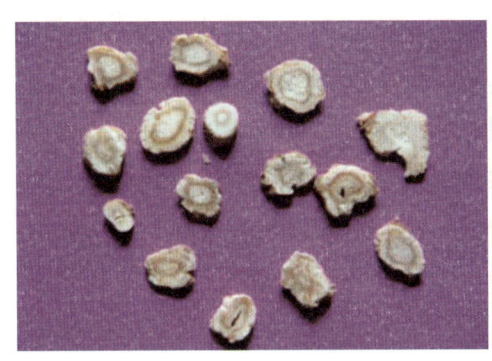 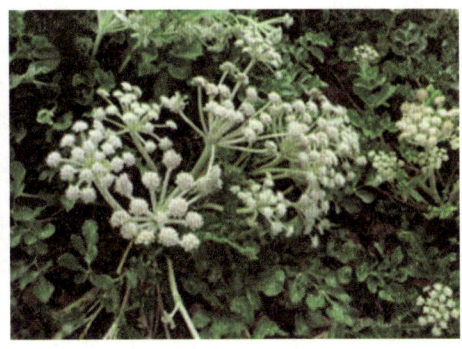

【传说故事】 传说，很久以前，在莱阳城南胡城村，有一个青年，人称张郎。张郎自幼丧母，10岁丧父，孤孤单单地一个人生活，为人老实勤快。他在父母留给他的二亩薄田上种了沙参，想用这二亩沙参卖的钱盖三间房，娶个贤惠漂亮的媳妇。

张郎天天守在地里，除草、杀虫、浇水，一刻也不闲着。沙参长得非常好，比财主斜巴眼家的好好几倍。斜巴眼以为张郎的地里有参神，几次派人要用二亩好地换他那二亩沙参地。张郎一口回绝了，斜巴眼恨得牙根痒痒。

眼看着沙参收获的季节快到了，张郎在地头上搭起一个小棚子，昼夜守着沙参。张郎见沙参棵棵长得像小孩胳膊一样粗，有的还带着胳膊腿儿，像个招人喜爱的胖娃娃，他高兴得心里像吃了蜜一样甜。沙参是他的希望，他要盖房娶妻，要过美好的日子。他太喜爱这遍地的沙参了，于是便挖了两棵最大的，用盘子盛着，恭恭敬敬地供在他的小棚子里。

一天晚上，张郎躺在床上，刚一闭上眼睛，一个天仙般的姑娘就站在他的面前，可是一睁开眼，那姑娘又不见了。那姑娘十七八岁的样子，杨柳般的腰身，粉皮细肉，杏儿般的双眼，鸭蛋脸，两腮有一对浅浅的酒窝，微微一笑，露出两排洁白整齐的牙齿，一身乳白色衣裙拖到地上。张郎长这么大，还没见过如此俊美的姑娘。一连几个晚上，他都梦到了那个美若天仙的姑娘。

不久就到了沙参收获的季节，张郎把收下的沙参堆在一起，仔细地用苫子苫好，准备第二天拿到集市上去卖。然而，天亮之后，一大堆沙参一棵也不见了，张郎顿时觉得天旋地转，两眼发黑，扑通一声栽倒在地。当他醒过来时，只见身旁坐着一个姑娘，他仔细一看，和每天晚上梦见的那个姑娘一模一样。张郎一阵激动，立即抓住了她的手。

姑娘轻轻地告诉他，沙参是被斜巴眼偷去了。她是沙参姑娘，见张郎勤劳善良，又如此珍爱沙参，愿同张郎结为夫妻。张郎一听，激动得心都要跳出胸膛，慌忙朝沙参姑娘跪下行礼，沙参姑娘连忙扶起他。当天二人拜了天地，结为了夫妻。

不久，这件事就传到斜巴眼耳朵里，他立即带了三个狗腿子来到张郎家，说张郎拐骗良家女子，要送衙门治罪。他一挥手，三个狗腿子朝张郎扑来。斜巴眼猛地抱住沙参姑娘。张郎顿时气得七窍冒烟，顺手抓起一条棍子打倒了两个狗腿子，又举起棍子朝斜巴眼砸去。斜巴眼急忙松开沙参姑娘，和三个狗腿子连滚带爬逃走了。

斜巴眼逃走后，沙参姑娘拉住张郎的手说："咱们快逃吧，他们还会回来的。"于是沙参姑娘和张郎连夜逃往东北长白山，仍然以种沙参为生。沙参就这样在东北长白山安家落户了，人们又把它称作"北沙参"。

【功效应用】 养阴清肺，益胃生津。用于肺热燥咳，劳嗽痰血，胃阴不足，热病津伤，咽干口渴。

29. 南沙参

【药材来源】 南沙参为桔梗科植物轮叶沙参 *Adenophora tetraphylla*（Thunb.）Fisch. 或沙参 *Adenophora stricta* Miq. 的干燥根，又名泡参、泡沙参、四叶沙参、三叶沙参、山沙参、龙须沙参等。始载于《神农本草经》，列为上品。

【性味归经】　甘，微寒。归肺、胃经。

【传说故事】　传说，在南方一片沙漠中水源奇缺，很多人由于不适应沙漠的干燥，出现了咽干口渴、咳嗽、声音嘶哑等病症。为了解渴，人们费力挖了一口井。没过多久，井旁长出一种植物，这种植物的根茎细长、呈白色，用开水烫后去掉外皮，肉质细嫩，还有爽口的甜味，一些人就用它的根茎泡水喝。让人没有想到的是，所有喝过它的人之前的干燥症状全部慢慢消失了。之后，每当人们出现咽痛、口干舌燥、干咳等症状就用它来泡水喝，症状都得到了缓减。由于这种植物外形如参类，又在沙漠中生长，所以就得名"沙参"，为了与"北沙参"相区别，就叫"南沙参"。

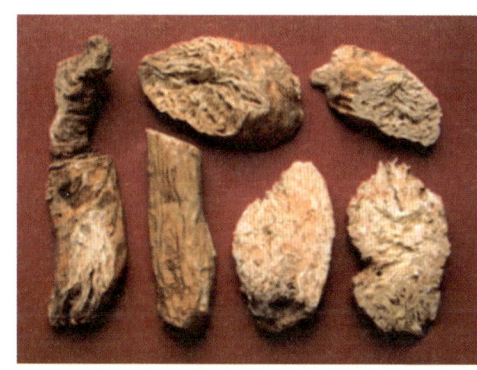 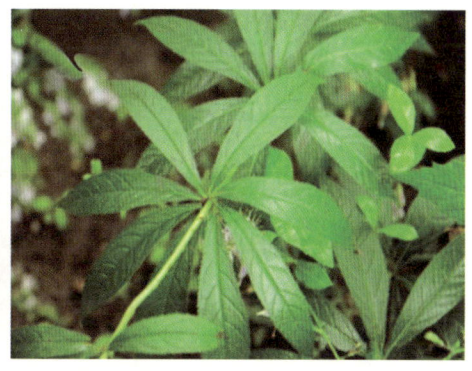

【功效应用】　养阴清肺，益胃生津，祛痰，益气。用于肺热燥咳，阴虚劳嗽，干咳痰黏，胃阴不足，食少呕吐，气阴不足，烦热口干。

【鉴别用药】　北沙参与南沙参：来源于两种不同的植物，因二者功用相似，均以养阴清肺、益胃生津为主要功效。北沙参清养肺胃作用稍强，肺胃阴虚有热之证较为多用；而南沙参尚兼益气及祛痰作用，较宜于气阴两伤及燥痰咳嗽者。

30. 百合

【药材来源】　百合为百合科植物卷丹 *Lilium lancifolium* Thunb.、百合 *Lilium brownii* F.E.Brown. var.*viridulum* Baker 或细叶百合 *Lilium pumilum* DC. 的干燥肉质鳞叶，又名野百合、喇叭筒、山百合、药百合、家百合、

白百合等。始载于《神农本草经》，列为中品。

【性味归经】 甘，寒。归肺、心经。

【传说故事】 传说，在东海之上有一伙凶狠的海盗，靠打劫海边的渔民为生。

有一天，他们乘着海盗船上岸，来到一个小渔村抢劫。他们把财物、粮食统统搬上船，又把村子里的妇女、儿童赶上船，驶向大海中的一座孤岛。

没过多久，海盗船又驶离海岛，到别的地方抢劫去了。他们知道这些妇女和孩子没有办法逃出孤岛，就没有留人看守。

第二天，狂风大作，天上下起瓢泼大雨，海水掀起几丈高的恶浪。妇女们纷纷跑到海边祈求龙王，希望风暴把海盗的船掀翻。也许是作恶多端的海盗触怒了龙王，他们果真没躲过去，全部掉进大海丧了命。

几天后，不见海盗踪影，妇女和孩子们十分高兴。可是，又过了一些日子，他们把海岛上的粮食吃光后又犯起愁来。四周是漫无边际的大海，到哪儿去找吃的呢？海盗抢来的金银财宝虽多，可并不能填饱肚子。他们饿得头昏眼花，就在岛上到处寻找食物，鸟蛋、野果、被潮水冲上岸的死鱼，所有能吃的东西都吃了个遍。

一天，有位妇女偶然间挖到了像大蒜头一样的野菜根子，煮熟后一尝，又香又甜。于是，大伙儿纷纷挖这种野菜根子吃。一连吃了好几天，他们发现这种东西不仅可以填饱肚子，还可以治病，几个原先身体瘦弱、痨伤咯血的患者吃了这种东西都恢复了健康。

第二年，有一条采药船偶然来到孤岛，他们欢天喜地接待了采药人，并向采药人讲述了被海盗劫持的经历。

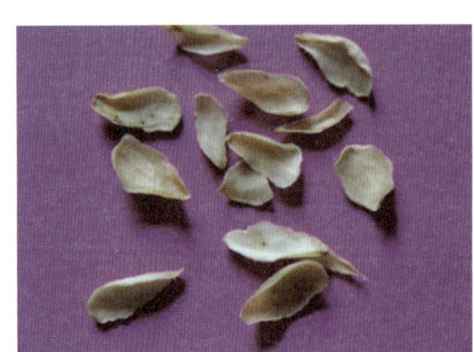
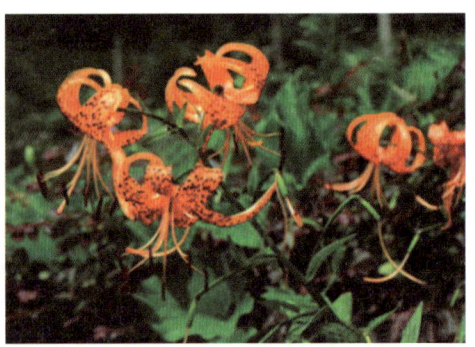

采药人非常同情他们,惊奇地问道:"岛上没有粮食,这么长时间,你们吃什么呢?"

一位妇女说:"开始我们吃粮食,后来又挖一种草根吃,像大蒜一样,又甜又香,我们就是靠它熬过来的。"

采药人一听,又看见岛上的儿童都吃得胖乎乎的,妇女们也脸庞丰盈红润,便断定这是一种有营养的药草,于是挖了些草根带回去种植。

经过验证,此草茎块能够润肺止咳、清心安神。至于这种药草叫什么名字,还没人知道。考虑到被劫持的妇女和儿童正好是100人,此药是他们百人合力共同采挖品尝后才发现的,所以,采药人就给它起名为"百合"。从此,"百合"这个名字便沿用了下来。

【功效应用】 养阴润肺,清心安神。用于阴虚燥咳,劳嗽咯血,虚烦惊悸,失眠多梦,精神恍惚。

31. 麦冬

【药材来源】 麦冬为天门冬科植物麦冬 *Ophiopogon japonicus*(L.f)Ker-Gawl.的干燥块根,又名麦门冬、沿阶草、书带草、不死药、山麦冬等。始载于《神农本草经》,列为上品。

【性味归经】 甘、微苦,微寒。归肺、心、胃经。

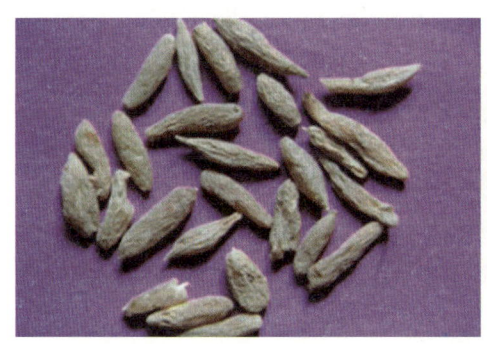 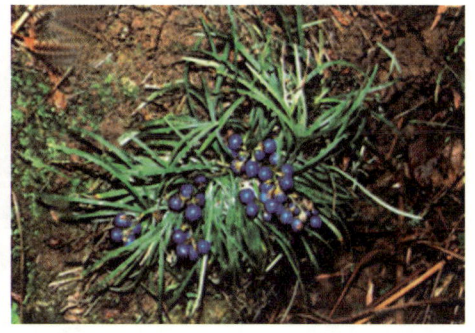

【传说故事】 麦冬,其根似麦,其叶如韭,凌冬不凋,故名。

传说,麦冬最早叫"禹韭",因为其出产于禹州,长得像韭菜。有关麦冬入药还流传着这样一个故事。

很久以前，涪江岸边住着一户三口之家，孩子名叫没冬，一家人靠夫妻二人给富人当长工维持生活。没冬七岁时，他的母亲就得病去世了。

三年过去了，没冬的父亲经巧嘴媒婆的撮合，与邻村一个寡妇结了婚。开始，后妈待没冬很好，后来她有了亲生儿子，就开始虐待没冬。没冬的父亲是一个老实的庄稼人，害怕得罪妻子，只有趁她不在的时候，才照顾一下没冬。

这年冬天，雪下得特别大，北风呼呼地刮着，没冬穿着单衣光着脚，蜷着身子睡在柴屋里。他又冷又饿，想起死去的妈妈，不禁哭了起来。不知哭了多久，睡着了。突然，他感觉到身上一阵痛，睁开眼一看，原来是后妈拿鞭子在抽打他。见他醒了，后妈恶声恶气地说："你一天吃了睡，睡了吃，还不快去给我捡柴去！"没冬不敢还嘴，一头冲了出去。

没冬离开家，在风雪中跌跌撞撞地走着，他又冷又饿，实在跑不动了，就靠在一棵大树上歇一歇。他突然觉得眼前一黑，身子倒了下去，再也爬不起来了。雪越下越大，慢慢地把他掩埋了。

几天后，雪化了，冰化了，没冬的父亲才找到了他，可他已经断了气。父亲伤心极了，把没冬埋在了这棵大树下。

第二年春天，没冬坟上长出了一株奇怪的草，绿油油的，四季常青，人们都说那是没冬变的。它的叶片很像麦苗，人们就叫它"麦冬"了。

又过了一年，人们在给没冬垒坟时，发现这些草结了许多小果子，有人把它摘下来带回去煮了吃。奇怪的是，没病的人吃了更加强壮，有病的人吃了病就好了。于是人们开始精心培育它，用它来治病。就这样，麦冬在涪江两岸安了家。

【功效应用】　养阴润肺，益胃生津。用于肺燥干咳，阴虚痨嗽，喉痹咽痛，津伤口渴，内热消渴，心烦失眠，肠燥便秘。

32. 天冬

【药材来源】　天冬为天门冬科植物天冬 Asparagus cochinchinensis (Lour.) Merr. 的干燥块根，又名明天冬、天文冬、地门冬、肥无冬、无不愈、管橙、浣草、十二根、三百棒等。始载于《神农本草经》，列为上品。

【性味归经】 甘、苦，寒。归肺、肾经。

【传说故事】 天冬、麦冬本来是天上的两个仙女。大姐天冬干练灵巧，性格爽快；小妹麦冬文静秀气，并喜欢用淡紫色或白色的花朵装扮自己。她们在天上见到人间虚痨热病肆虐，人们面黄肌瘦、燥咳吐血、口渴便秘，死者众多，十分可怜。姐妹俩十分同情人间疾苦，决心下凡解救百姓。

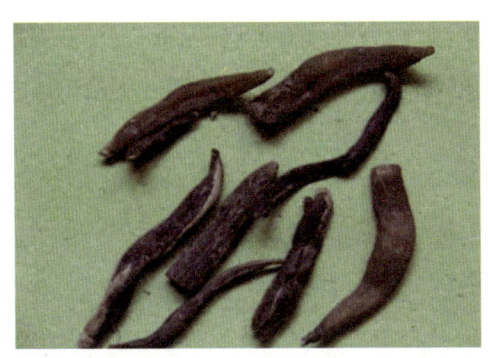
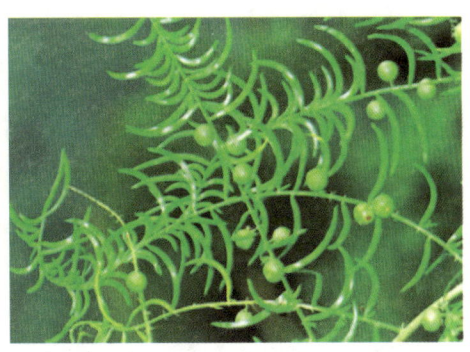

大姐天冬在我国东南、西南、河北、山东、甘肃的山谷、坡地疏林、灌木丛中生根发芽，小妹麦冬在我国秦岭以南浙江、四川一带的溪边、林下安家落户。姐妹俩生长在偏僻地带，为那些被病魔缠身的病人奉献自己。她们都能赶走肺胃阴虚、肺胃燥热、便秘的病魔，但因两人的性情不同，治疗的疾病也有所不同：大姐对火、燥二魔的清除力度大于小妹，主攻入侵肾部的魔鬼；小妹虽性格文静力弱，但主攻心中躁魔不在话下。二人合作，水火既济，促人康泰。

民间还流传着这样的话：天麦二冬下凡尘，肺胃燥热一扫清。天冬苦寒性更盛，灭火去燥滋胃阴；麦冬文静滋力弱，清心除烦得安宁。

【功效应用】 养阴润燥，清肺生津。用于肺燥干咳，顿咳痰黏，腰膝酸痛，骨蒸潮热，内热消渴，热病津伤，咽干口渴，肠燥便秘。

【鉴别用药】 麦冬与天冬：皆能养阴清肺热，润肺生津，同治肺热燥咳、阴虚劳嗽咯血、内热消渴及津枯肠燥便秘。天冬清肺热、养肺阴的作用强于麦冬。此外，麦冬还能养胃生津，善治高热病或久病阴伤之口干舌燥、阴虚有热或温病热入心营之神烦少寐等；天冬能滋肾阴，善治肾阴亏虚之骨蒸潮热、盗汗、遗精等。

33. 玉竹

【药材来源】 玉竹为百合科植物玉竹 Polygonatum odoratum（Mill.）Druce 的根茎，又名葳蕤、玉参、尾参、铃铛菜、小笔管菜、甜草根、靠山竹等。始载于《神农本草经》，列为上品。

【性味归经】 甘，微寒。归肺、胃经。

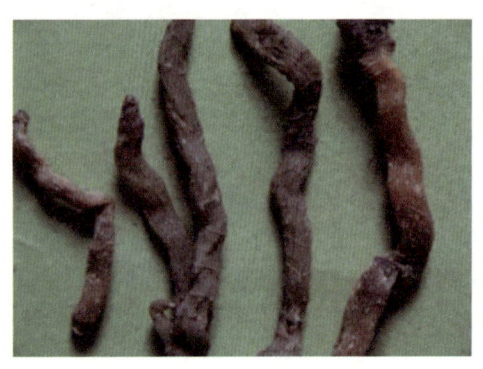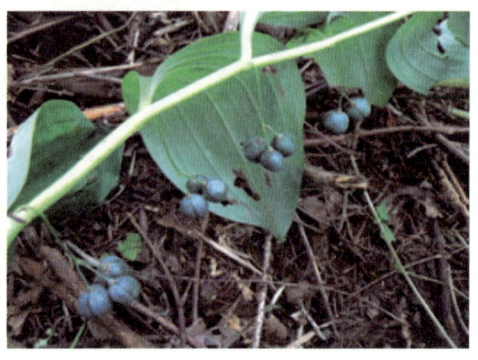

【传说故事】 《本草经集注》中载，"茎干强直，似竹箭杆，有节"，故有玉竹之名。

相传，古代有一个宫女，因不堪忍受皇帝的蹂躏逃出皇宫。她躲入深山老林之中，因没有吃的，便采一种野草来充饥。久而久之，身体轻盈如燕，皮肤光洁似玉。后来宫女与一猎人相爱，在深山中生活，生儿育女。到60岁时，他们才带着子女回到家乡。家乡父老见她依然像当年进宫时那么年轻，惊叹不已，便问她吃了什么药。当时这种野草还没有名字，因该植物的茎梗看起来像玉，叶像竹叶，便取名为"玉竹"。

玉竹的化学成分主要为甾体皂苷类、高异黄酮类、多糖类及挥发油类等化合物。现代药理学研究表明其具有降血糖、免疫调节、抗氧化、抗衰老、抗肿瘤等药理作用。

【功效应用】 养阴润肺，益胃生津。用于肺胃阴伤，燥热咳嗽，咽干口渴，内热消渴。

34. 黄精

【药材来源】 黄精为百合科植物黄精 *Polygonatum sibiricum* Red.、滇黄精 *Polygonatum kingianum* Coll.et Hemsl. 或多花黄精 *Polygonatum cyrtonema* Hua 的干燥根茎，又名大玉竹、老虎姜、鸡头根、鸡头参、黄鸡菜、鸡头黄精、节节高等，又因其形状与生姜相似，故又名小生姜。始载于《名医别录》。

【性味归经】 甘，平。归脾、肺、肾经。

【传说故事】 相传，很久以前，有个凶狠的财主，他喜怒无常，有时无缘无故地对童仆又打又骂。

有一次，一个姓黄的丫鬟将煮好的茶倒入杯中，从厨房里端出来给后院的财主婆喝。不巧，天正下着雨，院子里的石子路又湿又滑，丫鬟不小心摔了一跤，茶泼了一地。这可把她吓坏了，她坐在雨地里直掉眼泪，心想财主决不会饶过自己。为了免遭毒打，她便偷偷地从后门溜出，一口气跑进深山里去了。

事情过去很久，有人在后山头发现了丫鬟。奇怪的是，她好像吃了什么能飞的药，从这棵树上飞到那棵树上。财主得知后准备把她抓回来，可怎么也抓不住她。财主气急败坏，用金钱收买了一个人，让他在树林边放上有迷药的饭菜。饥肠辘辘的丫鬟趁无人之时把饭菜都吃了，一会儿就被迷晕了，最后被财主轻而易举地捉住了。

财主对丫鬟严刑拷打，逼问她究竟吃了什么药草。但丫鬟怎么也回忆不起来，因为当时逃进深山里没有饭吃，只好以草为食，可草的品种很多，

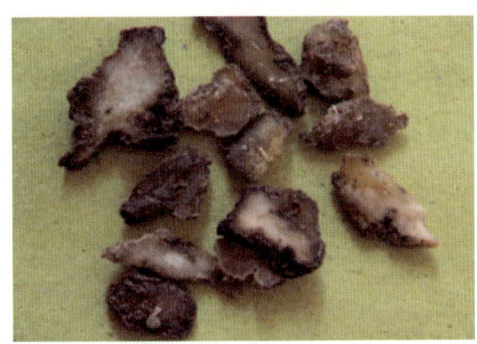
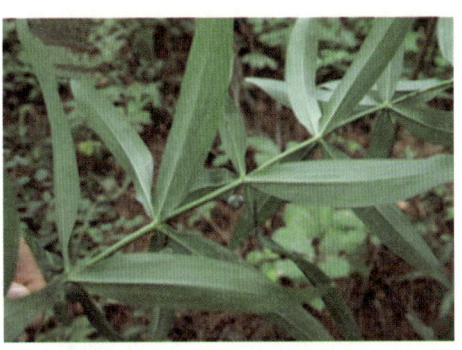

谁知哪种草可以让人飞呢？可是财主怎能轻信和放过她呢？认为她在有意隐瞒。不久丫鬟就被活活地折磨死了。

后来，人们在埋葬丫鬟的地方发现了一种一两尺高的怪草，叶片像百合，白色的花像小铃铛。人们说这是丫鬟吃进肚子里的还没来得及消化的草根长出来的，还结出黑色的果实呢！也有人说是黄姓丫鬟的精灵所变。大家为这种草起名为"黄精"。

黄精是上等的补益良药，《日华子本草》中载，其"补五劳七伤，助筋骨，耐寒暑，益脾胃，润心肺"。

【功效应用】　补气养阴，健脾，润肺，滋肾。用于脾胃虚弱，体倦乏力，胃阴不足，口干食少，肺虚燥咳，劳嗽咯血，精血不足，腰膝酸软，须发早白，内热消渴。

【鉴别用药】　山药与黄精：均性味甘、平，主归肺、脾、肾三经，为气阴双补之品，同时可治肺虚咳嗽、脾虚食少倦怠、肾虚腰痛足软及消渴等。山药补气之力胜于黄精，并兼有涩性，固精缩尿止带，宜于肺虚喘咳、脾虚便溏、肾虚遗精、遗尿尿频及白带过多等；黄精滋阴润燥之力胜于山药，多用于阴虚燥咳及脾胃阴伤之口干食少、大便燥结、舌红无苔者。大便干结者不宜使用山药，脾虚便溏忌用黄精。

35. 枸杞子

【药材来源】　枸杞子为茄科植物宁夏枸杞 Lycium barbarum L. 的干燥成熟果实，又名地骨子、祛老子、枸子、天精、地仙、却老、明目子等。始载于《神农本草经》，列为上品。

【性味归经】　甘，平。归肝、肾经。

【传说故事】　相传，战国时，在秦国境内黄河南岸，香山北麓平原上，有一位年轻的农夫，乳名叫狗子，以种田为生，娶妻杞氏，杞氏勤劳贤惠。夫妻日出而作，日落而息，奉养着老母亲。

时秦吞并六国，倾国之男丁拓疆征战，狗子也被召戍边。狗子戍边归来，已是满脸须发。路上看到家乡正闹饥荒，田园荒芜，饿殍遍地。狗子

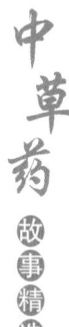

甚为惶恐，不知老母亲与妻子现在怎么样了。

到家后，他见老母亲发丝如银，神采奕奕；妻子面色红润，不像路人饥饿之状。

狗子甚为惊讶，对妻子说："路见乡邻皆饥，唯母与尔饱满，何也？"

妻子回答说："尔从军后，吾终日劳作，勉为生计。去今之年，蝗灾涝害，颗粒无收，吾采山间红果与母充饥，方免其饿。"

母亲说："吾若非尔媳采红果食之，命已殒矣！"

狗子喜极而泣，更为敬重妻子了。

邻人听说后争相采食。

后人发现杞氏所采山间红果有滋阴补血、养肺健胃之功效，民间医生采之入药，改其名为"枸杞子"。

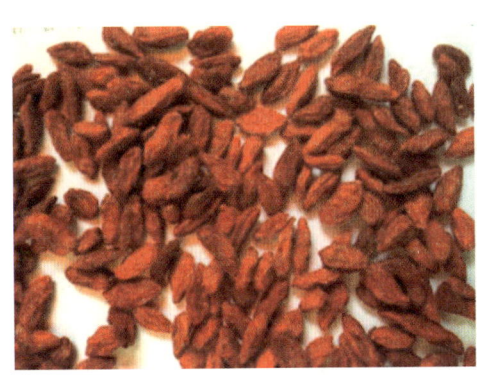 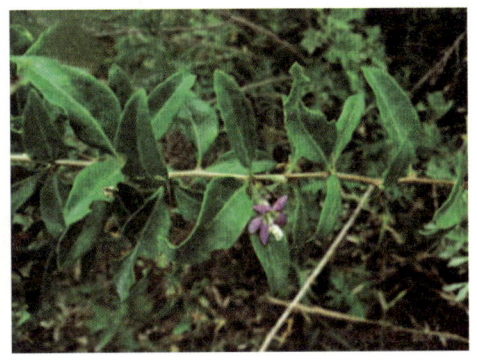

【功效应用】 滋补肝肾，益精明目。用于虚劳精亏，腰膝酸痛，眩晕耳鸣，阳痿遗精，内热消渴，血虚萎黄，目昏不明。

（武飞）

第十八章 收涩药

以收敛固涩为主要作用的一类中药,称收涩药,又称固涩药、收敛药。收涩药性味大多酸、涩,有固表止汗、涩肠止泻、固精缩尿、固崩止带、收敛止血、敛肺止咳等作用。收涩药主治正气虚极,元气不固,气、血、津、液滑脱不禁之证。根据药物的作用、归经及主治病症的不同,可分为固表止汗药、敛肺涩肠药、固精缩尿止带药三类。

1. 麻黄根

【药材来源】 麻黄根为麻黄科植物草麻黄 *Ephedra sinica* Stapf 或中麻黄 *Ephedra intermedia* Schrenk et C.A.Mey. 的干燥根及根茎,又名苦椿菜。始载于《本草经集注》。

【性味归经】 甘、涩,平。归心、肺经。

【传说故事】 欧阳修是北宋著名的政治家、文学家、史学家,同时

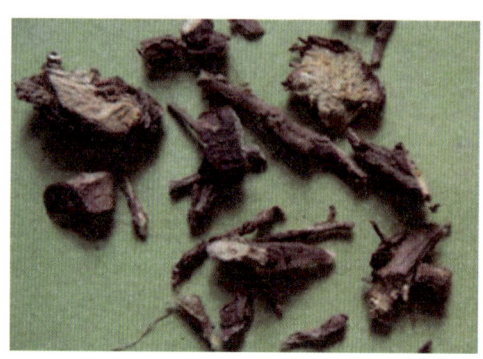
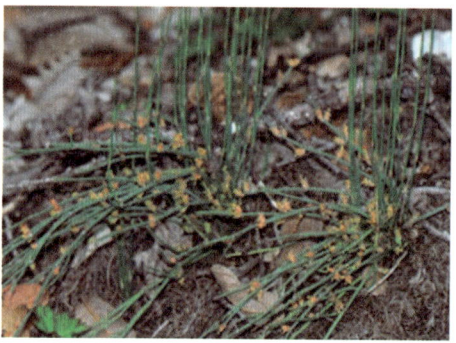

还精通医术。相传他任滁州太守时经常为滁州百姓治病，为民解忧。

有一次，他外出考察民情时，正好遇上一位农妇生产。农妇诞下一个男婴，欧阳修忙向农夫道喜。

农夫却并不高兴，说："托太守大人的洪福，只是我的老婆生完孩子后一直在出汗，麻烦您上前看一下。"

欧阳修和农夫走到产床前，见产妇汗如雨下，神志模糊。他确定这是气虚之症，便说："你不用急，治疗产后虚汗不止，我有一方。"

他让农夫拿来纸，写了一个药方，上有麻黄根、当归、黄芪等，让农夫马上去抓药。

农妇服下煎好的药后大汗淋漓，面色苍白。欧阳修忙给她号脉，又让农夫把药渣拿来。欧阳修在药渣中仔细找寻，没有发现麻黄根却发现了麻黄，忙亲自到药房抓药煎好后让农妇服下。不一会儿农妇的汗就止住了。欧阳修嘱咐她好好休息，并把药房伙计带回衙门审问。

原来是伙计抓药时把麻黄根看成了麻黄。欧阳修大怒，"麻黄和麻黄根虽同出一源，药效却有很大的区别：麻黄根能止汗，麻黄却是用来发汗的。你作为药店伙计如此粗心，很容易出人命的。"欧阳修命衙役重打伙计二十大板，并让药店老板将这个伙计赶出药店。

中华医药博大精深，用药谨慎讲究，容不得半点粗心大意。

【功效应用】　固表止汗。用于自汗，盗汗。

【鉴别用药】　麻黄与麻黄根：同出一源，均可治汗证。麻黄以其地上草质茎入药，主发汗，以发散表邪为用，临床上用于外感风寒表实证；麻黄根以其地下根及根茎入药，主止汗，以敛肺固表为用，为止汗之专药，可内服、外用于各种虚汗。

2. 浮小麦

【药材来源】　浮小麦为禾本科植物小麦 Triticum aestivum L. 未成熟颖果，又名麦鱼、浮水麦、浮麦等。始载于《本草蒙荃》。

【性味归经】　甘，凉。归心经。

【传说故事】 宋代太平兴国年间，一天，京城名医王怀隐雨过天晴后到后院察看晾晒的中药材时，发现新购进一堆小麦，便问伙计："这些又瘦又空的瘪小麦，是何人送来的？"

伙计回答："是城南张大户送来的。"

他正想再说点什么，忽然来了一位急症病人。病人的丈夫对王怀隐说："王先生，我家娘子近来不知何故，整日心神不宁，爱发怒，有时哭笑无常，甚至还伤人毁物，真有点怕人。请先生施恩，为她除病驱邪。"

王怀隐为妇人号了脉，又简单问了问病情，捋须笑道："不必惊恐，此乃妇女脏躁症也。"言毕，信手开了一方，上面写着甘草、小麦、大枣三味药，治疗妇女更年期出现的精神与心理方面的病症。

病人的丈夫扶着病人临走时，又补充道："先生，我差点忘记了，她还常常夜间出汗，汗液能湿透衣衫。"

王怀隐点头答道："嗯，知道了，先治好脏躁症再说吧！"

数日后，妇人偕丈夫乐滋滋地来拜谢王怀隐。

王怀隐关切地问："不急，今天再来治你的盗汗症。"

妇人笑道："不必了，所有的病都好了。"

王怀隐暗自思忖，难道是这又瘦又空的瘪小麦起的作用？

后来，他有意用此方又为几个盗汗症病人治病，他用的是成熟饱满的小麦，结果均不见效。他大惑不解，于是查阅孙思邈的《千金要方》，想从中找到答案。这时，店堂小伙计与张大户的争吵声惊动了王怀隐。

伙计手里抓着一把张大户送来的小麦说："这样的小麦我怎能收？你别以为做药就可以将就些，这瘪麦子你拿回去吧！"

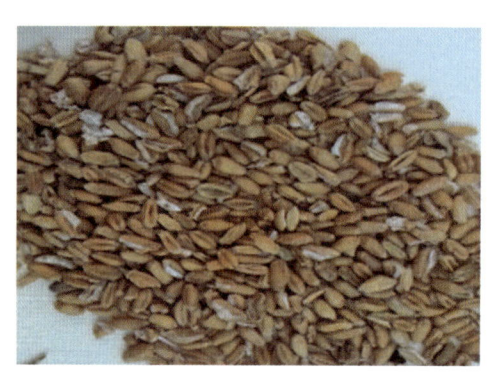 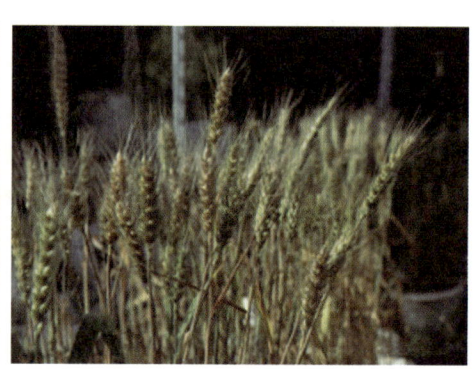

王怀隐听罢，想起上次那妇人所用的小麦就是张大户送来的瘪麦子，于是连忙上前说道："张老兄，你这麦子是……"

未等先生说完，张大户便红着脸说出了实情，"浮水的麦子，我舍不得丢弃，我估计治病用大概可以吧，因此送来了。"

王怀隐听罢，似乎从中悟出了什么，便吩咐伙计："暂且收下吧，另放一处，并注明'浮小麦'三个字。"

后来，王怀隐用浮小麦试治盗汗、虚汗症，果然治一个好一个，便逐渐知道了浮小麦的功效。

太平兴国三年（978年），他与同道好友王祐、郑奇、陈昭遇潜心研究张仲景的医学著作。经过14年的努力，于淳化三年（992年）合编成《太平圣惠方》一书，将浮小麦的功效记入该书。

【功效应用】 固表止汗，益气，除热。用于体虚多汗，脏躁症。

3. 五味子

【药材来源】 五味子为木兰科植物五味子 Schisandra chinensis（Turcz.）Baill 的干燥成熟果实，习称"北五味子"。始载于《神农本草经》，列为上品。

【性味归经】 酸、甘，温。归肺、心、肾经。

【传说故事】 《唐本草》中载，"其果实五味，皮肉甘、酸，核中辛、苦，都有咸味。此则五味俱也"，故有五味子之名。

很久以前，在长白山脚下一个不知名的村庄里有个青年叫苦娃，自幼父母双亡，靠为一个姓刁的员外放牛做杂活维持生计。这个刁员外根本不

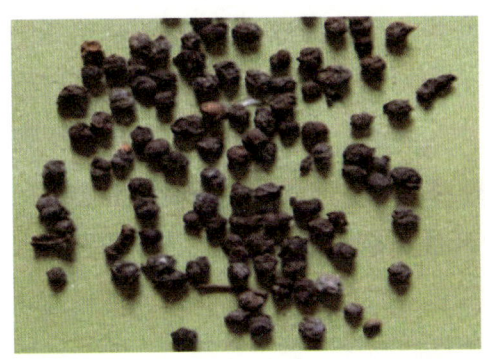
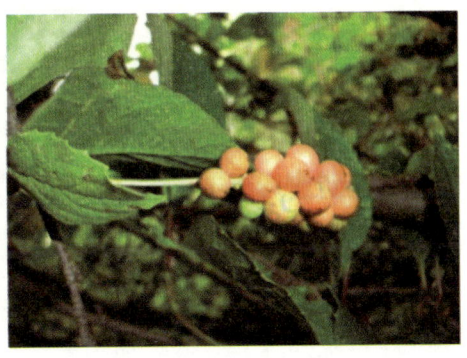

把苦娃当人看，给他吃的是气味难闻的猪狗食，穿的是破烂不堪的衣服，苦娃稍有疏忽，便会招来一顿毒打。几年下来，苦娃落下了一身的病，骨瘦如柴不成人样。刁员外却对苦娃的病置若罔闻，不但不给苦娃治病，还逼他硬撑着干活。

一天，刁员外看苦娃的病越来越重，连走路的力气都没有了，就派人把他拖出了家门，扔在很远的树林边的草地上。精疲力尽、气息奄奄的苦娃昏昏沉沉地睡了过去。这时，有一只喜鹊从远处飞来，衔着几粒种子，撒在苦娃身边的草地上。待苦娃一觉醒来时，只见周围长出了一株株小树，藤蔓相连，葱葱郁郁，一串串红里透黑、散发着清香的果子挂满枝头。苦娃正饿得难以忍受，便随手摘下一串果子塞进了嘴里，只觉得甘、酸、辛、苦、咸五味俱全，非常爽口。他越吃越想吃，只感到精神焕发、气顺心畅，一身的病好像顿时消失了。

自此，苦娃就在深山老林开荒种地，娶妻生子，过上了舒心的日子。每年的这一天他都不忘到这里祭拜这些神树。后来，这些树所结的果子的种子落在地上发了芽，长出了新藤，新藤再结新果。数年后，长白山脚下的沟沟岔岔到处都是"五味果"，穷人们不管患了什么病，只要吃了"五味果"就很快痊愈了。因这种果子具有五种味道，所以人们就为它取名为"五味子"。

《黄帝内经》中载："酸入肝，苦入心，甘入脾，辛入肺，咸入肾。"五味子五味俱全，故孙思邈有"常服五味子以补五脏气"之说。

【功效应用】 收敛固涩，益气生津，补肾宁心。用于久咳虚喘，梦遗滑精，遗尿尿频，久泻不止，自汗盗汗，津伤口渴，内热消渴，心悸失眠。

4. 罂粟壳

【药材来源】 罂粟壳为罂粟科植物罂粟 *Papaver somniferum* L. 的干燥成熟果壳，又名御米壳、米囊皮、米罂皮、粟壳、米壳、烟斗斗、鸦片烟果果等。始载于《本草发挥》。

【性味归经】 酸、涩，平；有毒。归肺、大肠、肾经。

【传说故事】 明朝开国皇帝朱元璋原是淮西一位平民,于元末大乱之际揭竿而起。元至正十九年(1359年),义军在鄱阳湖战败,退到浙江省开化县古田山区。时值春雨连绵,士兵饥寒交迫,染上了痢疾。朱元璋自己也病得不轻,身体虚弱得连马背都跨不上。他望着这支几乎瘫痪的队伍,不禁仰头长呼:"天灭我啊!"

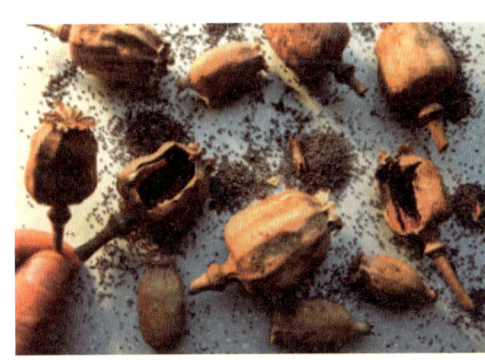 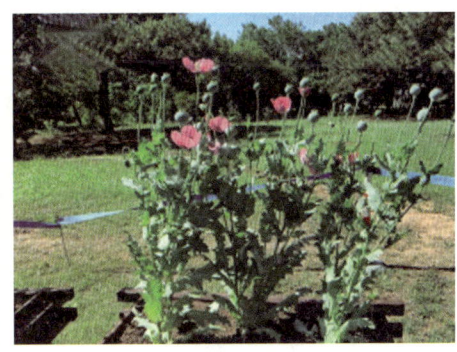

正在这危难之时,义军遇到了一位白发银须的采药老人。老人同情起义军的遭遇,第二天便带着儿子挑来两只竹筐,一只放着研细的草药粉,另一只放着一袋白米。老人用白米熬成米汤,将草药分成小包,然后叮嘱患病的士兵用米汤送服草药粉,朱元璋也照此服下。朱元璋和士兵服用几次后,痢疾竟止住了。附近的村民得知消息后,又送来了一批粮食和蔬菜。大病初愈的义军如虎添翼,很快恢复了战斗力。朱元璋要酬谢老人和村民,老人说:"得民心者得天下,但望坐天下后体恤黎民百姓,便是对老朽和村民们的最好报答。"

明洪武元年(1368年),朱元璋打败了元军,建立了明朝,在南京坐上了龙廷宝座,在劝农桑、兴学校、抑豪强、御边患、崇节俭等方面做了不少有利于百姓安居乐业的好事。他派军师刘伯温去古田山区找到了采药老人,老人不愿做官享福,只告诉刘伯温当年为义军治病的中草药叫"罂粟壳",并意味深长地告诫说:"巧用是味良药,滥用则是毒药。"

罂粟因其果实形似罂子,种子状如粟米,故名。其壳入药,名罂粟壳。由于它的果实能割浆熬制鸦片,故历代被严格控制栽培,不允许任何单位和个人私自种植。

罂粟壳含微量罂粟酸、吗啡、可卡因、罂粟碱等成分。《本草纲目》

中载:"罂粟壳,性微寒、味酸、涩。有敛肺、止咳、涩肠、止痛之功。多用于久咳、久泻、脱肛诸症。"据现代医学研究,罂粟壳含有生物碱,服用一定剂量能减少呼吸的频率和咳嗽反射的兴奋性,有镇咳之效;能抑制中枢神经系统对疼痛的感受性;有松弛胃肠平滑肌的作用,使肠蠕动减少而止泻;有敛肺、涩肠、止痛之效。特别要注意的是,服用罂粟壳极易成瘾,切不可常服,必须遵医嘱。

【功效应用】 敛肺,涩肠,止痛。用于久咳,久泻,脱肛,脘腹疼痛。

5. 诃子

【药材来源】 诃子为使君子科植物诃子 Terminalia chebula Retz. 或绒毛诃子 Terminalia chebula Retz. var.tomentella kurt. 的干燥成熟果实,又名诃黎勒、诃黎、诃梨、随风子、青果、西藏青果、藏青果等。始载于《药性论》。

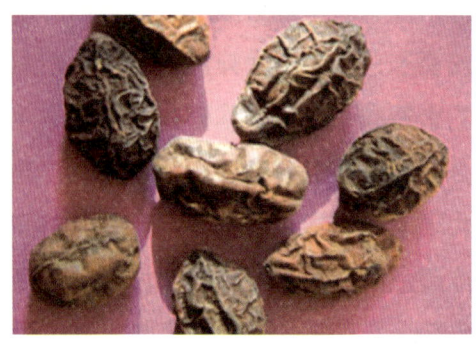
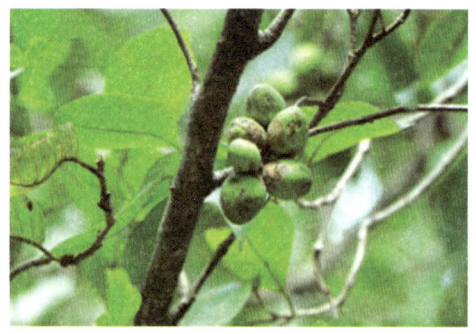

【性味归经】 苦、酸、涩,平。归肺、大肠经。

【传说故事】 诃子是最常用的藏药。在藏药学经典著作《晶珠本草》中,诃子被称为"藏药之王"。关于诃子有一个美丽的传说。

很久以前,有一个酒店老板的女儿叫益超玛。她不仅长得非常美丽,而且聪明善良,会酿造甜如甘露的米酒。她乐于帮助每一个遇到困难的人,因此得到了药王菩萨的信任,赐予她一棵诃子树,并告诉她:"它的树根、树干、树枝可以驱走肉、骨、皮肤的各种疾病,它的果实可以治疗内脏的疾病。有了它,所有的疾病都将消失,你一定要珍惜。"

为了解除百姓的病痛，益超玛决定将诃子树种在最适合药物生长的醉香山上。她精心培植诃子树，每年都将采集的树种送给四方往来的旅客，并告诉他们使用诃子治病的方法。从此，诃子树就广泛出现在西藏高原，各地藏医也都学会了用诃子治病，但只有品德高尚、技术精湛的医生才能到醉香山上获取效力最强的诃子。

藏医药学认为，诃子有全部藏药具备的六味、八性、三化味和十七效，能治疗很多种疾病，但使用诃子也要根据不同的疾病，分别使用诃子的果尖、外层果肉、中层果肉、果尾、外皮等，并配合相应的药物，这样才能达到理想的疗效。

在藏医使用的配方中，绝大多数都使用了诃子。如著名的藏成药常觉就是以诃子为主药，治疗消化系统疾病。有一位到西藏考察的专家，因不习惯西藏地区的天气，多年的胃病犯了，胃痛，冷汗淋漓，面色苍白。藏医给他服用常觉，不但症状消失，而且回到家乡后胃病再也没有复发过。

诃子在藏医药学中普遍运用，已成为藏医药学的象征。

【功效应用】　涩肠止泻，敛肺止咳，降火利咽。用于久泻久痢，便血脱肛，肺虚喘咳，久嗽不止，咽痛音哑。

6. 肉豆蔻

【药材来源】　肉豆蔻为肉豆蔻科植物肉豆蔻 *Myristica fragrans* Houtt. 的干燥成熟种仁，又名肉蔻、肉果、顶头肉、肉叩、肉豆叩、迦枸勒、煨肉范、玉果、煨玉果等。始载于《药性论》。

【性味归经】　辛，温。归脾、胃、大肠经。

【传说故事】　成语"豆蔻年华"指女子十三四岁的年纪。其实，豆蔻入药也与女子有关。

相传，五代十国时，军阀混战，但在南方有一个小国，偏居一隅，百姓过着相对安定的生活。国王有一个女儿，年方二八，长得亭亭玉立，国王和王后视之如掌上明珠。只是公主从小体弱多病，这年春天受了风寒，一直未愈。到了夏天寒气侵入脾胃，公主感觉脘腹胀痛，不想吃东西，任御厨做什么玉盘珍馐,她也只能吃一点点。吃完东西还腹泻,每天清晨五更时分就开始拉肚子。公主日渐憔悴,弱柳扶风。由于国家小人口也少,御医的医术也不是很高,开了几服药效果都不明显,国王只好求神拜佛,希望女儿的病可以治好。

这天晚上,公主睡觉时忽觉一阵清风吹过,有一个高大的女子慢慢走到她的床前。公主睁开眼睛,只听那女子说道:"公主莫要惊慌,我是你寝宫东头的那株豆蔻。你的病是由于脾胃虚寒气滞引起的,可将我的果实煨熟去油,配以干姜、肉桂、人参煎服。"说完那女子便不见了。公主醒来后,发现原来是一个梦。

第二天,公主和国王诉说昨夜的那个梦,国王派人去查看,果然看到寝宫东头有一株豆蔻,便采下其果实,按照女子告诉的方法煎服。公主服了三剂,腹泻就止住了;又服了五剂,肚子也不痛了,胃口也好了。国王大喜,在豆蔻树下摆上贡品,和公主一起焚香致谢。豆蔻治病的佳话一直流传至今。

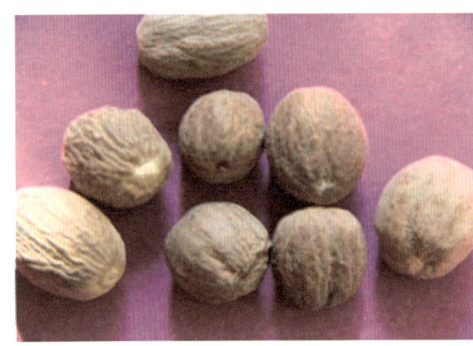 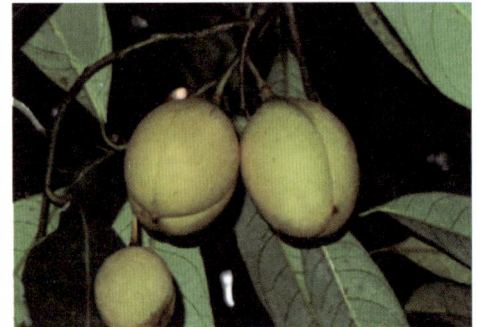

【功效应用】 温中行气,涩肠止泻。用于脾胃虚寒,久泻不止,脘腹胀痛,食少呕吐。

7. 禹余粮

【药材来源】 禹余粮为氢氧化物类矿物褐铁矿,主含碱式氧化铁〔FeO(OH)〕,又名太一余粮、太一禹余粮、山中盈脂、白余粮、禹粮石、余粮石、禹粮土、天师食、石饴饼、石脑、石中黄、石中黄子等。始载于《神农本草经》，列为上品。

【性味归经】 甘、涩，微寒。归胃、大肠经。

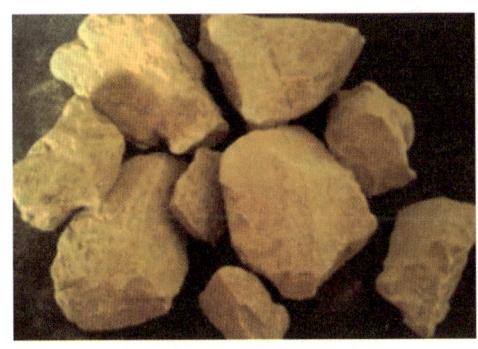 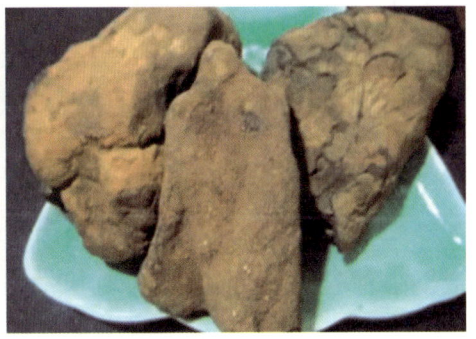

【传说故事】 传说，大禹治水，三过家门而不入。一天晚上，大禹还在山上忙碌，妻子女娇提着一篮子馒头，翻山越岭给大禹送晚饭。到了半山腰，月色中，她猛然望见山上一只似象非象、似牛非牛的庞然怪兽正在用粗长的鼻子拱山，在一声巨响中，山又倒下一块。女娇大惊，不由得发出一声尖叫，手中的篮子也脱手滚下山去。其实她哪里知道，怪兽正是大禹变的。听到尖叫声，大禹恢复原形，来到女娇身边，两人一起下山找到篮子，篮子内只剩下几个馒头，其余都丢散在山中了。

大禹说："已经够吃了，吃剩下的馒头就算我的余粮，留在山上吧。"不久，大山劈开了个缺口，剡溪从此地流入大海。之后，山上出现了许多馒头形状的圆石块，当地人知道这是大禹的粮食，就称之为"禹余粮"，还有人称其为"鸣石者"，女娇翻越的那座山就叫"余粮岭"。

【功效应用】 涩肠止泻，收敛止血。用于久泻久痢，大便出血，崩漏带下。

8. 山茱萸

【药材来源】 山茱萸为山茱萸科植物山茱萸 Cornus officinalis Sieb.et Zucc. 的干燥成熟果肉，又名山黄肉、山茱萸肉、山芋肉、山于肉、药枣、枣皮、薯枣、实枣等。始载于《神农本草经》，列为中品。

【性味归经】 酸、涩，微温。归肝、肾经。

【传说故事】 传说，战国时期诸侯纷争，战乱频繁。当时太行山一带都是赵国的领土，山区的居民大多靠上山采药为生，若采到了名贵的药材，必须向赵王进贡。

有一次，一个村民给赵王献上一种药，赵王问："此药何名，有何作用？"

村民回答："名叫山萸，是一种补药。"

赵王听其所答含糊不清，不悦道："小小山民敢将此平庸草药当贡品，岂不小看本王，念你无知，赶快带此草药回家。"

这时，有位姓朱的御医对赵王说："山萸是一种良药，这位村民听说大王有腰痛的毛病，才特意采了送来。"

赵王却说："寡人不需要什么山萸！"

村民听后，只好出宫回家。

朱御医见村民快步离开，急忙对村民说："请你把山萸卖给我吧。"

村民就将采来的山萸全部卖给了朱御医。

朱御医将它们种植在庭院中。两年后，这些山萸长得十分茂盛，他将它们采收、洗净、晾干、储藏后备用。

一天，赵王旧病复发，腰部疼痛难忍，坐立不安。朱御医见状，忙用山萸煎药，给赵王服下。赵王服后腰痛的症状渐渐减轻了，连服三天，康复如初。

赵王问朱御医："寡人所服何药？有如此神效。"

朱御医回答："此药就是当年村民进贡的山萸。"

赵王听后大喜，下令大批种植山萸。

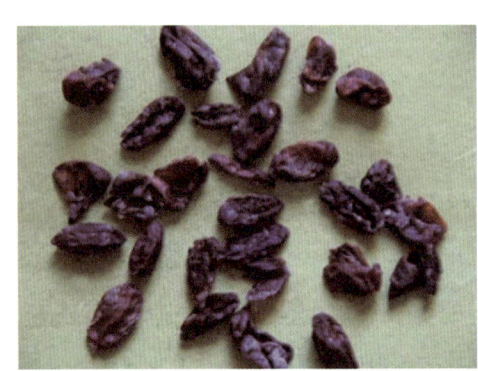
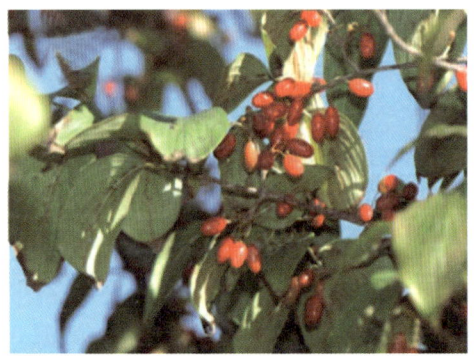

有一次，赵王的妃子得了崩漏病，阴道流血不止。赵王传旨，命朱御医配药治疗。朱御医又以山萸为主开出药方，治愈了王妃的崩漏病。

赵王为了表彰朱御医的功绩，便将山萸改名为"山茱萸"。

【功效应用】　补益肝肾，涩精固脱。用于眩晕耳鸣，腰膝酸痛，阳痿遗精，遗尿尿频，崩漏带下，大汗虚脱，内热消渴。

9. 莲子

【药材来源】　莲子为睡莲科植物莲 Nelumbo nucifera Gaertn. 的干燥成熟种子，又名莲肉、莲米、藕实、水芝丹、莲实、泽芝、莲蓬子等。始载于《神农本草经》，列为上品。

【性味归经】　甘、涩，平。归脾、肾、心经。

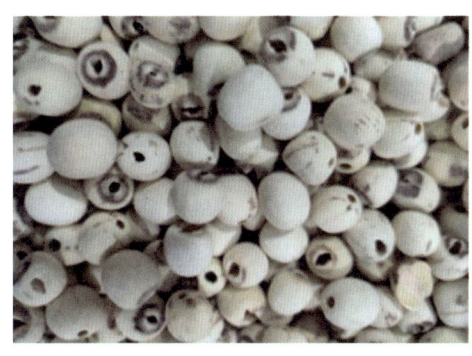
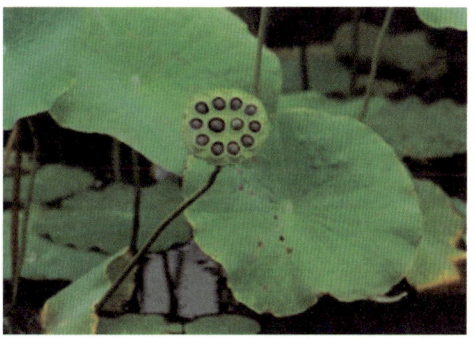

【传说故事】　传说，很久以前，在辽东半岛渤海与黄海交界处，有一个地方叫普兰店。普兰店东三华里处有一片水乡，水乡深处有一个地方，生长着许多莲花，人们叫它谷泡或莲花湖。湖里住着一位美丽善良的莲花仙子，湖畔的百姓在莲花仙子的护佑下过着平静幸福的生活。他们万万没有想到，这里将经受一场巨大的劫难。

渤海湾里住着一位凶狠、丑陋的蛟龙王子，他听说莲花湖里住着一位美丽动人的莲花仙子，带着这里的百姓过着安逸的生活，就决定占领这个地方，霸占莲花仙子，让当地的百姓服从于他，为他效力。

一个阳光明媚的早晨，莲花湖畔的百姓像往常一样在这里耕种、织布、养蚕、狩猎……西南方向突然乌云密布，狂风骤起，风沙翻滚，从渤海掀起一股黑色龙卷风向莲花湖席卷而来。蛟龙王子露出狰狞凶狠的面孔，大吼道："我要在这里称王，我要娶莲花仙子为妻！你们都听着，从现在开始，都要服从于我！"百姓非常痛恨蛟龙王子，便拿起武器同他斗争，可是他们哪是蛟龙的对手。看着百姓不断地倒下，莲花仙子看在眼里，痛在心里。她穿上自己最心爱的粉红色长裙，手拿祖传的宝剑，冲出湖面与蛟龙展开了一场生死搏斗。

　　这是一场前所未有的大战，也是一场正义与邪恶的斗争，莲花仙子与蛟龙激战了九九八十一回，七七四十九天。在最后关头，莲花仙子手持宝剑挥舞着，一道耀眼的光亮顿时从莲花湖里升起，正好照在蛟龙的眼睛上，蛟龙一时间什么也看不见了。说时迟，那时快，莲花仙子使出全身力气冲向蛟龙，用锋利无比的宝剑刺断了他的喉咙。此时，疼痛难忍的蛟龙翻腾着身体，撞断了莲花湖南岸边的高山，逃回渤海湾一命呜呼了。后来，人们发现被撞断的山的形状像两个车轮，就给它起名为"车辖辘山"。

　　东方升起了一轮红日，万物复苏，美丽的莲花湖却因这场大战而枯竭，所有的莲花渐渐凋谢了。疲惫不堪的莲花仙子已奄奄一息，说："我不行了……我死了以后把我身上的莲子全部留下来，埋在莲花湖中……让这里从此飘满花香。每年莲子收获时……你们取莲子食用，既可充饥，又可治病……"只见莲花仙子站在湖中，伸出双手，一股热气从她的身体中升腾，天地万物都能感受到她的温暖。此时，一粒粒晶莹剔透的莲花籽从空中飘落下来，投入大地的怀抱，深深地埋在这黝黑的土地之中。

　　【功效应用】　　补脾止泻，止带，益肾涩精，养心安神。用于脾虚泄泻，带下，遗精，心悸失眠。

10. 芡实

　　【药材来源】　　芡实为睡莲科植物芡 Euryale ferox Salisb. 的干燥成熟种仁，又名鸡头实、鸡头米、鸡头苞、鸡头莲、刺莲藕、肇实、鸡流子等。始载于《神农本草经》，列为上品。

　　【性味归经】　　甘、涩，平。归脾、肾经。

【传说故事】 传说，古代某地发生饥荒，村里有个叫倩倩的寡妇，上有婆婆，下有孩子，每天靠挖野菜充饥。

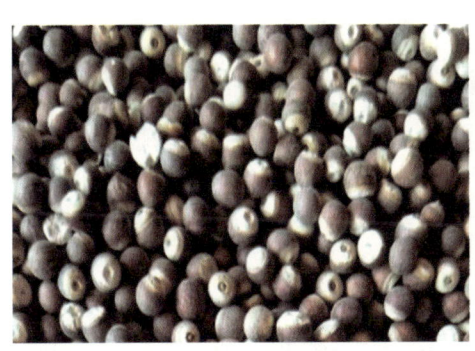 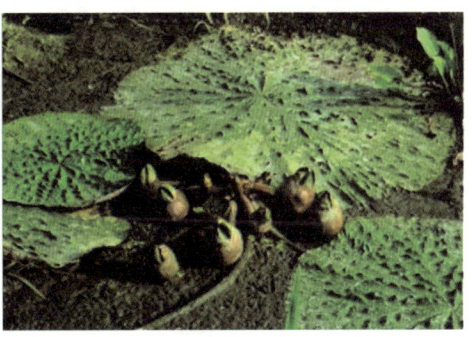

一天，她挖野菜时因饥饿过度晕倒在河边。等她醒来时，看到不远处一只只野鸡高高地昂着头，定睛一看，原来是一株株形状像鸡头的叫不出名字的水草。倩倩采了些"鸡头果"回去蒸煮，煮好后切开发现里面是一粒粒饱满的果实，剥开硬壳后便露出了雪白的果仁，吃起来有股清香的味道。之后倩倩每天都会采些这样的"鸡头果"和着野菜煮给家人吃。就这样，一家人慢慢熬过了饥荒。后来人们便把这种"鸡头果"叫"芡（倩）食"。

《东坡杂记》中载："人之食芡也，必枚啮而细嚼之，未有多嚼而亟咽者也。舌颊唇齿，终日嗫嚅。而芡无五味，腴而不腻，足以致上池之水，故食芡者，能使华液通流，转相挹注。"意思是说，芡实须一枚一枚地嚼咽，每天吃10~20粒，长期服用，能滋润肺脏，补益脑髓，促进消化。

【功效应用】 益肾固精，补脾止泻，除湿止带。用于遗精滑精，遗尿尿频，脾虚久泻，白浊，带下。

【鉴别用药】 莲子与芡实：均甘、涩，平，主归脾、肾经，皆能益肾固精、补脾止泻、止带，且补中兼涩，均可用治肾虚遗精、遗尿，脾虚食少、泄泻及脾肾两虚之带下不止。芡实在益脾肾固涩的同时，还能除湿止带，故为虚、实带下证之常用药物。

11. 覆盆子

【药材来源】 覆盆子为蔷薇科植物华东覆盆子 *Rubus chingii* Hu 的

干燥果实，又名悬钩子、覆盆、覆盆莓、树莓、野莓、木莓等。始载于《名医别录》。

【性味归经】 甘、酸，温。归肝、肾、膀胱经。

【传说故事】 《本草衍义》中载："益肾脏，缩小便，服之当覆其溺器，如此取名。"

传说，元朝末年，朱元璋与陈友谅在浙江争霸天下，朱元璋兵败后曾屯军千亩田，养精蓄锐，操练兵马。

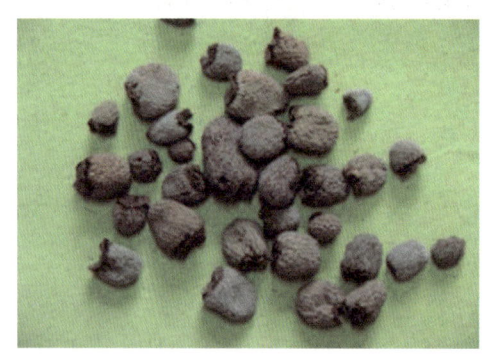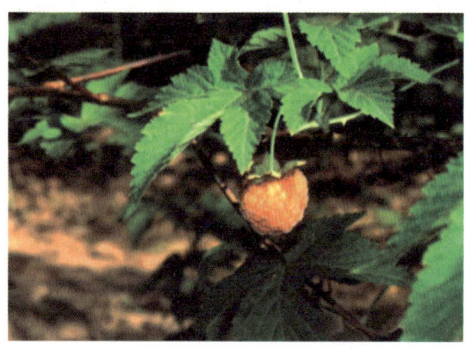

离千亩田不远的半山腰有个村子叫半夏村。这里青山环抱，绿树成荫，冬暖夏凉，气候宜人。春末夏初的一天，朱元璋率领一批将士来到半夏村招兵买马，征集粮草，只见山坡上到处是鲜红的果子，这就是牛奶姆。

朱元璋小时候放过牛，知道牛奶姆是可以吃的，于是带头与士兵以果充饥。出人意料的是，有夜尿症的士兵当晚起夜少了，第二天士兵们的小便如瀑倾泻，竟把尿盆给打翻了。朱元璋听闻此事，说："覆盆，覆盆！天助我也！"朱元璋南征北战几十年就是要推翻元朝，来个天翻地覆，便为牛奶姆赐名"覆盆子"。

【功效应用】 固精缩尿，养肝明目。用于遗精滑精，遗尿尿频，阳痿早泄，目暗昏花。

（武飞）

中草药药名笔画索引

二画

丁香	154
人参	283
九香虫	171
刀豆	170

三画

三七	195
干姜	150
干漆	223
土鳖虫	224
大血藤	060
大青叶	044
大黄	076
大蓟	192
山豆根	050
山茱萸	341
山药	291
山楂	174

四画

川贝母	233
川芎	202
广藿香	116
小蓟	190
马齿苋	054
马勃	051
马鞭草	206
王不留行	220
天冬	326
天竺黄	244
天麻	270
木瓜	090
木贼	023
木通	140
五灵脂	209
五味子	335
太子参	287
车前子	135
瓦楞子	241

五画

牛黄	269
牛蒡子	015
牛膝	217
丹参	210
乌梢蛇	091
巴豆	084
玉竹	328
甘松	167
甘草	293
甘遂	081
艾叶	201
石韦	137
石菖蒲	280
龙胆	037
龙眼肉	320
北沙参	321
四季青	049
生地黄	065
生姜	010

六画

代赭石	266
仙茅	297
仙鹤草	198
白及	197
白术	290
白头翁	052
白芍	316
白芷	008
白果	252
白蔹	063
白薇	070
瓜蒌	238
冬瓜皮	132
冬葵果	144
半边莲	062
半夏	231
丝瓜络	110
老鹳草	111
地肤子	142

地骨皮	068	苍术	118	罗汉果	253	鸦胆子	056
地榆	193	芡实	344	知母	027	韭菜子	309
芒硝	078	苏木	226	使君子	182	骨碎补	227
西洋参	284	苏合香	278	金钱草	147	香加皮	134
百合	323	杜仲	307	金银花	041	香附	162
当归	312	豆蔻	122	乳香	205	香橼	169
肉苁蓉	302	连翘	043	鱼腥草	058	禹余粮	340
肉豆蔻	339	吴茱萸	153	京大戟	085	前胡	240
肉桂	151	牡蛎	264	泽兰	221	穿心莲	047
朱砂	256	伸筋草	099	泽泻	129	神曲	175
竹沥	243	辛夷	013	细辛	010	络石藤	107
延胡索	203	沙苑子	305				
自然铜	225	没药	208	**九画**		**十画**	
血竭	228	诃子	338				
刘寄奴	229	补骨脂	298	茜草	196	秦艽	104
灯心草	143	灵芝	261	草豆蔻	123	秦皮	040
决明子	031	阿胶	318	草果	124	莱菔子	180
冰片	276	陈皮	158	茵陈	145	莲子	343
寻骨风	103	附子	149	茯苓	128	桂枝	003
防己	106	鸡血藤	219	胡黄连	074	桃仁	213
防风	007			南瓜子	186	夏枯草	030
红花	212	**八画**		南沙参	322	柴胡	019
				枳实	160	党参	286
七画		青风藤	094	柏子仁	259	徐长卿	096
		青蒿	067	枸杞子	330	高良姜	156
麦冬	325	苦参	039	威灵仙	089	益母草	216
麦芽	176	苦楝皮	183	厚朴	119	益智仁	299
远志	260	刺蒺藜	268	砂仁	121	浙贝母	235
赤芍	066	贯众	045	牵牛子	082	海马	300

海风藤	097	菟丝子	304	棕榈炭	200	漏芦	061
海金沙	139	雪药	064	紫花地丁	059	稻芽	178
海蛤壳	245	银柴胡	072	紫苏叶	004	熊胆	048
浮小麦	333	猪苓	130	紫菀	251	蕲蛇	093
通草	138	麻黄	001	蛤蚧	311	僵蚕	272
桑叶	016	麻黄根	332	锁阳	303	熟地黄	314
桑白皮	248	鹿茸	294	番泻叶	080	鹤草芽	188
桑寄生	112	鹿衔草	114			薤白	164
		淫羊藿	295	**十三画及以上**		薏苡仁	126
十一画		淡豆豉	025			薄荷	014
		续断	308	蒲公英	057	藁本	012
黄芩	033			雷公藤	109	檀香	166
黄芪	289	**十二画**		路路通	101	覆盆子	345
黄连	034			槟榔	185	礞石	247
黄柏	036	葛根	021	酸枣仁	258	麝香	274
黄精	329	葶苈子	249	罂粟壳	336		

后　记

在天然药物学（原名中药鉴定学）和中药学课程的教学中，我会穿插着为学生讲一些中草药故事。在多年的教学过程中，我发现学生对这部分知识很感兴趣，于是就收集了一些中草药故事。在收集的过程中，我发现有的中草药没有故事，有的中草药故事不能称为故事，有的中草药故事不止一个。对于有多个故事的中草药，我们究竟为学生讲哪一个故事比较好呢？面对这些问题，我有了编写一本关于中草药故事的图书的想法，为没有故事的中草药补充上故事，将不好的故事进行修正，对于有多个故事的从中选择最初作为药用的故事或者是与功效密切相关的故事。《中草药故事精选》一书便应运而生。

本书在编写过程中，五位编者不仅要完成自己编写的部分，还要考虑全书的知识性、科学性和趣味性。我对全书的排版、内容与图片的选择等进行了整体把关。武跃是历史学硕士，对中草药故事从历史学角度进行了筛选。段云参照《中华人民共和国药典》（2020年版）对全书的中草药来源、性味归经、功效应用等进行了校对。杨彦茹对一些民族药的传说故事进行了把关。武飞从临床应用的角度对功效应用进行了把关。

本书的付梓得益于乌兰察布医学高等专科学校党委的支持与帮助，在

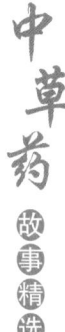

此，特别感谢乌兰察布市医学高等专科学校党委书记赵·额尔德尼、校长王素华和副校长贺蕊霞对本书编写工作的支持与帮助。

最后，谨以此书献给我深爱的家人和朋友们，感谢你们多年来对我事业的理解和支持！

李淑珍

2022 年 9 月